# 现代临床护理研究

朱玉珊◎编著

四川科学技术出版社

图书在版编目(CIP)数据

现代临床护理研究 / 朱玉珊编著 . -- 成都：四川
科学技术出版社, 2023.10
　　ISBN 978-7-5727-1178-7

　　Ⅰ.①现… Ⅱ.①朱… Ⅲ.①护理学－研究 Ⅳ.
①R47

中国国家版本馆CIP数据核字(2023)第204919号

# 现代临床护理研究
## XIANDAI LINCHUANG HULI YANJIU

编　　者　朱玉珊

出 品 人　程佳月

责任编辑　刘　娟

助理编辑　王　芝　魏晓涵　范贞玲

封面设计　中知图印务

责任出版　欧晓春

出版发行　四川科学技术出版社

　　　　　成都市锦江区三色路238号　邮政编码 610023

　　　　　官方微博 http://weibo.com/sckjcbs

　　　　　官方微信公众号 sckjcbs

　　　　　传真 028-86361756

成品尺寸　170 mm×240 mm

印　　张　18

字　　数　360千

印　　刷　天津市天玺印务有限公司

版　　次　2023年10月第1版

印　　次　2023年10月第1次印刷

定　　价　65.00元

ISBN 978-7-5727-1178-7

邮　　购　成都市锦江区三色路238号新华之星A座25层　邮政编码:610023

电　　话　028-86361770

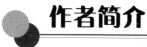

# 作者简介

　　朱玉珊(1967.12—)，女，汉族，山东济南人，本科学历，山东省济南市儿童医院副主任护师，主要从事影像相关的诊断、技术以及护理等方面的研究，任国家级影像护理学会委员，发表省级、国家级刊物论文十余篇，担任《实用临床护理规范》《精编实用护理学》编委。

# 前 言

当今世界科学技术飞速发展,临床医疗技术日新月异,新理论、新技术、新方法不断涌现,人们对医疗服务质量的要求也越来越高。随着人们对医疗服务要求的不断提高,医疗市场由技术竞争转向服务竞争。护理作为医疗行业的重要组成部分,在人类健康中起着十分重要的作用,对全面推进健康中国建设具有重要意义。

近年来,我国护理事业发展成效显著。护理服务质量持续提高,护理工作更加贴近患者、贴近临床、贴近社会,患者在看病就医过程中的获得感进一步增强;护理服务模式不断创新,护士积极性得到进一步调动。不过,与经济社会的飞速发展和人民群众日益增长的健康需求相比,我国护理事业发展还存在不平衡、不充分的问题。为适应人民群众日益增长的健康需求和经济社会发展对护理事业发展的新要求,国家卫生健康委员会于2022年4月印发了《全国护理事业发展规划(2021—2025年)》,指出了我国护理事业的发展目标。

在这个大背景下,我国临床护理也有了明显的发展与进步,涌现出了大量的新观点、新方法及新技术,使基础研究和临床实践都取得了很大的进步。临床护理作为现代医学中不可或缺的一部分,在普外科疾病护理、神经外科疾病护理、心内科疾病护理、肿瘤放射治疗患者护理等方面占有非常重要的地位。同时,儿科护理工作在我国医疗卫生事业的发展中也发挥着不可替代的作用。儿童疾病的特点是起病急、进展迅速、变化快,因此,适时正确的处理显得特别重要。

为了在临床医学中更好地发挥护理工作的作用,做好协助诊疗、救治生命、减轻患者痛苦、促进患者康复、健康宣教等工作,现代护理人员不仅要借鉴传统医学的经验,更要学习创新型护理理念和护理教育发展成果。本书内容实用性强,贴合临床,在保证科学性的同时又具有先进性,不仅可以提高医护人员的知识储备,也有利于临床应用,从而更好地为患者提供服务。

编著者:朱玉珊

2023年1月

# 目 录

# 第一章 绪论

## 第一节 我国护理学的发展概述

护理是人类生存的需要,其起源可追溯到原始社会,可以说自从有了人类就有了护理活动。护理学的发展与人类的社会进步、文明程度、科学发展息息相关。

### 一、祖国医学与护理

祖国医学有着悠久的历史,医、药、护不分,寓护理于医药之中,强调"三分治,七分养",养即为护理。从中医学发展史和丰富的医学典籍及历代名医传中,经常可见到有关护理理论和技术的记载,许多内容对现代护理仍有指导意义。我国现存最早的医学经典著作《黄帝内经》阐述了许多生理和病理现象、治疗和护理原则,并提出要"扶正祛邪",即加强自身防御和"圣人不治已病治未病"的预防观点。东汉末年名医张仲景总结自己和前人的经验,在《伤寒杂病论》中阐述了药物灌肠术、人工呼吸和舌下给药法。东晋葛洪的《肘后备急方》中有筒吹导尿术的记载:"小便不适,土瓜根捣汁,入少水解之,筒吹入下部。"其中,筒是导尿工具。唐代杰出医药学家孙思邈所著的《备急千金要方》中宣传了"凡衣服、巾、栉、枕、镜不宜与人同之"的隔离观点;有关口腔护理的重要性和方法也有记载,如"早漱口,不若将卧而漱,去齿间所积,牙亦坚固"等;他还改进了前人的筒吹导尿术,采用细葱管进行导尿。南宋名医陈自明的《妇人大全良方》为妇女产前、产后护理提供了许多经验。明清时期,瘟疫流行,先后出现了不少研究传染病防治的医学家。他们在治病用药的同时,十分重视护理,如胡正心提出用蒸汽消毒法处理传染病患者的衣物,当时还流行用燃烧艾叶、喷洒雄黄酒消毒空气和环境。

几千年来,中医学是采用朴素唯物主义观点对待人体和疾病的。中医学把人体看作是统一的有机体,并把人的健康与内在的心理状态和外在生活环境紧密联系起来,在阴阳、五行、四诊、八纲、辨证论治等理论指导下实施医疗护理措施。因此,中医药学为护理学的起源提供了丰富的理论和技术基础。

## 二、中国近代护理的发展

我国近代护理事业的形成和发展在很大程度上受西方护理的影响。我国第一所西医医院建立于1835年的广东省。两年之后,这所医院开始以短训班的方式培训护理人员。

1887年,美国护士麦克奇尼在上海西门妇孺医院开办了护士训练班,推行"南丁格尔"护理制度,此可视为中国护理教育的初始。

1888年,美国的约翰逊女士在福州创办了中国第一所护士学校。

1895年和1909年,护训班和护士学校先后在北京成立。1907年以后,中国的一些城市开设了培训班,我国护理专业队伍逐渐形成。

1909年,中国护理界的群众学术团体"中国护士会"在江西牯岭成立(1936年改为中华护士学会,1964年改为中华护理学会),学会的主要任务是制订护理教学计划、编译教材、办理全国护士学校的注册、组织毕业生会考和颁发执照等。1920年,中华护士会创刊《中华护士四季报》(后更名为《护士季报》)。1922年我国加入国际护士会,成为国际护士会第十一个会员国。

1920年,美国人开办了协和高等护士专科学校,学制为3～4年。这是我国高等护理教育的开端。

1934年,国民政府教育部成立了中央护士教育委员会,将护理教育改为高级护士职业教育,招收高中毕业生。

抗日战争期间,我国许多医护人员满怀激情地奔赴延安,在解放区设立了医院,护理工作受到党中央的重视和关怀。在毛泽东、朱德同志的授意下,傅连暲于1931年在福建汀州开办了中央工农红军中央看护学校。1941年,"中华护士学会延安分会"成立,广大护理人员为当地人民和战士的健康做出了重要贡献,护理工作也备受重视。

### 三、中国现代护理的发展

1.护理教育

中华人民共和国成立后,我国护理工作进入一个新的时期。1950年,第一届全国卫生会议将护理教育列为中级专业教育之一,并由卫生部制定全国统一教学计划和编写统一教材。1961年,北京第一医科大学再次开办护理系,招收在职护士进修大专专业。

1980年,南京军区总医院和上海卫生干部进修学院在卫生部和市卫生局的支持下,首先开办了"高级护理专修班"。

1983年,天津医学院首先开设护理本科专业。1984年,卫生部和教育部召开全国高等护理专业教育座谈会,明确要建立高层次、多规格的护理教育体系,培养高级护理人才,充实教学、管理等岗位,以提高护理质量,促进学科发展,尽快缩短与发达国家在护理上的差距。越来越多的院校设立了学士学位的护理教育,为国家培养了一批高等护理人才。

1992年,北京医科大学开设了护理学硕士研究生教育项目。2004年,第二军医大学等院校相继开始招收护理博士研究生。我国中专、大专、本科、研究生4个层次的护理教育体系基本形成。

1997年,中华护理学会在无锡召开了继续教育座谈会,制定了相应的法规,从而保证护理继续教育走向制度化、规范化和标准化。

2.护理研究

自1977年以来,中华护理学会总会多次召开全国性护理学术经验交流会,各地分会也普遍举行各种不同类型的专题学习班、研讨会等。中华护理学会还成立了学术委员会和各护理专科委员会。1954年创办的《护理杂志》,1981年改为《中华护理杂志》。此外,《中国实用护理杂志》《护理学杂志》等10多种护理期刊也是我国现有的主要护理杂志。护理教材、护理论著、护理研究和护理科普文章等如雨后春笋般涌现。1991年,中华护理学会设立了护理科技进步奖,每两年评奖一次。

1980年以后,国际学术交流日益加强,中华护理学会多次与美国、加拿大、日本等国家的护理学会联合召开国际护理学术交流会。中国护士代表团先后与美国、加拿大、澳大利亚、日本、新加坡等国的护士学会进行互访交流,中外护理专家还进行了互派讲学。1985年,全国护理中心在北京成立,进一步取得了世界卫生组织(WHO)对我国护理学科发展的支持。通过国际交流,我国护理人才开阔了眼界,活跃了学术氛围,增进和发展了我国护理界与其他国家护理界的友谊,促进了我国护理学科的发展。

### 3.临床护理

自1950年以来,临床护理工作一直以疾病为中心,护理技术操作常规多围绕完成医疗任务而制定,医护分工明确,护士为医生的助手,护理工作处于被动状态。随着高等护理教育的恢复和发展,以及多层次、多规格护理教育的开展,护理人员的科研能力、学术水平不断提升,护理专业水平不断提高。改革开放以后,我国逐渐引入国外有关护理的新概念和新理论,护理人员认识到人的健康与疾病受心理、社会、文化、习俗等诸多因素的影响,开始加强基础护理工作,并分析、判断患者的需求,探讨如何以人为中心进行整体护理,应用护理程序为患者提供积极、主动的护理服务,护理工作的内容和范围不断扩大。大面积烧伤、器官移植、肿瘤、显微外科、重症监护等专科护理,以及中西医结合护理、家庭护理和社区护理等迅速发展,为护理学的发展增添了新的内容。

### 4.护理管理

随着护理学科的发展,护理管理体制逐渐健全。为加强对护理工作的指导,完善护理管理体制,我国原卫生部医政司(现国家卫生健康委员会医政司)设立了护理与康复处,负责全国护士的管理和制定有关政策法规。1979年,国务院批准卫生部颁发了《卫生技术人员职称及晋升条例(试行)》,明确规定了护理专业人员的初级、中级和高级职称。1993年,卫生部颁发了中华人民共和国成立以来第一个关于护士执业和注册的部长令与《中华人民共和国护士管理办法》。1995年6月,全国举行首届护士执业考试,考试合格获职业资格证书者方可申请注册。护理管理工作走向法治化道路。

# 第二节 护理学的概念

## 一、基本概念

任何一门学科都是建立在一定的理论基础之上的,理论则用相关的概念来表达。现代护理学包含四个最基本的概念——人、环境、健康和护理。对这四个概念的认识和界定直接影响护理学的研究领域、护理工作的范围和内容。每位护理专业的理论家在阐述其相关理论时,都要先对四个基本概念进行描述,以便他人了解相关理论的基本思想。

### (一)人

护理是为人的健康服务的,护理学的研究对象是人,包括个体的人和群体的人。对人的认识是护理理论、护理实践的核心和基础。对于护士来说,正确认识人的整体特征、熟悉人与周围环境之间的广泛联系、把握人体需求的特点、了解人成长与发展的规律,对于以后提供专业服务是非常必要的。

1.人是一个统一的整体

作为护理对象的人,首先是一个由各器官、系统组成的受生物学规律控制的自然人,同时又是一个有思想、有情感、从事创造性劳动、过着社会生活的社会人,是生理、心理、精神、社会等多方面组成的整体的人。任何一方的功能失调都会在一定程度上引起其他方面的功能变化,进而对整体造成影响,如疾病可影响人的情绪和社会活动,同样心理压力也会造成身体的不适。人体各方面功能的正常运转,又能促进人体整体功能的发挥,从而使人获得最佳健康状态。

2.人是一个开放系统

人与周围的环境不断进行着物质、能量和信息的交换,保持机体内环境的稳定和平衡,以适应外环境的变化。经由这些互动,发展出生活的行为模式,使人能与其他人及环境和谐一致。强调人是一个开放系统,提示护理不仅要关心机体各系统或各器官功能的协调平衡,还要注意环境对机体的影响,这样才能使人的整体功能更好地发挥和运转。

### 3.人有其基本需要

人为了生存、成长和发展,必须满足其基本需要。护理的功能是帮助护理对象满足其基本需要。不同年龄组的人有各自不同的发展特点和任务,具有不同层次的基本需要,人可通过各种方式表达自己的需要。如果基本需要得不到满足,机体会因内外环境的失衡而发生疾病。

### 4.人有自理能力并对自己的健康负责

每个人都希望自己拥有健康的身体和健全的心理。人对自身的功能状态具有监控能力,人有学习、思考、判断和调适的能力,可通过调节利用内外环境以适应环境变化和克服困难。因此,人不会被动地等待治疗和护理,而是主动寻求信息,积极参与维护健康的过程。同时,人也有责任维持和促进自身健康。护士在护理实践中必须充分认识上述特点,努力调动人的这一内在的主观能动性,这对预防疾病、促进健康十分重要。

## (二)环境

人的一切活动都离不开环境,并与环境相互作用、相互依存。

### 1.人与环境相互依存

环境包括内环境和外环境。内环境指人的生理、心理等方面;外环境则指自然环境和社会文化环境。任何人都无法脱离环境而生存。环境是动态的、变化的,人必须不断调整机体内环境,以适应外环境的变化;同时人又可以通过自身力量来改造环境,以利于生存。

### 2.环境影响人的健康

环境深受人类的影响,而人类也被环境所左右。环境作为压力源可以对人类健康产生重要影响。良好的环境可促进人类健康,不良的环境则会给人的健康造成危害。在人类所患疾病中,不少与环境的致病因素有关。护理人员应掌握有关环境与健康的知识,为人类创造适于生活和休养的良好环境。

## (三)健康

健康是护理学关注的核心内容,人与环境的相互作用直接影响人的健康状态。预防疾病、促进健康是护理人员的天职,护理人员对健康的认识也直接影响其自身的行为。

1.健康是生理、心理、精神等方面的完好状态

1948年,WHO将健康定义为:"健康,不仅是没有疾病和身体缺陷,还要有完整的生理、心理状态和良好的社会适应能力。"由此可见,人的健康包括身体、心理和社会各个方面,表明健康是机体内部各系统间的稳定、协调,以及机体与外部环境之间平衡、和谐、适应的良好状态。

2.健康是一个动态、连续变化的过程

如果以一条横坐标表示健康和疾病的动态变化过程,一端代表最佳健康状态,另一端则代表病情危重或死亡,每个人的健康状况都处在这一连续横坐标的某一点上,且时刻都在动态变化之中。当人成功地保持内外环境的和谐稳定时,人处于健康完好状态;当人的健康完整性受到破坏、应对失败时,人的健康就会受损继而产生疾病,甚至死亡。护理的工作范围包括健康的全过程,即从维护最佳的健康状态到帮助濒临死亡的人平静、安宁、有尊严地死去。护理人员有责任促使人向健康的完好状态发展。

3.人的健康观念受多方面因素的影响

人生活在自然和社会环境中,有着复杂的生理、心理活动。社会背景、经济水平、文化观念等直接影响人们对健康的认识和理解,使每个人对健康问题形成自己的看法或观点。护士可在帮助人们转变不正确或不完整的健康观念和采取健康的生活方式等方面发挥作用。

### (四)护理

护理的概念是随着护理专业的建立和发展而不断变化和发展的。护理一词来源于拉丁文"nutricius",原意为抚育、扶助、保护、照顾幼小等。护理是为人的健康提供服务的过程,护理活动是科学、艺术、人道主义的结合。

护理的目的是协助个人促进健康、预防疾病、恢复健康、减轻痛苦。护理能增强人的应对及适应能力,满足人的各种需要。护理程序是护理工作必须应用的科学方法,以发挥具有独立性及相互依赖性的护理功能,满足个人、团体、社会的健康需要。护理学是一门综合自然科学和社会科学知识的独立的应用科学。护理将持续不断地适应人类健康和社会需要的变

化,健全护理人员的角色功能。

人、环境、健康、护理这四个概念密切相关。护理研究必须注重人的整体性、人与社会的整体性、人与自然的整体性,只有把人和社会、自然看成一个立体网络系统,把健康和疾病放在整个社会、自然的背景下,运用整体观念,才能探索出护理学的规律,促进护理学的发展。

### 二、护理学概念的形成与发展

自南丁格尔创建护理专业以来,护理学科不断变化和发展。从理论研究来看,护理学的变化和发展可概括地分为三个阶段。

#### (一)以疾病为中心的护理阶段(19世纪60年代至20世纪40年代)

这一阶段为现代护理发展的初期。当时医学科学的发展逐渐摆脱了宗教和神学的影响,相继提出各种科学学说,考虑患病的原因时,只考虑细菌或外伤因素,认为无病就是健康。因此,一切医疗行为都围绕疾病进行,以消除病灶为基本目标,从而形成了"以疾病为中心"的医学指导思想。受这一思想的影响,加之护理在当时还没有形成自己的理论体系,护理的工作内容仅限于协助医生诊疗、消除身体的疾患、恢复正常功能。护士成为医生的助手,护理的服务方式是执行医嘱、完成护理常规和技术操作程序。

1859年,南丁格尔对护理的定义是:"通过改变环境,使患者处于最佳状态,使其自然康复。"

#### (二)以患者为中心的护理阶段(20世纪40年代至70年代)

20世纪40年代,系统论、人的基本需要层次论、人和环境的相互关系学说等理论的提出和确立,为护理学的进一步发展奠定了理论基础。1948年,WHO提出了新的健康观,为护理研究提供了广阔的领域。此后护理学者提出了以系统论为基础的护理程序,为护理实践提供了科学的方法。20世纪60年代以后,相继出现了一些护理理论,提出应重视人是一个整体的观念。从此,护士在进行疾病护理的同时,开始注重人的整体护理,即强调以患者为中心的宗旨,运用护理程序为患者提供整体护理。护士与医生的关系发展为合作伙伴关系,护士与患者的关系更加密切。当时最主要的几位外国护理学家对护理的定义如下。

奥立维尔认为,护理是艺术和科学的结合,包括照顾患者的一切,增进其身体、精神、智力的健康。

克瑞特提出,护理是对患者加以保护、指导,以满足患者不能我照料的基本需要,使患者舒适。

约翰森认为,护理是某些人在某种应激或压力下不能满足自己的需要,护士给其提供技术需要,解除其应激,以恢复其原有的内在平衡的过程。

韩德森指出,护理的独特功能是协助个体(患病者、健康人)执行各项有利于健康或恢复健康(或安详死亡)的活动。

以患者为中心的护理改变了护理的内容和方法,但护理的研究内容仍局限于患者的康复,护理的工作场所限于医院内,尚未涉及群体保健和全民健康。

### (三)以人的健康为中心的护理阶段(20世纪70年代至今)

随着社会的发展和科学技术的日新月异,疾病谱发生了很大变化。过去威胁人类健康的传染病得到了很好的控制,而与人的行为、生活方式相关的疾病如心脑血管病、恶性肿瘤、意外伤害等成为威胁人类健康的主要问题。同时,随着人们物质生活水平的提高,人类对健康的需求也日益增加。1977年,WHO提出的"2000年人人享有卫生保健"的战略目标成为护理专业发展的指导方向。

护理以整体的人的健康为中心,服务范围扩展到健康和疾病的全过程,服务对象从个体扩展到群体。

1970年,美国护理学家罗杰斯提出:"护理是协助人们达到其最佳的健康潜能状态,护理的服务对象是所有的人,只要有人的场所就有护理服务。"

1977年,美国医学家恩格尔提出了"生物–心理–社会医学模式"。这一新的医学模式强化了人是一个整体的思想,从而引起护理学概念的变化。

1980年,美国护士会(ANA)将护理定义为:"护理是诊断和处理人类对现存的和潜在的健康问题的反应。"此定义对世界各国的护理学影响很大,被许多国家赞同和采用。这一定义揭示了护理学所具有的科学性和独立性。护理是研究健康问题的"反应",而"反应"可以包括人的身体、智力、精神和社会的各个方面,表明护理以处于各种健康水平的人为研究对象。护士的职责是通过识别"反应",制订和实施护理计划,并对护理结果进行评价,完成"诊断"和"处理"人类对健康问题的反应的任务。

概括地说,现代护理学是为人类健康服务的,是自然科学与社会科学相结合的一门综合性的应用学科。

# 第三节 护理学的内容与范畴

## 一、护理学的任务和范围

### (一)护理学的任务和目标

随着护理学科的发展,护理学的任务和目标发生了深刻变化,在保护人的健康、防治重大疾病、提高人口素质、解决社会生活中出现的卫生保健问题等方面担负着重大的使命。WHO护理专家会议提出了在五个阶段中应提供的健康护理。

1.健康维持阶段

通过护理活动使个体尽可能达到并维持健康状态。

2.疾病易感阶段

帮助人群获得维持健康的知识,预防疾病的发生。

3.早期检查阶段

尽快识别、诊断和治疗处于疾病早期的个体,减轻其身心痛苦。

4.临床疾病阶段

运用护理知识和技能帮助疾病中的个体解除痛苦和战胜疾病;给予濒死者必要的安慰和支持。

5.疾病恢复阶段

帮助解决个体出现的健康问题,减少残障的发生,或帮助残障者进行功能锻炼,使其从活动中获得自信,把残疾损害降到最低,提高健康水平。

在尊重人的需要和权利的基础上,提高人的生命质量是护理的目标,并通过"促进健康、预防疾病、恢复健康、减轻痛苦"来体现。护理的最终目标不仅是维护和促进个人、家庭、社会高水平的健康,而且是最终提高整个人类社会的健康水平。

### (二)护理学的研究和工作范围

**1.护理学基础知识和技能**

护理学的基本概念和理论、基础护理措施的原理和方法以及基本和特殊护理技术操作是护理实践的基础,如饮食护理、病情观察、排泄护理、临终关怀等。

**2.临床专科护理**

临床专科护理是以护理学及相关学科理论为基础,结合临床各专科患者的特点及诊疗要求,为患者进行身心整体护理,如内科护理、外科护理、妇科护理、儿科护理、急救护理、康复护理等。

**3.护理交叉学科和分支学科**

随着现代科学的高度分化和广泛综合,护理学与自然科学、社会科学、人文科学等多学科相互渗透,在理论上相互促进,在方法上相互启迪,在学术上相互借用,形成许多新的综合型、边缘型的交叉学科和分支学科,如护理心理学、护理教育学、护理管理学、护理伦理学、护理美学、老年护理学、社区护理学、急救护理学等,在更大范围内促进了护理学的发展。

**4.不同人群的护理**

社会对护理的需求不仅仅局限于在医院为个人提供护理服务,护理还要在不同场所、不同人群中发挥作用。例如社区护理、职业护理、学校和托幼机构的护理与疾病预防,促进儿童生长发育,为有特殊心理、行为问题的儿童和家庭提供帮助,这些领域也是护理工作和研究的重要方面。

**5.护理教育**

护理教育一般分为基本护理教育、毕业后护理教育和继续护理教育3大类。护理教育是以护理学和教育理论为基础,培养合格实践者,是保证护理专业适应未来需要的基础。护理教育活动包括制订教育培养方向,制订各种层次教育项目的培养目标,设置和实施教学计划、教学评价,研究教与学的方法,学生能力培养,教师队伍建设等内容。

### (三)护理管理

运用管理学的理论和方法,对护理工作的诸要素——人、物、财、时间、信息进行科学的计划、组织、指挥、协调和控制,以提高护理工作的效率、效果以及质量。

### (四)护理科研

护理研究对护理学知识体系的发展有深远的影响。运用观察、科学实验、调查分析等方法揭示护理学的内在规律,促进护理理论、知识、技术的更新。护理人员有责任通过科学研究的方法推动护理学的发展。

总之,随着科学技术的进步和护理科研创作的开展,护理学的内容和范畴将不断完善和丰富。

## 二、护理工作方式

### (一)功能制护理

功能制护理方式始于20世纪30年代,依据生物-医学模式将护理工作的内容归纳为处理医嘱、打针发药、生活护理等若干项,机械地分配给护士,把护士分为"巡回护士""治疗护士""办公室护士"等。优点:护士分工明确,易于组织管理,节约时间,节省人力。缺点:为患者提供的各种护理活动相互分离,呈间断性,护士与患者交流机会少,较难掌握患者的心理、社会需求的全面情况,易致护士倦怠,难以发挥护士的主动性和创造性。

### (二)责任制护理

责任制护理是在20世纪70年代医学模式转变过程中发展起来的,由责任护士和辅助护士按护理程序对患者进行系统的整体护理。其结构是以患者为中心,患者从入院到出院期间的所有护理工作始终由一名责任护士负责,实行8 h在岗、24 h负责制。责任护士以护理程序为基本工作方法,对所护理的患者及其家庭进行生理、心理和社会的全面评估,制订护理计划,实施护理措施并评价护理效果。责任护士不在岗时,由辅助护士按责任护士的计划实施护理。优点:护士责任明确,能全面了解患者情况,为患者提供连续、整体、个体化的护理;能调动护士的积极性,增强其责任心;能密切护患关系;有利于护理工作从从属体系上升为独立工作体系。缺点:此种护理需较多高水平的责任护士;护士间不了解各自患者的情况,易造成责任护士间的距离感,工作繁忙时,难以互相帮助;同时,护士须负较大的责任,因而会有一定的压力。

### (三)系统化整体护理

近年来,我国一些大医院结合临床实际开展了系统化整体护理模式。这种模式的宗旨是:以患者为中心,以现代护理观为指导,以护理程序为方法,将临床护理与护理管理的各个环节系统化。其特点是首先建立指导护理实践的护理哲理,制订以护理程序为框架的护士职责条文和护士行为评价标准,确定病房护理人员的组织结构,建立以护理程序为核心的护理质控系统,编制标准护理计划和标准健康教育计划,设计贯彻护理程序的各种护理表格。在此基础上,以小组责任制的形式对当班患者实施连续的、系统的整体护理。优点:此护理方式提出了新型护理管理观,强调一切护理手段与护理行为均应以增进患者健康为目的,可增强护士的责任感,同时,标准化护理表格的使用可减少护士用于文字工作的时间,护士有更多的机会与患者交流,提供适合患者身、心、社会、文化等需要的最佳护理。缺点:需较多的护理人员,且各种规范表格及标准计划的制订有一定难度。

不同的护理工作方式各有利弊,但它们在护理学的发展历程中都起了重要作用。

### (四)其他护理方式

1.个案护理

20世纪80年代末,西方一些国家为控制患者的治疗护理费用,采取了缩短住院日,将康复期患者及早转入社区等健康服务机构的措施。一名护士护理一位或几位患者,即由专人负责实施个体化护理。该方式适用于抢救患者或某些特殊患者,也适用于临床教学需要和社区患者的管理。优点:责任明确,可对患者实施全面、细致的护理,能满足其各种需要,同时可显示护士个人的才能,满足其成就感;有效利用了财力和物力,患者能较好地应对从医院到社区的转换过程。缺点:个案管理者需要进一步接受培训,对护士的要求较高,耗费人力,不适合所有的患者。

2.小组护理

小组护理起源于20世纪50年代的一些西方国家,其目的是为患者提供可观察的、连续性的护理,即以小组的形式对患者进行护理,小组成员由不同级别的护理人员组成,在组长的计划、指导下共同参与并完成护理任务,实现确定的目标。每组通常由3～4名护士负责10～12位患者。优点:能发挥各级护理人员的作用,较好地了解患者需要,因人施护,弥补功能制护理之不足;同时,小组成员彼此合作,分享成就,可维持良好的工作气氛。缺点:护士的个人责任感相对减弱,且小组成员之间需花费较多时间互相交流。

综上,各种护理工作方式都有自己的优缺点,各单位需根据各自现有的条件,包括护士的人数、护理队伍的知识水平和工作能力、患者的具体情况等因素选择适合本单位的护理方式,其根本目的是以人为中心,为护理对象提供尽可能优质、高效、低费用的护理服务。

# 第二章 现代临床护理的工作方法

## 第一节 系统化整体护理

系统化整体护理，简称"整体护理"，是1994年引入我国的一种新的护理模式，不仅适应了新的医学模式和健康管理，也满足了患者的需求。简而言之，系统化整体护理是一种以现代护理观（即以患者为中心）为指导，以护理程序为框架，系统、整体地把护理程序运用到临床护理服务和护理管理中的护理方法。整体护理有严格的护理程序，包含很多人性化的因素。因此，要求护理人员具有较高的思想素质、业务素质和责任心。

### 一、系统化整体护理的产生和发展

20世纪70年代，世界各国的医学思想发生了巨大的变化，WHO为健康赋予了新的含义。生物-心理-社会这一新的医学模式应运而生，使得护理模式从以疾病为中心转变为以患者为中心的整体护理模式。自1994年美国护理学专家袁剑云教授将系统化整体护理引入中国，我国掀起了一场护理模式改革的热潮，护理模式逐渐从传统的功能制护理过渡为系统化整体护理。这项改革不仅提高了护理质量，提升了护士形象，还促进了护理事业进一步发展。我国系统化整体护理主要经历了以下三个阶段。

#### (一)引进学习阶段

1994年，在卫生部医政司和中华护理学会的协助下，袁剑云博士先后在北京、山东、上海等十多个省市举办了"系统化整体护理与模式病房建设"研习班，帮助大家学习和理解系统化整体护理的内涵和实质。

#### (二)模式病房试点阶段

受过培训的护理管理者及护理骨干们回院后纷纷以不同方式和最快

的速度宣传、推广系统化整体护理。1995—1996年,系统化整体护理模式病房的试点工作在全国各大医院相继开展起来。

### (三)模式病房全面推广阶段

模式病房的试点工作取得了显著成效后,原卫生部(现国家卫生健康委员会)加大了对模式病房建设的支持。原卫生部还成立了全国整体护理协作网及全国整体护理专家指导组,对具体工作进行指导,以确保系统化整体护理的顺利进行。

## 二、系统化整体护理的内涵

系统化整体护理是以现代护理观为指导,以护理程序为基础框架,将护理临床服务和护理管理的各个环节系统化的工作模式。框架是护理程序,"整体性、系统化"是基础,系统化整体护理是为患者解决问题的一种科学方法。

### (一)整体性

狭义的整体性是指护理应把服务对象视为生物的、社会的、文化的、发展的人,强调以"人"为中心,护理就是要解决人的整体的健康问题。广义的整体性是指护理专业的整体性,指护理行政与业务、护理管理与品质、护理教育与研究以及临床护理业务等各个环节都应紧密联系,相互配合,协调一致,以保证整体护理水平的提高。其内涵包括以下4点:①应把患者作为一个整体。②人的一生是一个整体。③社会的人是一个整体。④护理制度、护理管理、服务质量、护士素质等是一个整体。

### (二)系统化

护理本身是由一些相互关联和相互作用的部分组成的一个系统的整体。"系统化"可分三个层次来理解。第一个层次是在临床的工作上,"护理程序"必须系统化,护士对每个工作环节都要做到以护理程序为框架,环环相扣;第二个层次是在医院管理上系统化,在确立护理管理制度、护理职责与护士行为考核标准、考虑护理人员调配与组织、进行护理质量评价都应以护理程序为框架;第三个层次是在实施系统化整体护理时,为使中国护理改革向前推进,必须在国家政策法规和各级行政管理方面具备系统化,包括国家层面、省市层面、机构层面和个人层面。

### 三、系统化整体护理的意义

#### (一)转变了护士单纯执行医嘱的从属地位

系统化整体护理以护理程序为核心,护理程序包括评估、诊断、计划、实施和评价五个步骤。它的出现标志着护理人员从单纯的"操作者"转变为"思考者"。实施整体护理后,护士有了自己的护理诊断,有了自己的工作模式——护理程序,除了执行医嘱外,护士可以把更多的时间用在患者的诊断和健康问题的解决上。

#### (二)将健康教育纳入护士的日常工作,密切了护患关系

系统化整体护理要求护理人员把健康教育贯穿于护理操作的全过程。护理人员通过健康教育更好地了解患者,正确地评估、照顾患者,建立良好的护患关系。

#### (三)规范了护理表格,便于评价护理效果

系统化整体护理要求以护理程序为框架设计各种护理表格,如患者入院评估表、健康教育表、住院评估表等。每一份表格都有自己的作用,各表相互联系、环环相扣,不仅可以详细地记录患者住院期间的护理全过程,及时、准确地反映患者情况,而且有利于在护理记录中把患者的问题、护理措施与结果评价联系起来,以体现出患者经护理后的最终效果。

### 四、责任制护理与系统化整体护理的异同点

#### (一)共同点

责任制护理与系统化整体护理均以现代护理观为指导,按照护理程序的理论与方法开展工作。两者都强调护士不是被动的执行者,而是主动的思想者;护士应对患者负责,而不是仅对医生负责;护理不是单纯的技术操作和疾病护理,而是涉及生理、心理、社会等各层面的整体护理;恢复健康的过程不是医护人员单方面的活动过程,而是医护、患者及其亲属共同参与和合作的活动过程。

## （二）区别点

责任制护理的特点是：强调责任护士应由业务水平高、临床经验丰富的护士承担；强调对患者的护理应有连续性。

系统化整体护理的特点是：认为每个护士都可以做责任护士；重视健康教育，视护理为护患合作性活动；采用标准化护理表格，以减少护士用于病历书写的工作时间。

# 第二节 临床护理路径

临床护理路径（CNP）是一种科学、高效的医学护理管理模式，是综合多学科的医疗护理管理计划，属于临床路径的范畴。对临床路径的全面理解和学习能更好地促进对CNP的掌握。

## 一、临床路径

临床路径的概念最早起源于美国。20世纪70年代早期，美国高速发展的医疗技术、政府服务项目不合理的收费医疗体制以及不断增加的慢性疾病患病率和老年人口数量等因素，导致了医疗高费用和健康服务资源的不适当利用等诸多问题。美国政府为了降低医疗费用，采用了一系列控制医疗资源的措施。在工业生产中广泛应用的关键路径技术遂被引入临床工作中，临床路径因而诞生。其基本原则是以疾病严重程度和医疗护理强度为标准，政府根据相应的疾病只对医院提供适当的临床健康服务项目补偿医疗费用，以调控医院临床服务的适当性。其基础是由耶鲁大学研发的"诊断关联群（DRGs）"，因此，医院只能改变内部结构和运作方式，不断寻求提高医院的营运效率、提高医疗服务质量、降低医疗成本的措施。

临床路径是经过医护人员仔细的调查、核准，经医疗专家科学论证并经多学科组成员共同商讨制订的疾病康复路径图，是针对某一个病种（或手术），以时间为横轴，以入院指导、诊断、检查、治疗、护理、教育和出院计划等手段为纵轴，制订标准化的治疗护理流程（临床路径表）。它以缩短平均住院时间、减少医疗费用支出、节约医疗资源为目的,增强诊疗活动的计划性,从而有效地降低医疗成本并有效运用资源;同时也有利于医疗服务质量的控制和持续改进。

医院得到领导的重视和支持,并且做好充分的思想动员与培训后方可开展临床路径。开展临床路径应遵循以下步骤:①充分尊重患者的意见。②选择要推行的疾病或手术。③选择开展临床路径的团队人员。④制订临床路径图。⑤确定预期目标,建立评价标准。⑥资料收集与记录。⑦阶段评估与分析。

随着中国医疗卫生事业的发展,以患者为中心的整体医疗与整体护理正在作为一种先进的服务理念广为应用。我国已于2009年12月启动临床路径试点,2010年1月—2011年10月组织开展试点实施工作,现已完成了评估总结工作,积累了丰富的经验。

### 二、临床护理路径

CNP是患者住院期间的护理模式,是有计划、有目的、有预见性的护理工作。它依据每日护理计划标准,为患者制订从入院到出院的一整套医疗护理整体工作计划和健康教育的路线图或表格,使护理工作更加标准化、规范化。

### (一)临床护理路径的产生和发展

1985年,美国波士顿新英格兰医疗中心的护士Karen Zander和助手们最先将护理程序与工业中关键路径的概念运用到护理工作中。之后,CNP逐渐在欧美的多个国家、地区得以应用和推广,到20世纪80年代末,CNP已经成为美国开发的护理标准化工具。虽然CNP已于20世纪90年代传入中国大陆,但直到2002年北京召开了"临床路径研讨会"后,CNP才开始被应用于医疗护理服务中。随着国内许多医院不断地推广和研究CNP,CNP作为医院医疗质量与服务质量管理改革的一项重要工具,取得了明显的效果。

## (二)临床护理路径的实施

### 1.临床护理路径的制订

CNP是指导临床护理工作的有效工具,其制订必须满足以下条件:体现以患者为中心的原则;由多学科组成的委员会共同制订护理路径;以取得最佳护理效果为基本水准;依据现有的国际、国内疾病护理标准;有委员会签署发布的文字资料,能结合临床实践及时予以修改;由委员会定期修订,以保证符合当前的护理标准。

### 2.临床护理路径的内容

CNP的内容通常包括:查看前一日护理路径记录、实验室检查、实施治疗护理措施、用药、饮食、健康教育等。

### 3.临床护理路径的步骤

(1)患者入院后由主管医生、责任护士对患者进行评估,建立良好的护患关系,解释CNP的有关内容,患者和家属同意实施后与之签订知情同意书。

(2)护理小组长协同责任护士在患者入院的24 h内制订护理计划。

(3)将CNP护理篇放于护理病历中,便于当班护士按照CNP上的参考时间落实护理措施,将CNP患者篇悬挂于床尾,告知患者在各时间段医生和护士将要为其做的治疗和护理。

(4)护理小组长按每阶段内容认真执行和评估,病区医生、护士共同参与CNP实施,由科主任进行指导。

(5)护士长通过每天的护理查房督查是否达到预期目标并进行指导,科护士长不定时检查与指导。对不能达到预期目标者,质量控制小组人员共同分析、修改、补充或重新制订护理计划和措施,完善和更新CNP。

(6)出院前护士长对CNP成效指标进行总结与评价。

## (三)临床护理路径的作用

CNP作为一种提高医疗护理质量、降低医疗护理成本的全新医疗护理服务模式,现已受到越来越多的医院管理者和医护人员的青睐。

CNP主要有以下几个作用。

### 1.有利于健康教育的规范化,能显著地提高护理效果

CNP实施之后,护士有更多的时间深入病房,按设置好的程序有序执

行,可以保证临床护理工作持续改进和提高,使健康教育做到有章可循,能明显提高整体护理质量。和以往对患者灌输式的单一教育不同,CNP的教育方式是通过个别指导、讲解、操作示范、观看录像等方法,使健康教育模式向多向式交流转化。

2.有利于提高患者的生活质量

CNP的制订须遵循以患者为中心的原则,在具体的临床工作中护理人员也应以患者为中心开展护理工作。CNP以严格的时间框架为指导,使患者明确自己的护理目标,充分尊重患者的知情权和监督权。不同的护理人员在CNP的帮助下能很好地交流、传递信息,保证护理工作的延续性。

3.有利于护理工作的标准化,提高护理质量

CNP是经多学科委员会审定的科学、实用、表格化的护理路线图。护理人员有预见性、计划性、主动性、连续性地实施护理,帮助患者以最快的速度完成各项检查、诊疗,掌握好相关健康知识,对疾病发展、转归、预后进一步了解,帮助患者变被动为主动地配合治疗和护理,并能有效地减少护理差错。CNP使记录简单、一目了然,减少了护理文件书写记录的时间,使护士有更多的时间,按设置好的程序有序执行。CNP克服了部分护理人员知识的缺陷,有章可循,明显提高了整体护理质量。

4.有利于增强医护人员团结协作精神

CNP让护理人员能够全面、准确地观察患者病情,能及时向医生提供患者全面、准确分析的信息,从而减少不必要的医疗处置,避免资源浪费,同时减少病患住院时因医护人员处理程序不同而产生的各种变异情况。CNP使医护人员团结协作精神得到增强,保证患者住院期间医护工作的连续性和协调性,从而提高服务质量和工作效率。

5.有利于减少护理差错,提高患者对医院工作满意度

CNP可使单病种的诊疗过程更加标准化、规范化、程序化,医务人员可以按照规范为患者提供医疗服务,以此来规范医疗行为。因此在很大程度上能杜绝护理人员由于遗忘或个人疏忽造成的护理差错,从而避免医疗纠纷或医疗事故的发生。

CNP已在我国很多地区进行了尝试,使患者接受个体化的护理服务,

无论从生理上还是心理上均能使其获得极大的满足感和安全感,充分体现了"以人为本"的护理内涵。

### 三、变异的处理

患者在住院期间不一定都能完全按照预先设计好的路径接受诊疗和护理,个别患者在假设的标准中出现偏差或在沿着标准临床路径接受医疗照护的过程中出现与任何预期的决定相比有所变化的现象称为变异。

根据引起变异的来源不同,临床路径研究人员将变异分为三类,即与医院系统相关的变异、与医护人员相关的变异和与患者相关的变异。

一旦出现负性变异,医护人员应迅速科学而全面地分析其原因,结合客观实际,找出解决变异的最佳措施,不断修改、完善临床路径,积累经验。变异处理的成效如何,很大程度上取决于所有医护人员对变异的认识和接受程度以及医院各个系统和部门的合作与协调。需特别强调的是,对于变异的处理应因人而异、因地制宜,任何情况下都不能偏离科学的论据与论断,只有这样,才能使临床路径不断得到完善和发展。

# 第三节 循证护理

循证护理是20世纪90年代受循证医学影响而产生的一种新的护理理念,直译为"以证据为基础的护理",其定义为:"护理人员在计划其护理活动中,审慎地、明确地、明智地将科研结论与临床经验、患者需要相结合,获取实证,作为临床护理决策的过程。"

### 一、循证护理的产生与发展

循证护理的产生源于循证医学。1991年,加拿大McMaster大学的内科医学Guyatt博士在前人的基础上最先提出了"循证医学"这一概念。同校护理系的AlbaDicenso教授最早将循证医学应用于护理工作,提出循证护理的概念,之后其观点迅速得到了广泛的关注和研究。循证护理是20世纪90年代伴随着循证医学的发展而产生的一种护理新理念、新概念、新观点和新思维。循证护理的迅速兴起和发展得益于两个条件：信息与网络技术的发展和政府的重视。

如今循证观念正在向许多学科渗透，其中循证护理既是循证医学的重要组成部分，又是独立的实践与研究领域，已引起世界上许多国家的重视。随着中国护理事业的发展，临床护理、护理科研和护理教育体系的不断完善，以实证为基础的循证护理已经开始受到学术界和临床护理工作者的高度重视。因此，积极探讨循证护理实践与研究，提出切实可行的对策，对促进中国循证护理的运用和发展，提高护理质量具有重要意义。

## 二、循证护理的概念与内涵

### （一）概念

循证护理又称实证护理或以证据为基础的护理，其定义为慎重、准确、明智地应用当前所获得的最佳的研究依据，并根据护理人员的个人技能和临床经验，考虑患者的价值观、愿望与实际情况，将三者结合起来制订出完整的护理计划，并提供相应的护理措施。其核心是运用现有最佳的科学证据为服务对象提供服务，即以有价值的、可信的科学研究结果为证据，提出问题，寻找实证，并且运用实证，对患者实施最佳的护理。

### （二）内涵

循证护理包含四个要素：①可利用的最佳的护理研究依据。②护理人员的专业判断。③患者的实际情况、价值观和愿望。④证据应用的情境。护理人员在制订患者的护理计划时应将这四个要素有机地结合起来，树立以科学研究指导实践，以科学研究带动实践的观念，促进护理学科的发展。同时，专业护理人员的经验积累也是护理实践不可缺少的财富。整体护理的中心理念是以患者为中心，从患者的实际情况出发，这同样也是循证护理的基本出发点，如果只注重统一化的所谓最佳行为，就会忽视个体化的护理。

## 三、循证护理的实践程序

### （一）循证护理的实践原则

循证护理的实践原则是根据可靠信息决定护理活动，实践循证护理应遵循的原则包括以下几点：根据有关护理信息提出相应问题；根据最优资料和临床资料搜索最佳证据;评价各种证据的科学性和可靠性;结合临床技能和患者的具体特点,将证据应用于临床实践;评价实践后的效果和效率并进行改进。

### (二)循证护理的实践程序

一个完整的循证护理程序是由八个基本步骤组成:①确定临床护理实践中的问题。②系统地检索有关文献。③分析与评价研究证据。④综合证据。⑤传播证据。⑥引入证据。⑦应用最佳证据指导临床护理实践。⑧实践反馈,对证据应用的效果进行评价。

### (三)循证护理应用方法举例

根据临床问题和情况,按照循证护理程序的实践步骤实施,举例如下。

例:针对急诊护理人员针刺伤防护策略进行循证护理实践。

(1)确定问题:采用上海复旦大学乔安娜·布里格斯研究所(JBI)循证护理合作中心的问题开发工具PIPOST构建结构化问题。目标人群为急诊执业注册护士;干预措施包括管理培训、安全操作、安全用具、信息化等;应用证据的相关人员为护理管理人员、护士;结局包括急诊护理人员针刺伤防护知识知晓率、标准操作执行率及针刺伤的发生率;证据应用场所为急诊室;证据类型包括系统评价、Meta分析、指南、最佳证据总结和专家共识。

(2)检索证据:按照"6S"证据模型,采取自上而下的检索策略,查阅相关资料,获得具体检索结果。

(3)分析、评价证据:采用临床指南研究与评价系统对证据进行评价;采用澳大利亚JBI循证卫生保健中心对应的评价标准对专家共识、系统评价、随机对照实验、横断面研究等进行评价;筛选合适的研究,最终纳入8篇文献。

(4)综合证据:对筛选后纳入的研究进行汇总,即对具有同质性的多项干预性研究结果进行Meta分析,对不能进行Meta分析的同类研究进行定性总结和分析,最终纳入10条证据。①建立针刺伤防护管理制度、针刺伤相关操作标准操作流程。②定期组织针刺伤防护培训和考核。③视所有患者均有血液传播疾病潜在风险,进行穿刺等有创操作时戴双层手套并做好标准预防。④严禁双手回套针帽,回套时应使用辅助工具或单手回套针帽。⑤使用安全型器具,推广使用无针输液系统。⑥使用安全利器盒并合理放置利器盒。⑦面对躁动患者,应对其进行有效控制后(约束、按压、镇静等)再进行穿刺等有创操作。⑧抢救室、注射室等严格限制无关人员进入,保证相对安静的操作环境。⑨合理安排护理工作,并建立紧急人力调配制度。⑩针刺伤上报信息化,实现实时记录、反馈及持续追踪。

(5)传播证据:标注证据的等级或推荐意见,将证据资源组织成相应易于传播并利于急诊护理人员理解、应用的形式,详细了解急诊护理人员对证据的需求,以最经济的方式传播证据和信息。在以上10条证据中,证据①的等级为4,其他证据的等级为5;证据①~⑥的推荐级别为B,证据⑦~⑩的推荐级别为A。

(6)引入证据:通过系统/组织变革引入证据,急诊护理人员将证据与临床知识和经验、患者需求相结合,根据临床情境,制订合适的护理计划。

(7)应用证据:根据综合出来的10条证据,急诊护理人员讨论证据引入实践的障碍因素并采取有效的应对策略,促进基于证据的最佳实践的开展,不断改进护理质量。

(8)评价证据应用后的效果:循证实践的实施提高了急诊护理人员针刺伤防护的认知水平和针刺伤相关护理行为的依从性,降低了急诊护理人员的针刺伤发生率。

## 四、循证护理实践对护理工作的促进

### (一)促进护理科研成果在临床中的应用

循证护理实践的过程中,护理人员在临床实践中查找期刊资料和网络资源的同时,也运用了相关问题的先进理念和科研成果,这些科研成果又在临床实践中得到验证、推广以及修正,并再次用于临床护理实践指导。

### (二)促进护理人员知识更新及科研水平的提高

循证护理是科学指导护理实践的方法,使以经验为基础的传统护理向以科学为依据的现代护理发展。实践循证护理时,护理人员要打破基于习惯轻视研究的旧思想,这就要求护理人员具备扎实的医学知识、专业技能和临床护理知识,不断提高和丰富自己的专业水平,完善自身知识结构,才能圆满完成护理任务。

### (三)提高护理工作效率,提高护理服务质量

推行循证护理能提高临床护理工作质量和卫生资源配置的有效性。将证据应用于临床护理实践,可以避免一些不必要的工作步骤,一些低效率的操作也能被经过实践证明更有效的操作所取代,同时还可以减少不必要的试验性治疗。因此,花费在低效率操作和试验性干预上的时间和费用就可得到大大缩减,使护理实践工作在效率和效益两方面受益。

### (四)促进护患关系的改善

循证护理改变了以往护理人员掌握主动权而患者只能被动接受护理的传统观念,要求护理人员将收集、获取的信息、证据告知患者及其家人,使其了解当前诊疗方法、不良反应及费用等。护患双方相互交流,使患者及其家人根据自己的意愿和支付能力酌情选择治疗方案,增强了患者的自主意识和能力,有利于护理人员获得患者及其家人的信任,达到最佳护理效果。因此,循证护理使传统的护患关系发生了质的变化。

### (五)促进护理学科的发展

许多护理手段停留在约定俗成的习惯与经验阶段,缺乏科学依据。循证护理理念的出现打破了传统的思维和工作模式,为护理学的发展提供了方法论,使临床护理发展科学化,它以科学的方式促使经验向理论升华,从而促进了护理学科的发展。

### (六)具有经济学价值和法律意义

循证护理的理念是将科学与技术结合起来,为成本-效益提供依据,有利于节约资源,控制医疗费用增长速度,具有经济学价值。此外,循证护理是通过正确利用及分析大量的临床资料来制订护理决策的,在此基础上进一步做出判断以指导临床各项治疗、护理措施,这一过程有着严格的事实依据。在法律法规日臻完善和患者维权意识日益增强的今天,将循证护理运用于临床不失为临床护理人员维护患者利益和保护自身合法权益的有力的措施。

循证护理是20世纪90年代在护理领域中兴起的新观点、新思维,这个观念同整体性护理一样,应渗透到护理的各个领域,一旦为护理人员所认同和接受,将使护理人员的行为发生巨大的转变。

# 第三章 现代临床护理的程序

## 第一节 护理程序概述

护理程序是一种系统而科学地安排护理活动的工作方法,目的是确认和解决护理对象对现存或潜在健康问题的反应。它是指在护理服务活动中,通过一系列有目的、有计划、有步骤的行动,为护理对象提供生理、心理、社会、文化及发展的整体护理。

### 一、护理程序的特征

护理程序作为护理人员照顾护理对象的独特工作方法,具有以下几个方面的特征:①贯穿以服务对象为中心的观念,体现了以人为中心的整体护理。②有特定的目标,即解决护理对象的健康问题及相关反应,为护理对象提供高质量护理。③是一个循环的、动态的过程。④具有组织性和计划性,对护理工作有指导作用。⑤具有互动性和协作性,能鼓励护理对象主动参与护理,并促进形成良好的护患关系。⑥具有普遍适应性,对不同场合的各种护理对象均可运用护理程序来提供护理。⑦具有创造性,护士可运用护理程序创造性地为护理对象提供个性化的护理。⑧以系统论、基本需要层次论等科学理论为依据。⑨涉及生物学、心理学、社会学、人文学等多个学科知识和技能。

### 二、护理程序的理论基础

护理程序在现代护理理论基础上产生,通过一系列目标明确的护理活动为护理对象的健康服务,可作为框架运用到面向个体、家庭和社区的护理工作中。相关的基础理论主要包括系统论、控制论、需要理论、成长与发展理论、信息论以及解决问题论等。

### 三、护理程序的步骤

护理程序由评估、诊断、计划、实施和评价五个步骤组成。这五个步骤之间相互联系,互相影响。

(1)护理评估:是护理程序的第一步,收集护理对象生理、心理、社会方面的健康资料并进行整理,以发现和确认护理对象的健康问题。

(2)护理诊断:在评估基础上确定护理诊断,以描述护理对象的健康问题。

(3)护理计划:对如何解决护理诊断涉及的健康问题做出决策,包括排列护理诊断顺序、确定预期目标、制订护理措施和书写护理计划。

(4)护理实施:即按照护理计划执行护理措施的活动。

(5)护理评价:即将护理对象对护理活动的反应、护理效果与预期目标进行比较,根据预期目标达到与否评价护理计划实施后的效果。必要时,应重新评估护理对象的健康状况,引入护理程序的下一个循环。

# 第二节 护理评估

护理评估是有目的、有计划、有步骤地收集有关护理对象生理、心理、社会文化和经济等方面的资料,对其进行整理与分析,以判断服务对象的健康问题,为护理活动提供可靠的依据。具体包括收集资料、核实资料、整理资料、分析资料以及记录资料五个步骤。

## 一、收集资料

### (一)资料的来源

1.直接来源

护理对象本人,是第一资料来源,也是主要来源。

2.间接来源

(1)护理对象的重要关系人,包括亲属、关系亲密的朋友、同事等。

(2)医疗护理资料,如既往实验室报告、出院小结等。

（3）其他医护人员,如放射医生、化验师、药剂师、营养师、康复师等。

（4）护理学及其他相关学科的文献等。

### (二)资料的内容

在收集资料的过程中,无论依据何种框架,基本内容主要包括一般资料、生活状况及自理程度、健康检查以及心理社会状况等。

1.一般资料

包括护理对象的姓名、性别、年龄、出生地、职业、民族、婚姻状况、文化程度、住址等内容。

2.生活状况

包括护理对象的饮食型态、睡眠休息型态、排泄型态、健康感知与健康管理型态、活动与运动型态等日常生活型态。

3.自理程度

根据护理对象的自理能力将其分为无需依赖、轻度依赖、中度依赖、重度依赖四个等级。

4.健康检查

包括体温、脉搏、呼吸、血压、身高、体重、各系统的生理功能及有无疼痛、眩晕、麻木、瘙痒等症状,有无感觉(视觉、听觉、嗅觉、味觉、触觉)异常,有无思维活动、记忆能力障碍等认知感受异常。

5.心理社会状况

包括对疾病的认知和态度、康复的信心;病后情绪、心理感受、应对能力等变化;就业状态、角色问题和社交状况;有无重大生活事件经历,支持系统状况等;有无宗教信仰;享受的医疗保健待遇等。

### (三)资料的分类

1.按照资料的来源划分

包括主观资料和客观资料:主观资料指护理对象对自己健康状况的体验和认知,包括护理对象知觉、情感、价值、信念、态度、对个人健康状态和生活状况的感知。主观资料的来源可以是护理对象本人,也可以是其家属或对其健康有重要影响的人。客观资料指检查者通过观察、会谈、体格检查和实验室检查等方法得到有关健康状态的资料。客观资料的获取是否全面和准确主要取决于检查者是否具有敏锐的观察能力和丰富的临床经验。

当护士收集到主观资料和客观资料后,应将两方面的资料加以比较和分析,可互相证实资料的准确性。

2.按照资料的时间划分

包括既往资料和现在资料:既往资料是指与护理对象过去健康状况有关的资料,包括既往病史、治疗史、过敏史等。现在资料是指与护理对象现在发生疾病有关的状况,如现在的体温、脉搏、呼吸、血压、睡眠状况等。

护士在收集资料时,需要将既往资料和现在资料结合起来。

### (四)收集资料的方法

1.交谈

护士与护理对象及其家属之间的交谈是一种有目的的医疗活动,使护士获得有关护理对象的资料和信息,一般可分为以下几种。①正式交谈:是指事先通知护理对象,有目的的、有计划地交谈,如入院后的病史采集。②非正式交谈:是指护士在日常护理工作中与护理对象随意自然地交谈,不明确目的,不规定主题、时间,是一种"开放式交流",以便及时了解到护理对象的真实想法和心理反应。交谈时护士应注意运用沟通技巧,对一些敏感性话题应注意保护护理对象的隐私。

2.观察

观察是指护士运用视、触、叩、听、嗅等感官获得护理对象、家属及护理对象所处环境的信息并进行分析判断,是收集有关护理对象护理资料的重要方法之一。观察贯穿在整个评估过程中,可以与交谈同时进行。护士应及时、敏锐、连续地对护理对象进行观察,如患者出现面容痛苦、呈强迫体位,提示患者可能有疼痛感,应进一步询问疼痛持续时间、部位、性质等。观察作为一种技能,护士在实践中需要不断培养和锻炼,以期得到发展和提高。

3.护理体检

护士运用体检技能,为护理对象进行系统的身体评估,获取与护理有关的生命体征、身高、体重等,以便收集与护理诊断、护理计划有关的患者方面的资料,及时了解病情变化、发现护理对象的健康问题。

### 4.查阅资料

包括查阅护理对象的医疗病历(门诊和住院病历)、各种护理记录及实验室和辅助检查结果以及有关文献等资料。也可以用心理测量及评定量表对护理对象进行心理-社会评估。

## 二、核实资料

在护理评估阶段,对资料进行核实主要包括核实主观资料和澄清含糊的资料。为保证资料的真实、准确,护士需用客观资料对主观资料进行核实,如护理对象自觉发热,则应测量体温加以核实。对护理对象含糊的主诉,护士应予以进一步澄清明确。

## 三、整理资料

为了避免遗漏和疏忽有相关性和价值性的资料,得到完整全面的资料,常依据某个护理理论模式设计评估表格,护理人员依据表格对护理对象进行全面评估,并整理相关资料。

### (一)按戈登(Gordon)的功能性健康型态整理分类

1.健康感知-健康管理型态

指护理对象对自己健康状态的认识和维持健康的方法。

2.营养-代谢型态

包括食物的利用和摄入情况。如营养、液体、组织完整性、体温调节以及生长发育等的需求。

3.排泄型态

主要指肠道、膀胱的排泄状况。

4.活动-运动型态

包括运动、活动、休闲与娱乐状况。

5.睡眠-休息型态

指睡眠、休息以及精神放松的状况。

6.认知-感受型态

包括与认知有关的记忆、思维、解决问题、决策以及与感知有关的视、听、触、嗅等功能。

7.角色-关系型态

家庭关系、社会中角色任务及人际关系的互动情况。

8.自我认识-自我概念型态

指护理对象对于自我价值与情绪状态的信念与评价。

9.性-生殖型态

主要指性发育、生殖器官功能及对性的认识。

10.应对-压力耐受型态

指护理对象压力程度、应对与调节压力的状况。

11.价值-信念型态

指护理对象的思考与行为的价值取向和信念。

## (二)按马斯洛(Maslow)需要层次进行整理分类

1.生理需要

如体温39 ℃、心率120次/min、呼吸32次/min、腹痛等。

2.安全需要

如对医院环境不熟悉、夜间睡眠需开灯、手术前精神紧张、走路易摔倒等。

3.爱与归属需要

如患者害怕孤独,希望有亲友来探望等。

4.尊重需要

如患者说"我现在什么事都不能干了""你们应该征求我的意见"等。

5.求知需要

如患者对自身和周围环境的探索、渴望理解及解决疑难问题等。

6.审美需要

患者有欣赏美、创造美并从中获得美的享受的需要,如对护理环境美的需求、对护士技术美的需求、对护士伦理道德美的需求、对饮食营养美的需求等。

7.自我实现需要

如担心住院会影响工作、学习,因生病不能实现自己的理想等。

### 四、分析资料

#### (一)检查有无遗漏

将资料进行整理分类之后,应仔细检查有无遗漏,如有遗漏症及时补充,以保证资料的完整性及准确性。

#### (二)与正常值比较

收集资料的目的在于发现护理对象的健康问题。因此护士应掌握常用的正常值,将所收集到的资料与正常值进行比较,并在此基础上进行综合分析,以发现异常情况。

#### (三)评估危险因素

有些资料虽然目前还在正常值范围内,但是由于存在危险因素,若不及时采取预防措施,以后很可能会出现异常,损害护理对象的健康。因此,护士应及时收集资料评估这些危险因素。

护理评估通过收集护理对象的健康资料,对资料进行组织、核实和分析,确认护理对象对现存的或潜在的健康问题或生命过程的反应,为做出护理诊断和进一步制订护理计划奠定了基础。

### 五、记录资料

#### (一)记录原则

书写全面、整洁、简练、流畅,客观资料运用医学术语,避免使用笼统、模糊的词,主观资料尽量引用护理对象的原话。

#### (二)记录格式

根据资料的分类方法及各医院,甚至各病区的特点自行设计,多采用表格式记录。与护理对象第一次见面收集到的资料记录称为入院评估,要求详细、全面,是制订护理计划的依据,一般要求入院后24 h内完成。住院期间根据患者病情,每天或每班记录,反映患者的动态变化,用以指导护理计划的制订、实施、评价和修订。

# 第三节 护理诊断

护理诊断是护理程序的第二个步骤,是在评估的基础上对所收集的健康资料进行分析,从而确定护理对象的健康问题及引起健康问题的原因。护理诊断是一个人生命过程中的生理、心理、社会文化发展及精神方面健康状况或问题的一个简洁、明确的说明,这些都是属于护理职责范围之内能够用护理的方法解决的问题。

## 一、护理诊断的概念

1990 年,北美护理诊断协会(NANDA)提出并通过了护理诊断的定义:护理诊断是关于个人、家庭、社区对现存或潜在的健康问题及生命过程反应的一种临床判断,是护士为达到预期的结果选择护理措施的基础,这些预期结果应能通过护理职能达到。

## 二、护理诊断的组成部分

护理诊断有四个组成部分:名称、定义、定义性特征和相关因素。

### (一)名称

名称是对护理对象健康状况的概括性的描述。应尽量使用NANDA-I认可的护理诊断名称,以有利于护士之间的交流和护理教学的规范。常用改变、受损、缺陷、无效或低效等特定描述语。例如,排便异常、便秘、有皮肤完整性受损的危险。

### (二)定义

定义是对名称的一种清晰的、正确的表达,并以此与其他诊断相鉴别。一个诊断的成立必须符合其定义特征。有些护理诊断的名称虽然十分相似,但仍可从定义中发现彼此的差异。例如,"压力性尿失禁"的定义是"个人在腹内压增加时立即无意识地排尿的一种状态";"反射性尿失禁"的定义是"个体在没有要排泄或膀胱满胀的感觉下可以预见的不自觉地排尿的一种状态"。虽然两者都是尿失禁,但前者的原因是腹内压增高,后者的原因是无法抑制的膀胱收缩。因此,确定护理诊断时必须认真区别。

### (三)定义性特征

定义性特征是做出护理诊断的临床判断依据。诊断依据常常是患者所具有的一组症状、体征以及有关病史,也可以是危险因素。对于潜在的护理诊断,其诊断依据则是原因(危险因素)本身。

### (四)相关因素

相关因素是指造成护理对象健康状况改变或引起问题产生的情况。常见的相关因素包括以下几个方面。

1.病理生理方面的因素

病理生理方面的因素指与病理生理改变有关的因素。例如,"体液过多"的相关因素可能是右心衰竭。

2.心理方面的因素

心理方面的因素指与护理对象的心理状况有关的因素。例如,"活动无耐力"可能是由疾病后护理对象处于较严重的抑郁状态引起。

3.治疗方面的因素

治疗方面的因素指与治疗措施有关的因素(用药、手术创伤等)。例如,"语言沟通障碍"的相关因素可能是使用呼吸机时行气管插管所致。

4.情景方面的因素

情景方面的因素指环境、情景等方面的因素(陌生环境、压力刺激等)。例如,"睡眠形态紊乱"可能与住院后环境改变有关。

5.年龄因素

年龄因素指在生长发育或成熟过程中与年龄有关的因素。如婴儿、青少年、中年、老年各有不同的生理、心理特征。

## 三、护理诊断与合作性问题及医疗诊断的区别

### (一)合作性问题——潜在并发症

在临床护理实践中,护士常遇到一些无法完全包含在 NANDA 制订的护理诊断中的问题,而这些问题也确实需要护士提供护理措施,因此,1983年有学者提出了合作性问题的概念。该学者把护士需要解决的问题分为

两类:一类经护士直接采取措施可以解决,属于护理诊断;另一类需要护士与其他健康保健人员尤其是医生共同合作解决,属于合作性问题。

合作性问题需要护士承担监测职责,以及时发现护理对象身体并发症的发生和情况的变化,但并非所有并发症都是合作性问题。有些可通过护理措施预防和处理,属于护理诊断;只有护士不能预防和独立处理的并发症才是合作性问题。合作性问题的陈述方式是"潜在并发症:××××",如"潜在并发症:脑出血"。

### (二)护理诊断与合作性问题的区别

护理诊断是护士独立采取措施能够解决的问题;合作性问题需要护士与其他健康保健人员共同干预处理,处理决定来自双方。对合作性问题,护理措施的重点是监测。

### (三)护理诊断与医疗诊断的区别

明确护理诊断和医疗诊断的区别对区分护理和医疗两个专业、确定各自的工作范畴和应负的法律责任非常重要。两者的主要区别见表3-1。

表3-1 护理诊断与医疗诊断的区别

| 项目 | 护理诊断 | 医疗诊断 |
|---|---|---|
| 临床判断的对象 | 对个体、家庭及社区的健康问题或生命过程反应的一种临床判断 | 对个体病理生理变化的一种临床判断 |
| 描述的内容 | 描述的是个体对健康问题的反应 | 描述的是一种疾病 |
| 问题状态 | 现存或潜在的 | 多为现存的 |
| 决策者 | 护士 | 医疗人员 |
| 职责范围 | 在护理职责范围内进行 | 在医疗职责范围内进行 |
| 适用范围 | 适用于个体、家庭、社区的健康问题 | 适用于个体的疾病 |
| 数量 | 可同时有多个 | 一般情况下只有一个 |
| 稳定性 | 随病情变化 | 一旦确诊不会改变 |

# 第四节 护理计划

制订护理计划是解决护理问题的一个决策过程,护理计划是对患者进行护理活动的指南,是针对护理诊断制订具体护理措施来预防、减少或解决有关问题。其目的是确认护理对象的护理目标以及护士将要实施的护理措施,使护理对象得到合适的护理,保持护理工作的连续性,促进医护人员的交流且利于评价。制订护理计划包括四个步骤。

## 一、排列护理诊断的优先顺序

一般情况下,护理对象可以存在多个护理诊断,为了确定解决问题的优先顺序,根据问题的轻重缓急合理安排护理工作,需要对这些护理诊断包括合作性问题进行排序。

### (一)排列护理诊断

一个护理对象可同时有多个护理问题,制订计划时应按其重要性和紧迫性排出主次,一般把威胁最大的问题放在首位,其他的依次排列,这样护士就可根据问题的轻重缓急来有计划地进行工作,通常可按如下顺序排列。

1.首优问题

首优问题是指会威胁生命,需立即行动去解决的问题。如清理呼吸道无效、气体交换受阻等。

2.中优问题

中优问题是指虽不会威胁生命,但能导致身体上的不健康或情绪上变化的问题,如活动无耐力、皮肤完整性受损、便秘等。

3.次优问题

次优问题指人们在应对发展和生活中的变化时所产生的问题。这些问题往往不是很紧急,如营养失调、知识缺乏等。

### （二）排序时应该遵循的原则

1.优先解决生理需要

这是最常用的一种方法。生理需要是最低层次的需要,也是人类最重要的需要,一般来说,影响了生理需要的满足及对生理功能的平衡状态威胁最大的护理问题是需要优先解决的护理诊断。如与空气有关的"气体交换障碍""清理呼吸道无效";与水有关的"体液不足";与排泄有关的"尿失禁""尿潴留"等。

具体的实施步骤可以按以下方法进行:首先列出护理对象的所有护理诊断,将每一个诊断归入七个需要层次,然后由低到高排列出护理诊断的先后顺序。

2.考虑护理对象的需求

马斯洛的理论为护理诊断的排列提供了一个普遍的原则,但由于护理对象的复杂性、个体性,相同的需求对不同的人,其重要性可能不同。因此,在无原则冲突的情况下,可与护理对象协商,尊重护理对象的意愿,考虑护理对象认为最重要的问题予以优先解决。

3.现存的问题优先处理,但不要忽视潜在的和有危险的问题

有时潜在的护理诊断常常也被列为首优问题而需立即采取措施或严密监测。

## 二、确定预期目标

预期目标是指通过护理干预,护士期望患者达到的健康状态或在行为上的改变。其目的是指导护理措施的制订。预期目标不是护理行为,但能指导护理行为,并作为对护理效果进行评价的标准。每一个护理诊断都要有相应的目标。

### （一）预期目标的制订

1.目标的陈述公式

时间状语 + 主语 + （条件状语） + 谓语 + 行为标准。

（1）时间状语:是指主语应在何时达到目标中陈述的结果,即何时对目标进行评价,这一部分的重要性在于限定了评价时间,可以督促护士尽心

尽力地帮助患者尽快达到目标。评价时间的确定,往往需要根据临床经验和患者的情况来确定。

(2)主语:指患者或患者身体的任何一部分,如体温、体重、皮肤等,有时在句子中省略了主语,但句子的逻辑主语一定是患者。

(3)条件状语:指患者完成该行为时所处的特定条件,但并非每项目标陈述都包括此项。如"拄着拐杖"行走50米。

(4)谓语:指患者将要完成的行动,必须用行为动词来说明。

(5)行为标准:主语进行该行动所达到的程度。

2.预期目标的种类

根据实现目标所需时间的长短可将护理目标分为短期目标和长期目标两大类。

(1)短期目标:指在相对较短的时间内(几天或几小时)要达到的目标,适合于病情变化快、住院时间短的患者。

(2)长期目标:是指需要相对较长时间(数周、数月)才能实现的目标。

长期目标是需要较长时间才能实现的,范围广泛;短期目标则是具体达到长期目标的台阶或需要解决的主要矛盾。如下肢骨折患者,其长期目标是"三个月内恢复行走功能,能正常生活",短期目标分别为"前三天控制疼痛、消肿""后四天保持肌肉力量、维持关节的运动度,减少创伤结构和肌肉的萎缩""一周后开始动力反馈练习,以逐渐恢复行走功能"。短期目标与长期目标互相配合、呼应。

**(二)制订预期目标的注意事项**

(1)目标的主语是护理对象或其重要关系人,也可以是护理对象的生理功能或机体的一部分。目标是期望护理对象接受护理后发生的改变、达到的结果,而不是护理活动本身或护理措施。

(2)一个目标中只能有一个行为动词,否则在评价时,无法判断目标是否实现。另外行为动词应可观察或可测量,避免使用"两周内患者吸烟量减少",应改为"两周内患者每日吸烟量减少至5支"。

(3)目标陈述的行为标准应具体,以便于评价。有具体的检测标准和时间限度。

（4）目标必须具有现实性和可行性，要在护理对象的能力范围之内，要考虑其身体心理状况、认知水平、既往经历及经济条件；考虑目标完成期限的可行性及目标结果设定的可行性。

（5）目标应在护理工作所能解决范围之内，并要注意医护协作，即与医嘱一致。

（6）目标陈述要针对护理诊断，一个护理诊断可有多个预期目标，但一个预期目标不能针对多个护理诊断。

（7）应鼓励护理对象参与目标的制订，这样可使护理对象认识到对自己的健康负责不仅是医护人员的责任，也是自己的责任，双方应共同努力以保证目标的实现。

（8）潜在并发症是合作性问题，护理措施往往无法阻止其发生，护士的主要任务在于监测并发症的发生与发展。潜在并发症的目标陈述为：护士能及时发现并发症的发生并积极配合处理。如"潜在并发症：心律失常"的目标是"护士能及时发现心律失常的发生并积极配合抢救"。

### 三、制订护理措施

护理措施是护士为帮助患者达到预定目标而制订的具体方法和内容，规定了解决健康问题的护理活动方式与步骤，是一份书面形式的护理计划。

#### （一）护理措施的类型

护理措施可分为依赖性护理措施、协作性护理措施和独立性护理措施三类。

1.依赖性护理措施

依赖性护理措施，即来自医嘱的护理措施，它描述了贯彻医疗措施的行为。如遵医嘱"每晨测血压1次""每小时巡视病房1次"。

2.合作性护理措施

合作性护理措施是护士与其他健康保健人员相互合作采取的行动。如护理对象出现"营养失调：高于机体的需要量"的问题时，为帮助护理对象达到理想体重的目标，护士需要和营养师一起协商、讨论并制订符合护理对象病情的饮食计划。

3.独立性护理措施

独立性护理措施是护士根据所收集的资料,凭借自己的知识、经验、能力,经过独立思考、判断做出的决策,在护理职责范围内。这类护理措施完全由护士设计并实施,不依赖医嘱。如长期卧床患者存在的"有皮肤完整性受损的危险",护士每天定时给患者翻身、按压受压部位皮肤、温水擦拭等措施都是独立性护理措施。

### (二)制订护理措施

制订护理措施时的注意事项。

1.针对性

护理措施应针对护理诊断提出的原因制订,一般一个护理目标可通过几项措施来实现,其目的是达到预期的护理目标。

2.可行性

护理措施要切实可行,措施制订时要考虑:①护理对象的身心问题。措施要符合护理对象的年龄、体力、病情、认知情况以及护理对象自己对改变目前状况的愿望等。如对老年患者进行知识缺乏的健康教育时,让护理对象短时间内记忆很多教育内容是困难的,应因人而异。此外,护理措施必须是护理对象乐于接受的。②护理人员的情况。护理人员的配备及其专业技术、理论知识水平和应用能力等是否能胜任所制订的护理措施。③医院设施、设备情况。

3.科学性

护理措施应在科学的基础上制订,每项护理措施都应有科学依据,科学依据来自护理科学及相关学科的理论知识。禁止将没有科学依据的措施用于护理对象。护理措施的前提是一定要保证护理对象的安全。

4.一致性

护理措施不应与其他医务人员的措施相矛盾,否则容易使护理对象不知所措,并造成不信任感,甚至可能威胁护理对象安全。制订护理措施时应参阅其他医务人员的病历记录、医嘱,意见不一致时应及时协商并达成一致。

5.指导性

护理措施应具体、有指导性,不仅要使护理同一护理对象的其他护士正确地执行措施,也要有利于护理对象理解、配合护理操作。如对于体液过多需采取低盐饮食的患者,正确的护理措施是:①观察患者的饮食是否符合低盐要求。②告诉患者和其家属每日摄盐量应≤5 g。含钠多的食物除咸味食品外,还包括发面食品、碳酸饮料、罐头食品等。③告知患者及家属低盐饮食的重要性。

不具有指导性的护理措施如:嘱患者不要进食含钠多的食物。

### 四、护理计划成文

护理计划成文是将护理诊断、护理目标、护理措施以一定的格式记录下来而形成的护理文件。不仅可以为护理程序的下一步实施提供指导,也有利于护士之间以及护士与其他医务人员之间的交流。因不同的医院有各自具体的条件和要求,所以护理计划的书写格式也是多种多样的。大致包括日期、护理诊断、目标、措施、效果评价几项内容。

护理计划应体现个体差异性,一份护理计划只对一个护理对象的护理活动起作用。护理计划还应具有动态发展性,要随着护理对象病情的变化和护理的效果而调整。

## 第五节  护理实施

护理实施是为了达到护理目标而将计划中各项措施付诸行动的过程。实施的质量如何与护士的专业知识、操作技能和人际沟通能力等方面的水平有关。实施过程中的情况应随时用文字记录下来。

实施过程包括实施前准备、实施和实施后记录三个部分。一般来讲,实施应发生于护理计划完成之后,但在某些特殊情况下,如遇到急诊患者或病情突变的住院患者,护士只能先在头脑中迅速形成一个初步的护理计划并立即采取紧急救护措施,事后再补上完整的护理计划。

### 一、实施前准备

护士在执行护理计划之前,为了保证护理效果,应思考安排以下几个问题,即"五个W"。

## （一）"谁去做"（Who）

对需要执行的护理措施进行分类和分工,确定护理措施是由护士做,还是护士与其他医务人员共同完成;由哪一级别或水平的护士做;是一个护士做,还是多个护士配合完成。

## （二）"做什么"（What）

进一步熟悉和理解护理计划,执行者对护理计划中每一项措施的目的、要求、方法和时间安排应了如指掌,以确保护理措施的落实,并使护理行为与计划一致。护士每一次接触护理对象,可实行多个针对不同护理诊断的护理措施。

## （三）"怎样做"（How）

第一,分析所需要的护理知识和技术。护士必须分析实施这些措施所需要的护理知识和技术,如操作程序或仪器设备使用的方法,若有不足,则应查阅有关书籍或资料,或向其他有关人员求教。

第二,明确可能会发生的并发症及进行预防。某些护理措施的实施有可能对护理对象产生一定程度的损伤。护士必须充分预想护理对象可能发生的并发症,并采取有效措施避免或减少对护理对象的损伤,保证护理对象的安全。

第三,如护理对象情绪不佳、合作性差,那么需要考虑如何使护理措施得以顺利进行。

## （四）"何时做"（When）

实施护理措施的时间选择和安排要恰当,护士应该根据护理对象的具体情况、要求等多方面因素来选择执行护理措施的时机。例如,健康教育的时间应该选择在患者身体状况良好、情绪稳定的情况下进行,以达到预期的效果。

## （五）"何地做"（Where）

确定实施护理措施的场所,以保证护理措施的顺利实施。在健康教育时应选择相对安静的场所;对涉及护理对象隐私的操作,更应该注意环境的选择。

## 二、实施

实施是护士运用操作技术、沟通技巧、观察能力、合作能力以及应变能力去执行护理措施的过程。在实施阶段,护理的重点是落实已制订的措施,执行医嘱,帮助护理对象达到护理目标,解决护理问题。在实施中必须注意既要按护理操作常规规范化地实施每一项措施,又要注意根据每个护理对象的生理、心理特征个性化地实施护理。

实施是护理评估、诊断和计划阶段的延续,需随时注意评估护理对象的病情及其对护理措施的反应及效果,努力使护理措施满足护理对象的生理、心理需要,促进疾病的康复。

## 三、实施后记录

实施后,护士要对其所执行的各种护理措施及护理对象的反应进行完整、准确的文字记录,即护理病历中的护理病程记录,以反映护理效果,为评价做好准备。

记录可采用文字描述或填表的方式。常见的记录格式有3种:①以问题为中心的记录(POR),即按照主观资料、客观资料、评估、计划、干预、评价的格式进行记录。②要点记录表格(DAR),强调要点气记录中包括资料、措施、反应。③问题、干预、评价系统记录表格(PIE),又称评估、问题、干预、评价(APIE)系统记录表格,它是一种系统记录护理过程和护理诊断的方法,根据具体情况将POR与APIE综合应用。

记录是一项很重要的工作,其意义在于:①可以记录患者住院期间接受护理照顾的全部经过。②有利于其他医护人员了解情况。③可作为护理质量评价的一个内容。④可为以后的护理工作提供资料。

# 第六节 护理评价

护理评价是有计划地、系统地将护理对象的健康现状与确定的预期目标进行比较的过程。护理评价是护理程序的第五步,但实际上它贯穿于整个护理程序的各个步骤。评估阶段,需评估资料收集是否完全,收集方法是否正确;诊断阶段,需评价护理诊断是否正确,有无遗漏,是否是以收集到的资料为依据;计划阶段,需评价护理诊断的顺序是否合适,护理目标是否可行,护理措施是否得当;实施阶段,需评价护理措施是否得到准确执行,执行效果如何等。护理评价虽然是护理程序的最后一步,但并不意味着护理程序的结束,相反,通过评价发现新问题,重新修订计划,可以使护理程序循环往复地进行下去。护理评价包括以下几个步骤。

## 一、建立评价标准

根据护理程序的基本理论与原则,选择能验证护理诊断及护理目标实现的可观察、可测量的指标作为评价标准。

## 二、收集资料

收集有关护理对象目前健康状态的资料,资料涉及的内容与方法同本章第二节护理评估部分的相应内容。

## 三、评价目标是否实现

评价的方法是将护理对象目前健康状态的资料与计划阶段的预期目标相比较,以判断目标是否实现。经分析可得出三种结果:①目标已达到。②目标部分达到。③目标未达到。

例:预定目标为"一个月后患者拄着拐杖行走100米",一个月后评价结果如下:

一个月后患者拄着拐杖能行走100米——目标达到。

一个月后患者拄着拐杖能行走50米——目标部分达到。

一个月后患者拄着拐杖不能行走——目标未达到。

## 四、重审护理计划

对护理计划的调整包括以下几种方式。

### (一)停止

重审护理计划时,对目标已经达到、问题已经解决的,应停止采取护理措施,但应进一步评估护理对象可能存在的其他问题。

## (二)继续

问题依然存在,计划的措施适宜,则继续执行原计划。

## (三)取消

潜在的护理问题若未发生,可进一步收集资料,确认后取消。

## (四)修订

对目标部分实现或目标未实现的原因要进行探讨和分析,并重审护理计划,对护理诊断、目标和措施中不适当的内容加以修改,应考虑下述问题:收集的资料是否准确和全面;护理问题是否确切;所定护理目标是否现实;护理措施设计是否得当以及执行是否有效;护理对象是否配合等。

护理程序作为一个开放系统,护理对象的健康状况是一个输入信息,通过护理评估、计划和实施,输出护理对象健康状况的信息,经过护理评价结果来证实护理计划是否正确。如果护理对象尚未达到健康目标,则需要重新收集资料、修改计划,直到护理对象达到预期的目标,护理程序才告停止。因此,护理程序是一个周而复始、无限循环的系统工程。

护理程序是一种系统地解决问题的程序,是护士为护理对象提供护理照顾的方法,应用护理程序可以保证护士给护理对象提供有计划、有目的、高质量、以患者为中心的整体护理。因此它不仅适用于医院临床护理、护理管理,同时还适用于其他护理实践,如社区护理、家庭护理、大众健康教育等,是护理专业化的标志之一。

# 第四章 舒适与安全护理

## 第一节 概述

### 一、舒适的概念

#### （一）舒适的概念

舒适是个体处于轻松自在、满意、没有疼痛、没有焦虑的身心健康、安宁状态时的一种自我感觉。舒适是一种主观感觉，可以分为许多层次，个体根据自己的生理、心理、社会、文化背景的特点和经历，对舒适和舒适的层次有不同的解释和体验。舒适是患者希望通过接受护理后得到的基本需要之一。一般来说，舒适是个体对几个方面的需要都得到满足时的自我满意的感觉。其表现为心情舒畅、心理稳定、精力充沛、完全放松、感到安全。

#### （二）舒适的内涵

依据个体的主观感觉，舒适的内涵可涉及以下四个方面内容。

1.生理舒适

生理舒适指个体身体上的舒适感觉。患者希望没有躯体的疾病和缺陷。

2.心理舒适

心理舒适指个体信念、信仰、自尊、人生价值等精神需要的满足。患者希望心情舒畅、心理稳定、没有焦虑和紧张。

3.环境舒适

环境舒适指物理环境中温度、湿度、光线、音响、颜色、装饰等使个体产生舒适的感觉。患者希望没有外在不良环境的刺激。

### 4.社会舒适

社会舒适指人际关系、家庭关系及社会关系间的和谐。患者希望与家人、医护人员、同室病友等之间有良好的人际关系。

以上四个方面具有整体性,它们之间既相互联系又相互影响,其中任何一个方面出现问题,都会影响个体其他方面的舒适。如生理、环境的不舒适可影响心理的舒适,心理-社会的不舒适也可影响生理的舒适。

## 二、不舒适的原因

### (一)不舒适的概念

不舒适是指当个体的生理需要得不到满足、周围环境出现不良刺激、身体出现病理现象、感到疼痛、安全受到威胁和感到紧张时,会使舒适的程度逐渐下降,直至完全转变为不舒适。同舒适一样,不舒适也是个体的一种主观感觉,是相对的。不舒适的表现为身体疼痛、无力、烦躁不安、紧张焦虑、精神不振、失眠、消极失望、难以胜任日常的工作等。其中疼痛是不舒适中最为严重的表现形式。

舒适与不舒适没有严格的分界线,每个人总是处于舒适与不舒适连线的某一个点上,并呈动态变化。同时,每个人对舒适与不舒适的感觉也存在较大的差异,为此,护士在进行日常护理活动时,应认真倾听患者的主诉,仔细观察患者的表情和行为,收集真实全面的资料,应用动态观点并针对个体差异,正确评估患者舒适与不舒适的程度。

### (二)不舒适的原因

引起个体不舒适的原因常为综合型,主要包括以下四个方面。

### 1.身体方面

疾病导致的疼痛、恶心、呕吐、咳嗽、发热、腹胀、头晕、乏力等;姿势和体位不恰当,如卧位时肢体缺乏支托物、关节未处于功能位置、身体某部位长期受压造成肌肉和关节的疲劳、麻木及疼痛等均可导致个体出现不舒适的感觉。活动受到限制,如使用约束带、夹板及石膏固定的患者或个人卫生不洁,如身体虚弱、长期卧床、意识丧失的患者,因自理能力缺乏或丧失,如不能得到良好的护理,常会因皮肤污垢、出汗、口臭、瘙痒等问题出现身体的不舒适。

2.心理方面

因疾病造成的身体危害、死亡风险、家庭的困顿、工作的丢失等问题引起的恐惧或焦虑；面对手术、医疗费用等必须应对的压力事件；由于医院环境的陌生与不适应而缺乏安全感；住院后饮食起居和生活习惯的改变与不适应；住院后因患者角色行为的改变，如角色行为冲突、角色行为强化、角色行为紊乱等出现角色适应不良；因被家人冷落、被医护人员忽视、诊疗时过于暴露、身体某部位的缺陷等自尊受到伤害等不适应，均可导致患者情绪的变化，引起其心理的不舒适。

3.环境方面

新入院患者进入一个陌生的环境，会感到紧张和不安，缺乏安全感。病室的温度、湿度、异味、噪声等物理环境的刺激以及床单的杂乱无章、床垫的硬度不当、被褥不整洁等都可引起患者不舒适。

4.社会方面

缺乏社会支持系统，如与亲朋好友的隔离或经济方面的拮据；角色适应不良，如住院期间担心工作、孩子、老人而出现角色行为的改变，不能安心养病，以至于影响疾病的康复；生活习惯的改变，如住院后患者因起居饮食习惯改变、作息时间紊乱，患者往往感到不适应，尤其见于老年患者；陌生的人际关系，如患者与护士、患者与医生、患者与其他人员关系不熟悉或紧张等这些因素均可导致患者的不舒适。

## 三、护理不舒适患者的原则

满足患者舒适的需要是实现护理的目的之一。不舒适受多种综合因素的影响，护士应全面了解引起患者不舒适的原因，以便及时发现，并能针对不同的原因及时采取有效的护理措施，满足不同患者舒适的需要。护理不舒适患者时应遵循以下原则。

### (一)预防是关键,促进患者舒适

为满足患者的舒适状态，避免引起不舒适的原因是关键。因此，护士必须熟悉舒适的相关因素及引起不舒适的原因，对患者的身心进行整体的评估，努力做到预防在先，积极促进患者的舒适，如协助生活不能自理的患者保持个人卫生的清洁，卧位要正确，外部环境要良好等。特别值得注意的是护士必须有良好的服务态度,语言要温和,尊重患者,预见患者的心理变化,虚心接受患者提出的意见,鼓励患者积极主动参与护理计划,充分发挥护士语言在促进患者心理舒适方面的积极作用。

### (二)全面评估,找出不舒适的原因

舒适和不舒适都是患者的主观感觉,很难进行准确评估。尽管如此,护士仍可通过仔细观察患者的不同表现,如面部表情、手势、姿势、体态、活动或移动能力、饮食、睡眠、皮肤颜色、有无出汗等,同时,运用沟通交流技巧,多方收集患者的资料,认真分析情况,做出正确的判断,找出引起患者不舒适的原因。

### (三)针对原因积极采取措施,消除或减轻不舒适

引起不舒适的原因包括身体、心理、环境及社会等多种因素,因此,护士应有针对性地采取有效的护理措施,促进患者的舒适。对身体不舒适的患者,进行对症处理,如腹部手术后的患者采取半坐卧位以达到减轻疼痛、促进引流等目的;对心理紧张的患者,护士应主动与患者建立良好的护患关系,尊重患者,认真倾听患者的主诉,鼓励患者发泄压抑的情绪,正确引导患者调整情绪,及时与家属联系,共同做好患者的心理护理;患者接受治疗和护理时,努力为其创造整洁、安全、安静、舒适的休养环境,避免不良环境的刺激;同时也要为患者提供可能的社会支持力量,如在允许的情况下鼓励家属探望,协助患者和病友建立良好的人际关系等。

不舒适是患者的复杂感觉,消除或减轻不舒适,既需要护士的技术与责任心,也需要患者及家属的合作理解。

# 第二节 患者的疼痛护理与舒适

## 一、疼痛的概述

### (一)疼痛的概念

疼痛是各种形式的伤害性刺激作用于机体,所引起的一系列痛苦的不

舒适的主观感觉,常伴有不愉快的情绪活动和防御反应。1978年NANDA对疼痛的定义是"个体经受或叙述有严重不适或不舒适的感受"。2020年,国际疼痛学会(ISAP)将疼痛定义为"一种与实际或潜在的组织损伤相关的不愉快的感觉和情绪情感体验,或与此相似的经历"。

### (二)疼痛的反应

一般认为疼痛是痛感觉和痛反应两者的结合,机体对疼痛的反应是多种多样的。

1.生理反应

疼痛时个体会出现心率加快、呼吸频率增加、血压升高、出汗、面色苍白、恶心呕吐、肌紧张等表现,严重者出现休克。

2.行为反应

疼痛时个体会伴随出现皱眉、咬牙等痛苦表情或哭泣、呻吟、尖叫、握拳、躲避等行为。还会采取减轻疼痛的身体姿势,如胃疼患者用手压迫胃部;急腹症患者往往取弯腰、身体蜷缩的姿势等。

3.情绪反应

疼痛的情绪反应有退缩、抑郁、愤怒、焦虑、依赖、挫折感等,疼痛患者的注意力往往不能集中。

需要注意的是疼痛具有保护性生理意义,是一种对身体的危险警告。如机体遇到电击、火烧等刺激时,个体会因为疼痛而本能地采取躲避反应,以保护机体不继续受到伤害。同时疼痛也是许多疾病的一种症状,是进行诊断的重要依据。因此当急性腹痛未明确诊断时,不能随意应用镇痛药,以免掩盖病情,延误诊断。

### (三)疼痛的分类

疼痛一般分为躯体痛、内脏痛和心因性疼痛。

躯体痛:指肌肉、肌腱、筋膜和关节等深部组织的疼痛,由于神经分布的差异性,这些组织对疼痛刺激的敏感性不同,其中以骨膜痛觉最敏感。急性阑尾炎、胃十二指肠溃疡急性穿孔等疾病常会引发躯体痛。

内脏:当内脏痉挛、缺血、炎症、过度扩张等可引起疼痛,特点为隐痛、胀痛或绞痛,持续时间长,定位不清楚,是一种与情绪反应关系密切,伴随欲望的复合感觉,如饥饿、恶心、便意等,同时有自主神经兴奋的表现。

心因性疼痛:指身体一个或多个部位的疼痛,主要源于精神心理因素、心理冲突、情绪障碍或心理疾病等因素的困扰,可伴有焦虑、忧郁、恐惧等。这种疼痛持续的时间往往比较久,一般来说并没有器质性的疾病。

## 二、疼痛的原因及影响因素

### (一)疼痛的原因

引起疼痛的原因有很多,任何形式的伤害性刺激只要超过一定的限度就会引起疼痛。

1.物理损伤

引起局部组织受损的刀割伤、碰撞、针刺、身体组织受牵拉、肌肉受压、挛缩等损伤,均可刺激神经末梢引起疼痛。

2.化学刺激

强酸、强碱等化学物质可直接刺激神经末梢,导致疼痛。被化学烧伤的组织还会释放化学物质,作用于痛觉感受器后使疼痛加剧。

3.温度刺激

皮肤接触过高或过低的温度时,都可引起组织损伤,如烫伤或冻伤。损伤的组织会释放组胺等致痛物质,刺激神经末梢引起疼痛。

4.病理改变

疾病造成的体内某些管腔阻塞,组织缺血、缺氧,空腔脏器过度扩张,平滑肌痉挛或过度收缩,局部炎症性浸润等都可引起疼痛。

5.心理因素

情绪改变,如紧张、焦虑、恐惧、抑郁、低落等都可引起局部血管的收缩或扩张而导致疼痛,如神经性疼痛;睡眠不足、疲劳、用脑过度也可引起功能性头痛。

### (二)疼痛的影响因素

个体所能感受到的引起疼痛的最小刺激称为疼痛阈。疼痛阈有很大的个体差异性,同样强度、同样性质的刺激可引起不同个体的不同疼痛反应。疼痛的影响因素是多方面的,包括生理、心理、文化及社会因素等。

1.年龄

一般认为年龄不同,疼痛阈不同,随着年龄的增长,对疼痛的敏感性也随之增加。婴幼儿常不能很好地表达疼痛感受,护士应充分关注他们对疼痛的反应;儿童对疼痛的原因不能正确理解,疼痛的体验会使其产生恐惧和愤怒情绪;成人对疼痛比较敏感,对疼痛的原因能正确理解,疼痛体验反应良好;老年人疼痛阈提高,对疼痛不太敏感,表现为患病后虽然主诉不多,但病情却比较严重,护理时应引起重视,但有时老年人对疼痛的敏感性也会增强,应根据不同情况分别对待。

2.社会文化背景

个体所处的社会文化背景不同,对疼痛的感受和表达有所不同。如在推崇勇敢与忍耐精神的文化氛围中,个体更善于耐受疼痛。个体的文化教养也会影响其对疼痛的反应和表达方式。

3.个人经历

个体过去对疼痛的经验可影响其对现在疼痛的反应。多次经受疼痛折磨的患者会对疼痛产生恐惧心理,对疼痛的敏感性会增强;别人的疼痛经历也对个体有一定作用,如手术患者的疼痛会对同病室将要做相同手术的患者带来恐惧心理,使其敏感性增强。

4.注意力

个体对疼痛的注意程度会影响其对疼痛的感觉。当注意力高度集中于除疼痛以外的某事件时,痛觉可以减轻甚至消失。某些精神疗法如松弛疗法等就是通过转移患者对疼痛的注意力,达到减轻疼痛的效果。

5.情绪

情绪可以改变个体对疼痛的反应,积极的情绪可以减轻疼痛,消极的情绪可加重疼痛。如恐惧、悲伤、焦虑、失望等消极情绪常加重疼痛,而疼痛加重又会使情绪进一步恶化,形成恶性循环;反之,愉快的情绪常可减轻个体的疼痛感受。

6.心理素质

个体的气质、性格可影响其对疼痛的感受和表达。性格外向和稳定的患者疼痛阈较高,耐受性较强;内向和神经质的患者对疼痛较敏感,易受其他疼痛者的暗示。

7.疲乏

个体疲乏时疼痛的感觉会加重,忍耐性降低;当睡眠充足、精力充沛时,疼痛感减轻。

8.社会支持系统

家属、朋友、医护人员的支持、鼓励和帮助,可以使患者疼痛感减轻。如患儿需要父母的照顾、产妇需要丈夫的陪伴。

## 三、疼痛的护理措施

### (一)解除疼痛的刺激源

首先应减少或消除引起疼痛的原因,解除疼痛的刺激源。如外伤引起的疼痛,应根据情况采取止血、包扎、固定、止痛等措施;胸腹部手术后因为咳嗽、深呼吸引起伤口疼痛,术前应对患者进行健康教育,指导患者进行有效咳嗽和深呼吸,术后应协助患者按压伤口后,再鼓励咳痰和深呼吸;在协助置有引流管的患者翻身前,一定要先将引流管进行妥善放置,再为其翻身,有助于减轻患者疼痛。

### (二)缓解或解除疼痛

1.物理止痛

应用冷、热疗法可以有效减轻局部疼痛,如采用热水袋、热水浴、局部冷敷等方法。护士应掌握各种物理镇痛法的适应证、禁忌证和使用注意事项。

2.中医疗法

根据不同的疼痛部位,采用针灸、推拿等方法,达到活血化瘀、疏通经络的作用,有较好的止痛效果。

3.用药指导

药物治疗是疼痛管理中最常用的干预措施,可达到消除或缓解患者痛苦、提高患者生活质量的目的。镇痛药可以分为非麻醉性和麻醉性两大类。

非麻醉性镇痛药如阿司匹林、布洛芬等,具有解热镇痛功效,适用于轻、中等程度的疼痛,如牙痛、关节痛、头痛、痛经等,此类药大多对胃黏膜有刺激,宜饭后服用。多数情况下,非麻醉性镇痛药如果使用及时,对缓解癌症患者的疼痛有足够疗效,特别是缓解轻度至中度疼痛的效果较好。对大多数患者来说,常规剂量的非麻醉性镇痛药与麻醉性镇痛药(如可卡因)的止痛效果相比无明显差别。所以患者如果使用非麻醉性镇痛药便可获得止痛效果的,就不要使用麻醉性镇痛药。

麻醉性镇痛药,如可卡因、吗啡、哌替啶等,多用于难以控制的中度或重度疼痛,止痛效果好,常与非麻醉性镇痛药一起应用,不仅能有效地控制不同程度的疼痛,而且有助于减少麻醉性镇痛药的用量,但有成瘾性和呼吸抑制等不良反应。一般来说,在医生指导下,疼痛患者在使用麻醉性镇痛药后成瘾的概率极小。当大多数患者使用其他方法能控制住疼痛时,都能较顺利地停止麻醉性镇痛药的使用。

对癌性疼痛的处理,目前采用WHO所推荐的三阶梯治疗方案,是一个在国际上得到广泛认同的药物治疗方案。有研究表明,只要正确地遵循该方案的基本原则,90%的癌性疼痛会得到有效缓解,75%以上的癌症晚期患者的疼痛得以解除。所谓三阶梯疗法,是指根据疼痛程度的轻、中、重来用药,一阶梯为单独或联合应用以阿司匹林为代表的非阿片类镇痛药;二阶梯为以可待因为代表的弱阿片类镇痛药;三阶梯为以吗啡为代表的强阿片类镇痛药,配合其他必要的辅助药来治疗癌性疼痛。这套方法的基础是使用止痛的阶梯概念,具有方法简单、用药量合理、价格不高、药效良好等特点。

总之,药物止痛时需注意:适时给予镇痛药物,癌性疼痛患者应在患者出现间断或持续的顽固性疼痛时果断地采取各种治疗措施;对癌症各期患者和各类疼痛应按止痛原则选药,患者出现不同程度的疼痛时,应按照从非阿片类镇痛到弱阿片类镇痛再到强阿片类镇痛的原则选用镇痛药物;用药的剂量应从小剂量开始,然后再根据疼痛控制情况逐渐加大剂量;选择合适的给药途径,对于绝大部分癌痛患者来说,通过口服镇痛药便可获得良好的效果,一些晚期患者不能口服药物,则应选择舌下含服镇痛药,或者皮下注射和静脉注射镇痛药;防止药物耐受性,慢性疼痛长期使用镇痛药物的患者,应警惕其出现药物耐受问题。同时,用药时间越长,所需要的药物剂量也越大,各种不良反应也会随之而来。

4.心理护理

(1)支持性心理护理:疼痛会引起焦虑、恐惧、紧张等负性心理变化,负性心理反过来又会加剧疼痛,形成恶性循环。因此,护士应尽量为患者减轻心理压力,以同情、关爱、体贴、鼓励的态度支持患者,建立良好的护患关系;护士必须尊重并接受患者对疼痛的各种反应,不能以自己的体验来评判患者的感受;护士应鼓励患者表达出对疼痛的感受及对适应疼痛时所做出的努力;护士应鼓励家属多陪伴患者,以减轻患者的心理负担从而减轻疼痛。

(2)健康教育:护士应向患者解释引起疼痛的原因、产生机制、影响疼痛的因素,介绍减轻疼痛的措施,有助于减轻患者焦虑、恐惧等负性情绪,从而缓解其疼痛感受。做好患者家属的工作也很重要,家属的支持和配合,在一定程度上也能减轻疼痛。

(3)分散注意力:分散注意力可以削弱患者对疼痛的感受,从而使疼痛感减轻。分散注意力的方法有很多,主要包括以下几种:①参加活动,如鼓励患者积极参加有兴趣的活动,如听音乐、唱歌、看电视、打游戏、下棋、与家人交谈,护士可通过微笑、爱抚、讲故事、玩具、糖果等转移患儿的注意力。②音乐疗法,音乐疗法可以协助患者在接受治疗的过程中对生理、心理和情绪进行整合,使身心得到改善。音乐疗法分为倾听角色的被动性音乐疗法和执行角色的主动性音乐疗法,优美的旋律对减轻焦虑和抑郁、缓解疼痛等都有很好的效果。③诱导性想象疗法,让患者集中注意力想象自己身处一个意境或风景之中,可起到松弛情绪或减轻疼痛的作用。

(4)促进舒适:身心舒适也是减轻或解除疼痛的重要措施。护士应尽可能地满足患者对舒适的需要,如帮助患者采取正确的姿势,长期卧床者及时进行卧位的变换,以减少压迫;常规做好各项清洁卫生护理;保持室内良好环境;物品放于患者方便取出之处;护理活动安排在无疼痛或疼痛减轻时进行;进行各项操作前向患者进行详细的解释等,这些都能使患者身心得到放松,有利于减轻疼痛。

### (三)护理评价

采取护理措施后及时评价患者对疼痛的反应,判断疼痛是否得到缓解,以便决定是否修改或继续执行护理计划。评价疼痛缓解的依据有以下几点:①主诉疼痛减轻、身体状态和功能改善。②焦虑程度缓解,休息睡眠质量较好。③能轻松地参与日常活动,无痛苦表情。④疼痛生理征象减轻或消失,如血压平稳,脉搏、呼吸、出汗、面色正常。⑤对疼痛适应能力增强。

# 第三节 患者的安全

随着社会经济的不断发展和人民生活水平的不断提高,人们的自我保护意识和法律意识逐步提高。因此住院患者的安全问题也越来越受到人们的广泛关注。

安全是指生活稳定、有保障、受保护、无危险与恐惧,即平安无危害,有安全感。安全在马斯洛的人类基本需要层次论中,是个体生理需要满足后,最迫切的第二层次需要。

## 一、影响患者安全的因素

每个人都希望自己生活在一个安全的环境中,不受伤害。所以,安全是人类生存的基本需要之一。在医院中,患者对安全的需要显得更加迫切,但医院可能存在着多种不安全的因素,如化学药物、气体、机器设备及放射线等,这些都可能造成安全危害;跌倒、灾难等是潜在的安全危害。所以,护士必须熟悉影响患者安全的因素,预知不安全因素对患者可能造成的危害,积极主动保护患者的安全。影响患者安全的因素主要包括以下内容。

### (一)感觉功能

视、触、叩、听、嗅等感觉功能是保证人们处于安全状态的基本条件,良好的感觉功能可以帮助人们识别、判断自身行为的安全性,也可以帮助人们很好地了解周围的环境,以避免不安全环境对机体造成危害。患者因罹患各种疾病容易出现不同程度的感觉功能障碍,任何一种感觉障碍,都可能会使患者因无法辨别周围环境中存在或潜在的危险因素而受到伤害,如高血压患者发生脑出血后,一侧肢体的感觉丧失,可使该侧肢体对温度及压力的改变不敏感而发生烫伤、冻伤、坏死等伤害;糖尿病患者因并发症导致失明,可能发生跌倒、碰伤等意外伤害。

### (二)目前健康状态

患者在住院期间,因机体免疫功能下降,抵抗力下降,身体虚弱,行动不便,疾病程度严重导致意识改变,精神障碍出现行为异常,情绪紧张、焦虑等都可能发生意外或受到伤害。如白血病患者容易发生感染,外科大手术后患者刚刚下床时容易摔倒,昏迷患者容易发生坠床,狂躁型精神病患者容易毁物伤人甚至自杀。

### (三)对环境的熟悉程度

众所周知,熟悉的环境能够使人与他人进行有效的沟通,并从中获取大量的信息,获得更多的帮助,增强安全感。住院患者尤其是新入院患者对周围环境陌生,容易产生恐惧、紧张、焦虑等心理反应,因而缺乏安全感。

### (四)年龄

不同年龄的人对周围环境的感知和理解不同,面对环境变化时采取的自我保护措施也不同。新生儿、婴幼儿自我保护意识较差,需要依赖他人的保护;儿童处于生长发育期,对周围事物好奇,喜欢探险,容易受伤;老年人因器官功能逐渐退化,感觉功能逐步减退,容易发生意外伤害。

### (五)诊疗技术

众多迅速发展的先进的诊疗技术,虽然为一些特殊患者提供了准确的诊断标准和有效的治疗方案,但同时也给患者带来了一定的伤害。如一些侵入性诊断检查与治疗、外科手术等可能会造成患者皮肤损伤和潜在的感染等。

## 二、安全环境的评估

安全环境是指平安而无危险、无伤害的环境。患者作为医院的主要服务对象,为了保证住院患者的安全,护士必须应用所掌握的知识和经验,对住院患者可能产生的一切生理和心理上的不安全因素进行正确的评估,从而保证医院功能的有效发挥。对住院患者安全环境的评估主要包括生理环境、心理环境及社会环境三个方面。

### (一)生理环境

患者由健康人转变为住院患者时,社会角色发生了本质的改变。首先,患者最担心的问题是疾病本身产生的后果,能否再回到健康人的社会角色;其次,患者在整个住院期间最关注的问题是疾病的治疗效果,他们时刻都在想自己所患疾病能否治愈,什么时候能够治愈,自己能否重新回到健康人的行列,能否回到亲人的身边等问题;再次,还有的患者对所患疾病的现状也很担心,因为他们对自己所患的疾病并不是十分了解,甚至一点都不了解,所以他们不清楚自己所患疾病现在处于哪个阶段,也不明白所患疾病的现状是否能被控制,如果不能控制,该病将来会发展到什么程度。

### (二)心理环境

大部分住院患者被动地接受着医护人员为他们安排的一切,一般认为把自己的生命交给了医护人员,所以医护人员的技术水平是影响疾病恢复的最主要因素,医护人员的每一项技术操作都直接影响着疾病的发展和转归。并且医护人员的态度也在很大程度上影响着患者的心理。患者住院后,医院就成了他们暂时的居"家",而这个居"家"中为他们服务的成员就是医护人员,所以医护人员对他们态度的好坏直接影响着他们的情绪,从而也就间接地影响了疾病的恢复。

### (三)社会环境

住院就意味着需要承担一定的医疗费用,患者还必须暂时停止他目前所从事的工作在医院接受治疗,这个现实本身就让人很难接受,再加上暂时无法工作导致不但得不到健康时所应得到的报酬,还要花去一大笔的医疗费用,这使患者在心理上很难平衡。

对住院患者,护士还应特别注意评估医院中存在的各种潜在的不安全因素,评估患者的自我保护能力及影响因素。如患者的意识是否清楚,警觉性是否良好;患者的感觉功能是否正常,是否正在使用影响感觉功能的药物;患者是否因年龄、身体状况或意识状况而需要安全协助和保护;患者是否需要保护具约束;患者是否吸烟;病房内是否使用电器设备,床旁是否有电器用品;患者是否正接受氧气及冷热治疗;患者是否能满足自己的需要;患者是否感觉舒适;患者需要护士帮助时,是否能及时取到呼叫器等。

## 三、医院常见不安全因素及防范

### (一)医院常见不安全因素及防范

为了使患者在住院接受治疗与护理期间身心始终处于放松状态,达到预期的治疗和护理效果,医院必须有预防患者受到任何伤害的安全设施。护士应具备安全护理知识,在护理活动中把患者的安全放在第一位,主动为患者提供安全的护理措施,积极预防和消除一切不安全的因素。医院中的不安全因素有物理性损伤、化学性损伤、生物性损伤、心理性损伤、医源性损伤五种。

1.物理性损伤及防范

物理性损伤包括机械性损伤、温度性损伤、压力性损伤、放射性损伤等。

(1)避免机械性损伤:跌倒、撞伤、坠床等是医院最常见的机械性损伤。年老体弱婴幼者,感觉异常、平衡障碍者易发生跌倒,躁动者、神志不清者、婴幼儿易发生坠床,故对这些患者应加强防范。如地面保持清洁、干燥,患者应穿防滑鞋,走廊、浴室、厕所的墙边应设置扶手及防滑标志;楼梯和楼道等出入口处应避免堆放障碍物,物品摆放稳妥;为使患者活动方便,病床高度应适宜,床单位要有好的照明设施;病室、厕所、浴室应设有传呼系统,以备患者应急时使用;对有跌倒危险的患者,应给予相关协助;为了防止坠床的发生,患者的日常用品放在易取之处,床旁桌椅应固定放置;对易发生坠床的患者,必要时使用床档或保护具加以保护。

(2)避免温度性损伤:酒精、乙醚、氧气等都是易燃、易爆物品,如不妥善管理,易引起火灾。使用冷、热疗法不当时可导致冻伤或烫伤,必须严加防范。如病室内有防火装备及遇火警时的疏散设施,电器定期检修,注意安全使用;定期进行安全宣传、防火知识教育,病室内禁止吸烟;使用冷、热疗法时,严格掌握操作规范要求,密切观察局部皮肤的变化,防止发生冻伤或烫伤。

(3)避免压力性损伤:骨折患者使用石膏或夹板固定过紧,高压氧舱患者治疗不当,输液时止血带使用时间过长,长期卧床等患者局部都可能发生压力性损伤。因此,在护理工作中,为骨折患者固定的物品松紧性要适宜,注意观察其皮肤颜色变化及动脉的波动情况;高压氧舱治疗时严格掌握适应证,注意安全操作;输液患者及时放松止血带,避免局部缺血、缺氧;长期卧床的患者做好压力性损伤的预防。

(4)避免放射性损伤:临床进行的放射性治疗和诊断时,可能造成放射性损伤,如放射性皮炎、皮肤溃疡坏死甚至癌变,孕妇长期接触放射线可致流产、畸胎、死胎。因此,在使用放射性治疗和诊断时,要对在场的人实施保护性隔离,如穿隔离衣、戴隔离手套等;对接受治疗和诊断的患者,应减少暴露,正确掌握照射时间和剂量,并告知患者注意照射部位皮肤禁忌搔抓、保持干燥、避免用力或使用肥皂擦洗。

2.化学性损伤及防范

临床化学药物很多,使用药物浓度过高、剂量过大、用药次数过多、配伍不当或用错药等都会引起化学性损伤。因此,护士应具备一定的药理知识,掌握常用药物的保管原则和治疗原则,严格执行"三查七对",严密观察患者用药后的不良反应。此外,肿瘤患者使用化疗药物时,要注意进行职业防护,如戴手套、穿隔离衣、戴口罩,必要时戴护目镜,以免发生化学性损伤。

3.生物性损伤及防范

生物性损伤包括微生物、昆虫等对患者造成的伤害。各种微生物侵入人体后可导致感染,甚至危及生命,昆虫如蝇、蚊、蟑螂、头虱或体虱的叮咬,不但影响休息和睡眠,还可能引起传染性疾病。所以,病区应有严格的管理系统,采取综合措施,预防医院内感染,保护患者安全;护士在工作中要严格执行消毒隔离制度,遵守无菌技术操作原则;加强对危重患者的护理,增强患者的抵抗力;同时,病区应有灭蝇、灭蚊、灭蟑螂、灭头虱或体虱等措施,防止昆虫叮咬而导致疾病传播或影响患者睡眠与休息。

4.心理性损伤及防范

心理性损伤是因疾病的复杂性、与他人关系紧张、医护人员不良行为等因素引起的不良心理刺激。如患者对疾病的感知和态度、患者和周围人群的情感交流、护士对患者的态度及行为等都可影响患者的心理状态,严重者会导致心理性损伤的发生。为此,护士应加强实施有关疾病知识的健康教育活动,引导患者对疾病治疗采取积极乐观的态度,同时护士要不断提高自身的整体素质,以优质的护理服务取得患者的信任,建立并维护良好的护患关系,并协助患者和其他医护人员、同室病友等建立融洽的人际关系。

5.医源性损伤及防范

微波能破坏人工心脏起搏器的功能。因此,医院内使用微波设备的地方如磁共振室等处要有明显标志,并提醒装有起搏器的患者避免靠近。

## (二)保护具的应用

保护具是指用来限制患者身体或身体某部位的活动,以达到保证患者安全与治疗效果的各种器具,包括床档、约束带、支被架等。

1.目的

(1)防止小儿、高热、谵妄、昏迷、失明、躁动及危重患者因虚弱、意识不清或其他原因而发生坠床、撞伤及抓伤等意外,确保患者安全。

(2)保证治疗、护理工作的顺利进行。

2.评估

(1)患者的病情、意识状态、生命体征、肢体活动状况。

(2)患者是否存在意外损伤的可能性。

(3)患者与家属对保护具使用目的、方法的了解情况及配合程度。

3.操作前准备

(1)用物准备:根据需要准备各种床档、约束带、支被架、棉垫等。

(2)患者准备:了解保护具应用的目的和方法。

(3)护士准备:着装整洁,修剪指甲,洗手,戴口罩。

(4)环境准备:环境清洁、安静,患者床旁无多余物品,方便护理操作。

4.操作步骤

表4-1  保护具的使用步骤

| 流程 | 步骤 | 要点说明 |
|------|------|----------|
| 核对解释 | 携用物至床旁认真核对患者信息,并向患者及其家属介绍保护具使用原因及注意事项,征得其同意 | *确认患者信息,取得患者配合 |
| 应用 | 根据患者病情选择合适的保护具 | |
| | ◆床档的应用 | |
| | (1)多功能床档:使用时插入两边床沿,不用时插于床尾<br>(2)半自动床档:可按需要升降,不用时固定在床沿两侧<br>(3)木质床档:使用时将床档稳妥固定在床边两侧,进行护理时,将中间的活动门打开,护理结束,将门关闭 | *保护高热、谵妄、昏迷及危重患者以防其坠床 |
| | ◆约束带的应用 | |
| | (1)宽绷带约束:用宽绷带打成双套结,套在衬垫包裹的手腕或踝部稍微拉紧,然后将绷带系于床缘上<br>(2)肩部约束带:让患者两侧肩部套上袖筒,将两袖筒上的细带在胸前打结固定,把两条长带子系于床头<br>(3)膝部约束带:将约束带横放于两膝上,两头带子分别固定一侧膝关节,然后将宽带系于床沿<br>(4)尼龙搭扣约束带:将约束带放于关节处,对合约束带上的尼龙搭扣,松紧适宜,将系带系于床沿 | *用于固定手腕或踝部<br>*松紧以不使肢体脱出、又不影响血液循环为宜<br>*衬垫大小根据约束部位而定<br>*用于固定肩部,以限制患者坐起<br>*固定肩部,限制患者坐起<br>*可用大单代替肩部约束带<br>*固定膝部,限制患者下肢活动<br>*可用大单代替膝部约束带<br>*固定手腕、上臂、膝部、踝部 |
| | ◆支被架的应用 | |

续表

| 流程 | 步骤 | 要点说明 |
|------|------|----------|
| | 将支被架罩于防止受压的部位,盖好盖被 | *用于肢体瘫痪或极度虚弱者,防止盖被压迫肢体造成足下垂、压力性损伤等并发症,也可用于烧伤患者的暴露疗法需保暖时 |
| 操作后整理 | (1)整理用物,协助患者取适当卧位<br>(2)洗手,记录相关内容 | *告知患者及家属相关注意事项 |

5.注意事项

(1)严格掌握保护具的使用指征,为患者选择合适的保护具。

(2)使用前必须向患者及其家属介绍使用保护具的原因、目的、操作程序、时间及注意事项,并征得患者或家属的同意,维护患者的自尊。

(3)保护具只能短期使用,每2h松解1次,约束时松紧要适宜,以能伸入1~2横指为宜。约束带下须垫衬垫,以免损伤局部皮肤。协助患者翻身时,确保患者安全、舒适。

(4)注意维持患者肢体处于功能位置,使用过程中每15 min观察受约束部位的末梢循环情况,防止发生血液循环障碍或皮肤损伤,必要时进行局部按摩,以促进血液循环。

(5)及时准确记录使用保护具的原因、目的、时间、每次观察的结果、实施护理措施情况及解除约束的时间。

### (三)辅助器的应用

辅助器是为保持患者身体平衡与身体支持的器具,也是维护患者安全的措施之一。腋杖和手杖是患者常使用的辅助器。

1.目的

(1)腋杖是提供给短期或长期残障者离床时使用的一种支持性辅助用具。

(2)手杖是一种手握式的辅助用具,常用于不能完全负重的残障者或老年人。

2.评估

(1)患者的病情、年龄及身体残障的程度。

（2）患者与其家属对辅助器使用方法的了解程度。

## 3.操作前准备

（1）用物准备:根据需要准备腋杖和手杖。

（2）患者准备:了解辅助器应用的目的和方法。

（3）环境准备:环境清洁、安静,患者床旁无多余物品,方便护理操作。

## 4.操作步骤

表4-2  辅助器的操作步骤

| 流程 | 步骤 | 要点说明 |
| --- | --- | --- |
| 核对解释 | 携用物至床旁认真核对患者信息,并向患者及其家属介绍辅助器的用法、目的及注意事项,并征得其同意 | *确认患者信息,取得配合 |
| 应用 | 根据患者病情选择合适的拐杖和手杖 | |
| | ◆腋杖的应用 | |
| | (1)选择长度合适、安全稳妥的腋杖,长度包括腋垫和杖底橡胶垫<br>(2)使用时,使用者双肩放松,身体挺直站立,腋窝与拐杖顶垫间相距2～3 cm,腋杖底端应侧离足跟15～20 cm。紧握把手时,手肘应可以弯曲。腋杖底面应较宽并有较深的凹槽,具有弹性<br>(3)协助患者使用腋杖走路的4种方法。①两点式:同时出右拐和左脚,然后出左拐和右脚。②三点式:两腋杖和患肢同时伸出,然后出健肢。③四点式:先出右腋杖,左脚跟上,接着出左腋杖,右脚跟上。④跳跃式:先将两腋杖向前,再将身体跳至两腋杖中间处 | *提供给短期或长期残障者离床时使用<br>*确保患者舒适。合适长度的简易计算方法为:使用者身高减去40 cm<br>*扩大支撑面,保持身体稳定<br>*三点法最安全,此法进行较快,适应于永久性残疾人 |
| | ◆手杖的应用 | |
| | (1)根据情况选择合适长度及种类的手杖种类,有木质或金属制。其中,底端可为单脚或四脚型<br>(2)手杖应该由健侧手臂握住助力,肘部在负重时能稍微弯曲,便于手柄的抓握,弯曲部与髋部同高,手握手柄感觉舒适<br>(3)协助行走 | *用于不能完全负重的残障者或老年人<br>*木质的长度不可调,金属制的可调 |
| 操作后整理 | (1)整理用物,协助患者取适当卧位<br>(2)洗手,记录相关内容 | *告知患者及家属相关注意事项 |

## 5.注意事项

（1）使用辅助器的患者应意识清楚,身体状况良好、稳定。

（2）应为患者选择合适的辅助器。相反,不合适的辅助器与姿势可导致腋下受压造成神经损伤、腋下或手掌挫伤及跌倒,还可引起背部肌肉劳损和酸痛。

(3)使用者的手臂、肩部或背部应无伤痛,活动不受限制,避免影响手臂的支撑力。

(4)使用辅助器时,患者应穿合身的宽松衣服,穿安全防滑的平底鞋,鞋要合脚。

(5)选择宽阔的练习场地,避免拥挤和注意力分散,应保持地面干燥,去除可移动的障碍物。

(6)手杖和腋杖的底端应经常检查,确定橡皮底垫的凹槽能产生足够的吸力与摩擦力。

(7)备椅子,供患者练习疲劳时休息。

# 第五章 普外科常见疾病的护理

## 第一节 小肠破裂患者的护理

### 一、疾病概述

#### (一)概述

小肠是消化管中最长的一段肌性管道,也是消化吸收营养物质的重要场所。一般成人小肠全长 3~9 m,平均 5~7 m,个体差异很大。其分为十二指肠、空肠和回肠三部分,十二指肠属上消化道,空肠及其以下肠段属下消化道。各种外力的作用所致的小肠穿孔称为小肠破裂。小肠破裂在战时和平时均较常见,多见于交通事故、工矿事故、生活事故,如坠落、挤压、刀伤以及火器伤等。小肠可因穿透性与闭合性损伤造成肠管破裂或肠系膜撕裂。小肠占满整个腹部,又无骨骼保护,因此易受到损伤。由于小肠壁厚,血运丰富,故无论是穿孔修补还是肠段切除吻合术,其成功率均较高,发生肠瘘的概率小。

#### (二)临床表现

小肠破裂后患者在早期即可出现明显的腹膜炎的体征,这是肠管破裂肠内容物溢出至腹腔所致。症状以腹痛为主,程度轻重不同,可伴有恶心及呕吐,腹部检查肠鸣音消失,腹膜刺激征明显。

小肠破裂初期一般均有轻重不等的休克症状,休克的深度除与损伤程度有关外,还取决于内出血的多少。患者常表现为面色苍白、烦躁不安、脉搏细速、血压下降、皮肤发冷等。若为多发性小肠破裂或肠系膜撕裂大出血,患者可迅速发生休克,疾病进行性恶化。

## 二、护理评估

### (一)健康史

了解患者腹部损伤的时间、地点及致伤源,伤情,就诊前的急救措施、受伤至就诊之间的病情变化,如果患者神志不清,应询问目击人员。

### (二)心理-社会状况

小肠破裂大多在意外情况下突然发生,加之伤口、出血及内脏脱出等视觉刺激和对预后的担忧,患者多表现为紧张、焦虑、恐惧。护士应了解其患病后的心理反应,对本病的认知程度和心理承受能力,家属及亲友对其支持情况、经济承受能力等。

## 三、护理诊断

(1)有体液不足的危险:与创伤导致腹腔内出血、体液过量丢失、渗出及呕吐有关。

(2)焦虑、恐惧:与意外创伤的刺激、疼痛、出血、内脏脱出等视觉刺激及担心疾病的预后等有关。

(3)体温过高:与腹腔内感染、毒素吸收和伤口感染等因素有关。

(4)疼痛:与小肠破裂或手术有关。

(5)潜在并发症:腹腔感染、肠瘘、失血性休克。

(6)营养失调(低于机体需要量):与消化道的吸收面积减少有关。

## 四、护理目标

(1)患者维持体液平衡,生命体征稳定。

(2)患者情绪稳定,焦虑或恐惧减轻,主动配合医护工作。

(3)患者体温维持正常。

(4)患者主诉疼痛有所缓解。

(5)患者体重不下降。

## 五、护理措施

### (一)一般护理

(1)伤口处理:对开放性腹部损伤者,应妥善处理伤口,及时止血和包扎固定。若有肠管脱出,可用消毒或清洁器皿覆盖保护后再包扎,以免肠管受压、缺血而坏死。

(2)病情观察:密切观察生命体征的变化,每15 min测定一次脉搏、呼吸、血压。重视患者的主诉,若主诉心慌、脉快、出冷汗等,及时报告医生。未明确诊断时,不使用镇痛药,以免掩盖伤情。不随意搬动伤者,以免加重病情。

(3)腹部检查:每30 min检查一次腹部体征,注意腹膜刺激征的程度和范围变化。

(4)禁食和灌肠:禁食和灌肠可避免肠内容物进一步溢出,避免造成腹腔感染或加重病情。

(5)补充液体和营养:注意纠正水、电解质及酸碱平衡失调,保证输液管路通畅。对伴有休克或重症腹膜炎的患者可进行中心静脉补液,这不但可以保证及时输入大量的液体,而且有利于中心静脉压(CVP)的监测。根据患者具体情况,适量补给全血、血浆或人血清蛋白。尽可能补给患者足够的热量、蛋白质、氨基酸及维生素等。

(二)心理护理

关心患者,加强交流,讲解相关病情、治疗方式及预后,使患者了解自己的病情,消除患者的焦虑和恐惧,保持良好的心理状态,并与其一起制订合适的应对机制,鼓励患者,增加其治疗的信心。

(三)术后护理

(1)妥善安置患者:麻醉清醒后取半卧位,有利于使腹腔炎症局限,改善呼吸状态。了解手术的过程,查看手术的部位,对引流管、输液管、胃管及氧气管等进行妥善固定,做好护理记录。

(2)监测病情:观察患者血压、脉搏、呼吸、体温的变化。注意腹部体征的变化。遵医嘱适当应用镇痛药,减轻患者的不适。若切口疼痛明显,应检查切口,排除感染。

(3)引流管的护理:腹腔引流管保持通畅,准确记录引流液的性状及量。腹腔引流液应为少量血性液,若为绿色或褐色渣样物,应警惕腹腔内感染或肠瘘的发生。

（4）饮食护理：继续禁食、胃肠减压，待肠功能逐渐恢复、肛门排气后，方可拔除胃肠减压管。拔除胃管当日可进清流食，第2日可进流食，第3日可进半流食，逐渐过渡到普食。

（5）营养支持：维持水、电解质和酸碱平衡，增加营养。维生素主要是在小肠内被吸收，患者的小肠被部分切除后，要及时补充维生素C、维生素D、维生素K和复合维生素B等维生素和微量元素钙、镁等，可采用静脉滴注、肌内注射或口服等方式进行补充。预防贫血，促进伤口愈合。

**（四）健康教育**

（1）注意饮食卫生，避免暴饮暴食，进易消化食物，少食刺激性食物，避免腹部受凉和饭后剧烈活动，保持排便通畅。

（2）注意适当休息，加强锻炼，增加营养，特别是回肠切除的患者要长期定时补充维生素B等营养素。

（3）定期门诊随访。若有腹痛、腹胀、停止排便及伤口红、肿、热、痛等不适，应及时就诊。

（4）掌握劳动保护、安全生产、安全行车、遵守交通规则等知识，避免损伤等意外的发生。

（5）掌握各种急救知识，在发生意外损伤时，能进行简单的自救或急救。

（6）无论腹部损伤轻重如何，都应请专业医务人员检查，以免贻误诊治。

# 第二节 脾破裂患者的护理

## 一、疾病概述

### （一）概述

脾脏是一个血供丰富而质脆的实质性器官，脾脏是腹腔脏器中容易受损伤的器官之一，脾损伤的发生率占各种腹部损伤的40%～50%。脾脏被与其包膜相连的诸韧带固定在左上腹的后方,尽管有下胸壁、腹壁和膈肌的保护,但暴力很容易使其破裂引起内出血,以真性破裂多见,约占85%。

### (二)分类

根据不同的病因,脾破裂分成两大类:①外伤性破裂,占绝大多数,都有明确的外伤史,裂伤部位以脾脏的外侧凸面为多,也可在内侧脾门处,主要取决于暴力作用的方向和部位。②自发性破裂,极少见,且主要发生在病理性肿大(门静脉高压症、血吸虫病、淋巴瘤等)的脾脏。

### (三)临床表现

脾破裂的临床表现以血肿形成、失血性表现以及腹痛为特征,并常与出血量和出血速度密切相关。出血量大而速度快的患者可能会迅速出现低血容量性休克,伤情十分危急。出血量少而慢者症状轻微,除左上腹轻度疼痛外,无其他明显体征,不易诊断,随着时间的推移,出血量越来越大,才出现休克前期的表现,继而发生休克。患者常由于血液对腹膜的刺激而出现持续性腹痛,同侧肩部牵涉痛,疼痛程度不严重,腹膜刺激征不剧烈。

## 二、护理评估

### (一)健康史

了解患者腹部损伤的时间、地点以及致伤源、伤情,就诊前的急救措施、受伤至就诊之间的病情变化,如果患者神志不清,应询问目击人员。了解患者有无上腹火器伤、锐器伤或交通事故、工伤等外伤史或病理性(门静脉高压症、血吸虫病、淋巴瘤等)的脾大病史,有无剧烈咳嗽、打喷嚏或突然改变体位等行为。

### (二)心理-社会状况

脾破裂的原因多是意外,患者痛苦大、病情重,且在创伤、失血之后,处于紧张状态,患者常有恐惧、急躁、焦虑,甚至绝望情绪,又担心手术能否成功,对手术产生恐惧心理。

## 三、护理诊断

(1)体液不足:与损伤致腹腔内出血、失血过多有关。

（2）组织灌注量减少：与脾破裂出血有关。

（3）疼痛：与脾部分破裂、腹腔内积血有关。

（4）焦虑或恐惧：与疾病突发担心预后有关。

（5）潜在并发症：出血。

## 四、护理措施

### （一）一般护理

（1）严密观察病情变化：把患者的脉率、血压、神志、血氧饱和度（SaO$_2$）及腹部体征作为常规监测项目，建立治疗时的数据，为动态监测患者生命体征提供依据。

（2）补充血容量：建立两条静脉通路，遵医嘱为患者快速输入平衡盐溶液及血浆或其代用品，补充血容量，维持水、电解质及酸碱平衡，改善休克状态。

（3）保持呼吸道通畅：及时吸氧，改善患者因失血而导致的机体缺氧状态，增加有效通气量，并注意清除口腔中异物摘下假牙（如有），防止误吸，保持呼吸道通畅。

（4）密切观察尿量变化：怀疑脾破裂患者应常规留置导尿管，观察单位时间的尿量，如尿量≥30 ml/h，说明患者休克已得到纠正或处于代偿期。如尿量<30 ml/h甚至无尿，则提示患者已进入休克或肾衰竭期。

（5）术前准备：观察中如发现患者继续出血、输血过多（48 h内输血超过1 200 ml）或有其他脏器损伤，应立即做好药物皮试、备血、腹部常规备皮等手术前准备。

### （二）心理护理

要耐心对患者做好心理安抚，让患者知道手术的目的、意义及手术效果，消除其紧张恐惧心理；尽快通知家属并取得其同意和配合，使患者与其家属都有充分的思想准备，积极主动配合抢救和治疗。

### （三）术后护理

（1）妥善安置患者：术后应去枕平卧，头偏向一侧，防止呕吐物吸入气管，如清醒后血压平稳，病情允许可采取半卧位，以利于腹腔引流。患者不得过早起床活动,一般需卧床休息 10 ~ 14 d。以 B 超或 CT 检查为依据,观察脾脏愈合程度,确定能否起床活动。

（2）密切观察生命体征变化:按时测血压、脉搏、呼吸、体温,观察再出血倾向。部分脾切除患者术后会出现发热,体温保持在 38 ~ 40 ℃持续 2 ~ 3 周,化验检查白细胞计数不高,称为"脾热"。对"脾热"的患者,应及时给予物理降温,并补充水和电解质。

（3）管道护理:保持输液留置管通畅,定期消毒,保持无菌。保持胃管、导尿管及腹腔引流管通畅,妥善固定,防止脱落,注意观察引流物的量及性状的变化。若引流管引流出大量的新鲜血性液体,提示患者存在活动性出血,应及时报告医生处理。

（4）改善机体状况,给予营养支持:术后保证患者有足够的休息和睡眠,禁食期间补充水、电解质,避免酸碱平衡失调,肠功能恢复后方可进食。应给予高热量、高蛋白、高维生素饮食,静脉滴注复方氨基酸、血浆等,以保证机体需要,促进伤口愈合,减少并发症。

### (四)健康教育

（1）患者通常治疗 2 ~ 3 周出院,出院前复查 CT 或 B 超,嘱患者每月复查 1 次,直至脾损伤愈合,脾脏恢复原形态。

（2）嘱患者若出现头晕、口干、腹痛等不适,应停止活动并平卧,并及时到医院检查治疗。

（3）嘱患者注意休息,脾损伤未愈合前避免体力劳动,禁止剧烈运动。注意保护腹部,避免外力冲撞。

（4）嘱患者避免增加腹压,保持排便通畅,避免剧烈咳嗽。

（5）脾切除术后,患者免疫力低下,应注意保暖,预防感冒,少去拥挤的公共场所。坚持锻炼身体,提高机体免疫力。

# 第三节 急性化脓性腹膜炎患者的护理

## 一、疾病概述

### (一)概述

腹膜炎是发生于腹腔脏腹膜和壁腹膜的炎症,可由细菌感染、化学性(胃液、胆汁、血液)刺激或物理性损伤等引起。急性化脓性腹膜炎是指由细菌感染、化学性刺激或物理性损伤等因素引起的腹膜和腹膜腔炎症,累及整个腹腔时称为急性弥漫性腹膜炎。

### (二)病理生理

腹膜受到刺激后立即发生充血、水肿等炎症反应,随后大量浆液渗出,以稀释腹腔内的毒素,并逐渐出现大量中性粒细胞和吞噬细胞,可吞噬细菌及微细颗粒,加上坏死组织、细菌和凝固的纤维蛋白,使渗出液变浑浊而成为脓液。大肠埃希菌感染的脓液呈黄绿色,稠厚,并有粪臭味,在诊断上有着重要意义。

腹膜炎的转归取决于患者全身、腹膜局部的防御能力和污染细菌的性质、数量和时间。当患者身体抵抗力较弱,细菌数量多、毒力强时,炎症趋于恶化。细菌及其内毒素刺激机体的防御系统,激活多种炎性介质,可导致全身炎症反应;毒素吸收可导致感染性休克;腹膜严重充血水肿并渗出大量液体后可引起水、电解质紊乱,蛋白丢失和贫血;腹腔内脏器浸泡在脓液中,肠管扩张、麻痹,膈肌上抬等会影响心肺功能加重休克。年轻体壮、抗病能力强的患者可使病原菌毒力减弱,使炎症局限和消散。腹膜炎治愈后,腹腔内多有不同程度的粘连,部分肠管粘连扭曲可造成粘连性肠梗阻。

### (三)病因与分类

按发病机制分为原发性腹膜炎和继发性腹膜炎。

原发性腹膜炎,又称自发性腹膜炎,腹腔内或邻近组织无原发病灶。多由血行播散、上行性感染、直接扩散、透壁性感染引起。致病菌多为溶血性链球菌、肺炎双球菌或大肠埃希菌。

继发性腹膜炎是急性化脓性腹膜炎最常见的类型。多由腹内脏器穿孔或破裂、腹内脏器炎症扩散、腹内脏器缺血等引起。病原菌以大肠埃希菌最多见,其次为厌氧杆菌、肠球菌、链球菌、变形杆菌等,多为混合性感染,毒性强。

### (四)临床表现

早期表现为腹膜刺激征,如腹部压痛、反跳痛和腹肌紧张等;后期由于感染和毒素吸收,主要表现为全身感染中毒症状。

(1)腹痛:是最主要的症状,其程度随炎症的程度而异,但一般疼痛剧烈,不能忍受,且呈持续性。深呼吸、咳嗽、转动身体都可加剧疼痛,故患者不愿意变动体位。疼痛多自原发灶开始,随炎症扩散而蔓延至全腹,但仍以原发病变部位较为显著。

(2)消化道症状:恶心、呕吐等消化道症状为早期出现的常见症状。开始时患者常因腹膜受刺激而出现反射性的恶心、呕吐,呕吐物为胃内容物;后期出现麻痹性肠梗阻时,呕吐物转为黄绿色内含胆汁液,甚至为棕褐色粪样肠内容物。由于呕吐频繁,患者可出现严重脱水和电解质紊乱。

(3)体温、脉搏变化:开始时体温正常,之后逐渐升高。老年衰弱的患者,体温不一定随病情加重而升高。脉搏通常随体温的升高而加快,如果脉搏增快而体温下降,多为病情恶化的征象,必须及早采取有效措施。

(4)感染中毒症状:当腹膜炎进入严重阶段时,患者常出现寒战、高热、大汗、口干、脉速、呼吸浅快等全身中毒表现。后期由于大量毒素吸收,患者则表现为表情淡漠、面容憔悴、眼窝凹陷、口唇发绀、肢端发凉、舌黄干裂、皮肤干燥、呼吸急促、脉细微弱、体温骤升或下降、血压下降等重度脱水、代谢性酸中毒及感染性休克等表现。若病情继续恶化,患者可因肝肾功能衰弱及呼吸循环衰竭而死亡。

(5)腹部体征:腹式呼吸减弱或消失,并伴有明显腹胀。腹胀加重常是判断病情发展的一个重要标志。腹部压痛、反跳痛和腹肌紧张是腹膜炎的重要体征,称为腹膜刺激征,通常遍及全腹而以原发病灶部位最为显著。腹肌紧张程度则随病因和患者全身状况的不同而有轻重不一。腹部叩诊可因胃肠胀气而呈鼓音。胃肠道穿孔时,叩诊时常发现肝浊音界缩小或消失。腹腔内积液过多时,可以叩出移动性浊音。听诊常发现肠鸣音减弱或消失。直肠指检时,如直肠前窝饱满及触痛,则表示有盆腔感染存在。

### (五)辅助检查

(1)实验室检查:血常规检查提示白细胞计数增多和中性粒细胞比值升高,或有中毒颗粒。病情危重或机体反应能力低下者,白细胞计数可不升高。

(2)影像学检查:X线检查提示小肠普遍胀气,并有多个小液平面;胃肠穿孔时多数可见膈下游离气体。B超检查可显示腹内有积液,有助于原发病的诊断。

(3)诊断性腹腔穿刺抽液术或腹腔灌洗术:腹腔穿刺可判断原发病变,明确病因。如胃十二指肠溃疡穿孔时穿刺液呈黄色、混浊,无臭味,有时可抽出食物残渣;急性重症胰腺炎时抽出液为血性,胰淀粉酶含量高。如果腹腔穿刺抽出不凝固血液,说明有腹腔内实质脏器损伤。腹腔内液体少于100 ml时,腹腔穿刺往往抽不出液体,应注入一定量的生理盐水后再行抽液检查。

### (六)治疗原则

积极消除原发病因,改善全身状况,促进腹腔炎症局限、吸收或通过引流使炎症消除。

1.非手术治疗

适应证:①病情较轻或病程已经超过24 h,且腹部体征已经减轻或有减轻趋势。②原发性腹膜炎。③伴有严重心、肺等脏器疾病不能耐受手术。主要措施为半卧位治疗:禁食、持续胃肠减压,输液、输血,应用抗生素,镇静、给氧等。

2.手术治疗

适应证:①腹腔内原发病灶严重,如有腹内脏器损伤破裂,绞窄性肠梗阻,炎症引起肠坏死、肠穿孔,胆囊坏疽穿孔,胃肠道术后吻合口瘘所致腹膜炎。②弥漫性腹膜炎较重而无局限趋势。③患者一般情况差,腹腔积液多,肠麻痹重,或中毒症状明显,尤其是有休克的。④经非手术治疗6～8 h(一般不超过 12 h），腹膜炎症状与体征均不见缓解，或反而加重。⑤原发病必须手术解决的，如阑尾炎穿孔、胃十二指肠穿孔等。⑥腹膜炎病因不明且无局限趋势。

治疗：主要措施为处理原发病因、清理腹腔、充分引流。

## 二、护理评估

### （一）一般评估

1.生命体征

每 15～30 min 测定一次呼吸、脉率和血压。

2.患者主诉

腹痛发生的时间、部位、性质、程度、范围以及伴随症状。如有呕吐，了解呕吐物性状。了解患者健康史，包括患者年龄、性别、职业等一般资料；了解患者既往病史，有无十二指肠溃疡或阑尾炎、胆囊炎发作史；有无腹部手术、外伤史；近期有无呼吸系统、泌尿系统感染病史或营养不良等其他导致抵抗力下降的情况。

### （二）身体评估

1.腹部情况

腹式呼吸是否减弱或消失；有无腹部压痛、反跳痛、腹肌紧张及其部位、程度、范围；有无肝浊音界缩小或消失；有无腹部移动性浊音；肠鸣音是否减弱或消失。

2.全身情况

患者精神状态、生命体征、饮食活动情况；有无寒战、高热、呼吸浅快、面色苍白等感染性中毒表现；有无水、电解质及酸碱失衡表现；有无口干、肢端发冷、血压下降、神志恍惚等休克表现。

### （三）心理-社会评估

了解患者及家属的心理反应和心理承受能力，有无焦虑、恐惧表现；患者及其家属对本病的认识程度、治疗合作情况；家属态度、家庭经济以及社会支持情况。

### (四)治疗效果评估

**1.非手术治疗评估要点**

患者腹痛及恶心、呕吐情况是否好转;腹部压痛、反跳痛是否好转;生命体征是否平稳且趋于正常;水、电解质及酸碱平衡失调是否纠正;精神状况是否好转。

**2.手术治疗评估要点**

麻醉方式、手术类型、腹腔引流管放置的位置、引流的情况、切口愈合的情况。

### 三、护理诊断

(1)腹痛、腹胀:与壁腹膜受炎症刺激、手术创伤有关。

(2)体温过高:与腹膜炎毒素吸收有关。

(3)体液不足:与腹膜腔内大量渗出、高热或体液丢失过多等有关。

(4)焦虑、恐惧:与病情严重、躯体不适、担心术后康复及预后有关。

(5)潜在并发症:休克、腹腔间隔室综合征、腹腔脓肿、切口感染等。

### 四、护理措施

#### (一)休息与活动

休克患者采取平卧位,或头、躯干、下肢抬高20°的体位,尽量减少搬动,以减轻疼痛。全麻术后患者应头偏向一侧,平卧6 h,待清醒后改为半卧位,鼓励患者早期活动。半卧位可促进腹腔内渗出液流向盆腔,有利于局限炎症和引流;可促使腹内器官下移,减轻对呼吸和循环的影响;也减轻因腹肌紧张引起的腹胀等不适。鼓励患者进行脚背、脚趾的勾、绷活动,或自下而上按摩下肢以预防下肢静脉血栓形成。

#### (二)饮食护理

胃肠穿孔患者必须禁食,并留置胃管持续胃肠减压,以抽出胃肠道内容物和积气,减少消化道内容物继续流入腹腔,改善胃肠壁血运,利于炎症的局限和吸收,促进胃肠道恢复蠕动。手术后等肠功能恢复后才可以从流质饮食开始逐步过渡到半流质、软食、普食,而且宜循序渐进,少量多餐,可进食富含蛋白、热量和维生素的食物,以促进机体恢复和伤口愈合。

### (三)用药护理

主要为维持体液平衡和有效循环血量,保持患者生命体征稳定,控制感染和营养支持治疗。迅速建立静脉输液通道,遵医嘱补充液体及电解质,病情严重者,必要时输入血浆或全血等以纠正低蛋白血症和贫血;根据情况使用激素,以减轻患者中毒症状,或使用血管活性药,以维持生命体征稳定。根据患者丢失的液体量和生理需要量计算总补液量,安排好各类液体的输注顺序,并根据患者临床表现和补液监测指标及时调整输液的成分和速度。遵医嘱应用抗生素,根据细菌培养及药敏结果合理选择抗生素。急性腹膜炎患者的代谢率约为正常人的140%,分解代谢增强,因此在补充热量的同时应该补充白蛋白、氨基酸等。对于长期不能进食的患者应尽早实施肠外营养支持,提高机体防御和修复能力。

### (四)心理护理

做好患者及家属的沟通解释工作,稳定其情绪,减轻焦虑、恐惧;帮助患者面对和接受疾病带来的变化,尽快适应患者角色,增强战胜疾病的信心和勇气。

### (五)健康教育

根据患者需要介绍有关腹膜炎的基本知识,以及检查、治疗、手术、康复等方面的知识,如禁食、胃肠减压、半卧位的重要性,制订合理的健康教育计划。指导病人早期活动,防止术后肠粘连,促进术后康复。嘱病人定期复诊,若出现腹痛、呕吐等症状加重情况立即就诊。

## 五、护理评价

(1)患者体温、脉搏、血压、呼吸等生命体征是否稳定。

(2)患者体液、电解质是否平衡,有无脱水、休克表现。

(3)患者腹痛、腹胀有无减轻或缓解,炎症是否得到控制。

(4)患者情绪是否稳定,焦虑程度有无减轻,是否配合治疗和护理。

(5)患者是否掌握了腹膜炎的相关知识。

(6)患者是否发生腹腔脓肿或切口感染,或如果发生是否得到积极有效的处理。

# 第四节 腹外疝患者的护理

## 一、疾病概述

### (一)概述

体内某个脏器或组织离开其正常解剖部位,通过先天或后天形成的薄弱点、缺损或孔隙进入另一部位,称为疝。疝多发生于腹部,腹部疝分为腹内疝和腹外疝,临床上以腹外疝多见。腹内疝是由脏器或组织进入腹腔内的间隙囊内形成,如网膜孔疝。腹外疝是腹腔内的脏器或组织连同壁腹膜,经腹壁薄弱点或孔隙,向体表突出而形成,常见的有腹股沟疝、股疝、脐疝、切口疝等。

### (二)病理生理

典型的腹外疝由疝囊、疝内容物和疝外被盖组成。

1.疝囊

疝囊是壁腹膜憩室样突出部。一般分为疝囊颈、疝囊体两部分。疝囊颈又称疝门,是疝囊与腹腔的连接部,其位置相当于疝环,是疝囊比较狭窄的部分,也是疝内容物脱出和回纳的必经之处,因疝内容物进出反复摩擦刺激易产生瘢痕而增厚,若疝囊颈狭小易使疝内容物在此处发生嵌顿,如股疝和脐疝等。

2.疝内容物

疝内容物是进入疝囊的腹内脏器和组织,以小肠多见,大网膜次之,比较少见的还有盲肠、阑尾、乙状结肠、横结肠、膀胱等。

3.疝外被盖

疝外被盖是指疝囊以外的腹壁各层组织,一般由筋膜、皮下组织及皮肤组成。

### (三)病因与诱因

**1.基本病因**

腹壁强度降低是腹外疝发病的基本病因。腹壁强度降低有先天性和后天性两种情况。

先天性因素:最常见的是在胚胎发育过程中某些组织穿过腹壁的部位,如精索或子宫圆韧带穿过腹股沟管,腹内股动、静脉穿过股管,脐血管穿过脐环等处;其他如腹白线发育不全等。

后天性因素:见于手术切口愈合不良、外伤、感染、腹壁神经损伤、年老、久病、肥胖等所致肌萎缩等。

**2.诱发因素**

腹内压力增高易诱发腹外疝的发生。引起腹内压力增高的常见原因有慢性咳嗽、长期便秘、排尿困难(如前列腺增生症、膀胱结石)、腹水、妊娠、搬运重物、婴儿经常啼哭等。正常人因腹壁压力强度正常,虽时有腹内压增高的情况,但不致发生疝。

### (四)临床表现

腹外疝有易复性、难复性、嵌顿性和绞窄性等临床类型,其临床表现各异。

**1.易复性疝**

易复性疝最常见,疝内容物很容易回纳入腹腔,称为易复性疝。在患者站立、行走、咳嗽等导致腹内压增高时肿块突出,平卧、休息或用手将疝内容物向腹腔推送时可回纳入腹腔。除疝块巨大者可有行走不便和下坠感,或伴腹部隐痛外,一般无不适。

**2.难复性疝**

疝内容物不能或不能完全回纳入腹腔内,但并不引起严重症状者,称为难复性疝。此类腹外疝的疝内容物大多数为大网膜,滑动性疝也属难复性疝的一种。患者常有轻微不适,如消化不良、便秘或腹痛等。

**3.嵌顿性疝**

疝囊颈较小而腹内压突然增高时,较多的疝内容物强行扩张疝囊颈挤入疝囊,随后由于疝囊颈的弹性回缩,使疝内容物卡住,不能回纳,称为嵌顿性疝。此时疝内容物尚未发生血运障碍。多发生于股疝、腹股沟斜疝等。患者可有腹部或包块部疼痛，嵌顿为肠袢者可有腹痛、恶心、呕吐、肛门停止排便排气等机械性肠梗阻表现。

**4.绞窄性疝**

嵌顿若不能及时解除，嵌闭的疝内容物持续受压，出现血液回流受阻而充血、水肿、渗出，并逐渐影响动脉血供，成为绞窄性疝。发生绞窄后，包块局部出现红、肿、痛、热，甚至形成脓肿，全身有畏寒、发热、脱水、腹膜炎、休克等症状，严重时危及生命。

### (五)辅助检查

**1.透光试验**

用透光试验检查肿块，因疝块不透光，故腹股沟斜疝透光试验呈阴性，而鞘膜积液多为透光(呈阳性)，可以此鉴别。但幼儿的疝块因组织菲薄，常能透光，勿与鞘膜积液混淆。

**2.实验室检查**

疝内容物继发感染时，血常规检查提示白细胞计数增多和中性粒细胞比值升高；大便常规显示隐血试验阳性或可见白细胞。

**3.影像学检查**

疝嵌顿或绞窄时，X线检查可见肠梗阻征象。

### (六)治疗原则

除少数特殊情况外，腹股沟疝一般均应尽快施行手术治疗。腹股沟疝早期手术效果好，复发率低；若历时过久，疝块逐渐增大，加重腹壁的损伤而影响劳动力，也使术后复发率增高；而斜疝又常可发生嵌顿或绞窄而威胁患者的生命。股疝因极易嵌顿、绞窄，确诊后应及时手术治疗。对于嵌顿性或绞窄性股疝，则应紧急手术。

**1.非手术治疗**

(1)棉线束带法或绷带压深环法：适用于1岁以下婴儿。因为婴幼儿腹肌可随躯体生长逐渐强壮，疝有自行消失的可能。可采用棉线束带或绷带压住腹股沟深环，防止疝块突出。

(2)医用疝带的使用：此方法适用于年老体弱或伴有其他严重疾病而

禁忌手术者,可用疝带压迫阻止疝内容物外突。但长期使用疝带可使疝囊颈增厚,增加嵌顿性疝的发病率,且疝囊易与疝内容物粘连,形成难复性疝。

(3)嵌顿性疝的手法复位:复位方法是将患者取头低足高位,注射吗啡或哌替啶以止痛、镇静并放松腹肌,后用手持续、缓慢地将疝块推向腹腔,同时用左手轻轻按摩浅环和深环以协助疝内容物回纳。复位方法应轻柔,切忌粗暴,以防损伤肠管,手法复位后必须严密观察腹部体征,若有腹膜炎或肠梗阻的表现,应尽早行手术探查。

2.手术治疗

手术是治疗腹外疝的有效方法,但术前必须处理慢性咳嗽、便秘、排尿困难、腹水、妊娠等腹内压增高因素,以免术后复发。常用的手术方式有以下几种。

(1)疝囊高位结扎术:暴露疝囊颈,予以高位结扎或贯穿缝合,然后切去疝囊。单纯性疝囊高位结扎适用于婴幼儿或儿童,以及绞窄性斜疝因肠坏死而局部严重感染者。

(2)无张力疝修补术:将疝囊内翻送入腹腔,无须高位结扎,而用合成纤维网片填充疝环的缺损,再用一个合成纤维片缝合于后壁或腹膜前间隙,替代传统的张力缝合。传统的疝修补术是将不同层次的组织强行缝合在一起,可引起较大张力,局部有牵拉感、疼痛,不利于愈合。现代疝手术强调在无张力情况下,利用人工高分子修补材料进行缝合修补,具有创伤小、术后疼痛轻、无须制动、复发率低等优点。

(3)经腹腔镜疝修补术:其基本原理是从腹腔内部用网片加强腹壁缺损或用钉(缝线)使内环缩小,可同时检查双侧腹股沟疝和股疝,有助于发现亚临床的对侧疝并同时予以修补。该术式具有创伤小、痛苦少、恢复快、美观等特点,但对技术设备要求高,需全身麻醉,手术费用高,目前临床应用较少。

(4)嵌顿性疝和绞窄性疝的手术处理:手术处理嵌顿性疝或绞窄性疝时,关键在于准确判断肠管活力。若肠管坏死,应行肠切除术,不做疝修补,以防感染使修补失败;若嵌顿的肠袢较多,应警惕有无逆行性嵌顿,术中必须把腹腔内有关肠管牵出检查,以防隐匿于腹腔内坏死的中间肠袢被遗漏。

## 二、护理评估

### (一)一般评估

1.生命体征

有无发热、脉搏细速、血压下降等征象。

2.患者主诉

突出于腹腔的疝块是否可回纳,有无压痛和坠胀感,有无腹部绞痛、恶心、呕吐等肠梗阻症状和腹膜刺激征等。

3.相关记录

疝块的部位、大小、质地等;有无腹内压增高的因素等。

### (二)身体评估

1.视诊

腹壁有无肿块。

2.触诊

疝块的部位、大小、质地,有无压痛,能否回纳,有无压痛、反跳痛、腹肌紧张等腹膜刺激征表现。

3.叩诊

无特殊。

4.听诊

无特殊。

### (三)心理-社会评估

了解患者有无因疝块长期反复突出影响工作和生活而感到焦虑不安,对手术治疗有无思想顾虑。了解其家庭经济承受能力。了解患者及其家属对预防腹内压升高等相关知识的掌握程度。

### (四)辅助检查结果评估

了解阴囊透光试验是否为阳性,血常规检查有无白细胞计数及中性粒细胞比值的升高,大便隐血试验是否为阳性等,腹部 X 线检查有无肠梗阻等。

### (五)治疗效果评估

1.非手术治疗评估要点

(1)有无病情变化:观察患者疼痛性状及病情有无变化,若出现明显腹痛,伴疝块突然增大、发硬且触痛明显、不能回纳腹腔,应高度警惕嵌顿性疝发生的可能。

(2)有无引起腹内压升高的因素:患者是否戒烟,是否注意保暖防感冒,有无慢性咳嗽、腹水、便秘、排尿困难、妊娠等引起腹内压增高的因素。

(3)运用棉线束带法或绷带压深环法的患者:注意观察局部皮肤的血运情况;棉线束带是否过松或过紧,过松达不到治疗作用,过紧则易使患儿感到不适而哭闹;束带或绷带有无被粪尿污染等,被污染应及时更换,防止发生皮炎。

(4)使用医用疝带的患者:患者是否正确佩戴疝带,以防因疝带压迫错位而起不到效果;长期戴疝带的患者是否因疝带压迫不适感而产生厌烦情绪,应详细说明戴疝带的作用,使其能配合治疗。

(5)行手法复位的患者:手法复位后24 h内严密观察患者的生命体征,尤其是脉搏、血压的变化,注意观察腹部情况,注意有无腹膜炎或肠梗阻的表现。

2.手术治疗评估要点

(1)有无引起腹内压升高的因素:患者是否注意保暖防感冒,是否保持大小便通畅,有无慢性咳嗽、便秘、尿潴留等引起腹内压增高的因素。

(2)术中有无损伤肠管或膀胱:患者是否有急性腹膜炎或排尿困难、血尿、尿外渗等表现,如存在应怀疑术中可能有肠管或膀胱损伤。

(3)局部切口的愈合情况:注意观察伤口有无渗血;切口有无发生感染,注意观察体温和脉搏的变化,切口有无红、肿、疼痛,阴囊部有无出血、血肿。术后48 h,患者如仍有发热,并有切口处疼痛,则可能发生了切口感染。

(4)阴囊有无发生血肿:注意观察阴囊部有无水肿、出血、血肿。术后24 h内,阴囊肿胀,呈暗紫色,穿刺有陈旧血液,则可能为阴囊血肿。

### 三、护理诊断

(1)疼痛:与疝块嵌顿或绞窄、手术创伤有关。

(2)知识缺乏:与缺乏腹外疝成因、预防腹内压增高及促进术后康复的知识有关。

(3)有感染的危险:与外科手术及术中使用人工合成材料有关。

(4)潜在并发症:切口感染、术后阴囊水肿。

### 四、护理措施

#### (一)休息与活动

传统疝修补术后当日取平卧位,膝下垫一软枕,使髋关节微屈,以降低腹股沟区切口张力和减少腹腔内压力,利于切口愈合和减轻切口疼痛,次日可改为半卧位。术后卧床期间鼓励床上翻身及活动肢体,术后3~5日患者可离床活动。采用无张力疝修补术的患者一般术后当日或次日即可下床活动,年老体弱、复发性疝、绞窄性疝、巨大疝等患者可适当推迟下床活动的时间。

#### (二)饮食护理

经腹腔镜疝修补术者术后6~12 h若无恶心、呕吐,可进流食,次日可进软食或普食,应多食粗纤维食物,利于排便。在局部麻醉下行无张力疝修补术者术后即可进软食或普食。行肠切除吻合术者术后应禁食,待肠功能恢复后方可进食。

#### (三)避免腹内压增高

术后注意保暖,防止受凉引起咳嗽,指导患者咳嗽时应用手掌按压伤口处以保护切口和减轻震动。嘱患者保持大小便通畅,及时处理便秘,避免用力排便。术后有尿潴留者应及时处理。

#### (四)预防阴囊水肿

术后可用丁字带托起阴囊,防止渗血、渗液积聚于阴囊。

#### (五)预防切口感染

术后切口一般不需加沙袋压迫,有切口发生血肿时应予适当加压。术后应遵医嘱使用抗菌药物,并注意保持伤口敷料干燥、清洁,不被粪尿污染,发现敷料脱落或污染应及时更换。

### (六)健康教育

1.活动指导

患者出院后生活要规律,避免过度紧张和劳累,应逐渐增加活动量,3个月内应避免重体力劳动或提举重物等。

2.饮食指导

调整饮食习惯,多饮水,多进食高纤维食物,养成定时大便的习惯,保持排便通畅。

3.防止复发

减少或消除引起腹外疝复发的因素,并注意避免增加腹内压的动作,如剧烈咳嗽、用力排便等。防止感冒,若有咳嗽应尽早治疗。

4.定期随访

若疝复发,应及早诊治。

### 五、护理评价

(1)患者是否疼痛减轻、舒适感增强。

(2)患者能否正确描述形成腹外疝的原因、预防腹内压升高及促进术后康复的有关知识。

(3)患者伤口的愈合情况,使用人工合成材料有无排斥、感染现象。

(4)患者有无发生阴囊水肿、切口感染;若发生,是否及时发现和处理。

# 第五节 胆石症患者的护理

## 一、疾病概述

### (一)概述

胆石症是指胆管系统任何部位发生的结石,包括发生在胆囊和胆管内的结石,是胆道系统的常见病和多发病,其发病率随年龄增长而增高。在我国,胆石症已由以胆管的胆色素结石为主转变为以胆囊胆固醇结石为主,我国胆石症的患病率为0.9%~10.1%,平均5.6%;男女比例为1:2.57。20余年来,随着影像学(B超、CT、MRI等)检查的普及,在自然人群中,胆石症的发病率达10%。随着生活水平的提高及饮食习惯的改变,胆石症的发生率有逐年增高的趋势。

### (二)病理生理

多年来的研究已证明,胆石是在多种因素影响下,经过一系列病理生理过程而形成的。这些因素包括胆汁中胆固醇过饱和、胆汁中胆固醇成核过程异常、胆囊功能异常等。一般胆石引起胆囊炎、结石嵌顿或阻塞胆管是重要和常见的后果。小的胆囊结石可移动到胆囊管、胆总管而使其发生堵塞,还可到达十二指肠内胆总管的末端。

### (三)胆石的成因

胆石的成因非常复杂,迄今仍未完全明确,可能是多种因素综合作用的结果。有大量的研究探讨并从不同的侧面阐述了胆石的成因,提出了诸如胆固醇过饱和学说、β-葡萄糖醛酸酶学说、胆红素钙沉淀-溶解平衡学说等。随着生物医学的不断发展,人们对胆石成因的认识也不断深入。主要归纳为以下几个方面。

1.胆道感染

各种原因所致胆汁滞留、细菌或寄生虫侵入胆道而致感染。细菌产生的β-葡萄糖醛酸酶和磷脂酶能水解胆汁中的脂质,使可溶性的结合胆红素水解为非结合性胆红素,后者与钙结合形成胆红素钙,促使胆色素钙结石形成。

2.胆道异物

胆汁中的脱落上皮、炎症细胞、寄生虫残体或虫卵可构成结石的核心。胆道手术后的手术线结或Oddi括约肌功能紊乱时,食物残渣随肠内容物反流入胆道成为结石形成的核心。

3.胆道梗阻

胆道梗阻引起胆汁淤滞,胆汁排出受阻,为胆红素钙的析出、沉淀、成核、聚积成石做了时间上的准备。其中的胆色素在细菌的作用下分解为非结合性胆红素,形成胆色素钙结石。

4.代谢因素

胆汁的主要成分为胆盐、磷脂和胆固醇,正常情况下,保持相对高的浓度而又呈溶解状态。胆固醇一旦代谢失调,如回肠切除术后,胆盐的肝肠循环被破坏,三种成分聚合点落在ABC曲线范围外,即可使胆固醇呈过饱和状态并析出、沉淀、结晶,从而形成胆固醇结石。此外,胆汁中的某些成核因子,如糖蛋白、黏蛋白和钙离子等有明显的促成核作用,缩短了成核时间,促进结石的生长。

5.胆囊功能异常

胆囊排空障碍、胆囊内胆汁瘀滞是胆囊结石形成的动力学机制,为结石生长提供了充足的时间和空间。

6.其他

雌激素会影响肝内葡萄糖醛酸胆红素的形成,使非结合胆红素增高,而雌激素又影响胆囊排空,长期使用会引起胆汁淤滞,促发结石形成。绝经后用雌激素者,胆结石发病率明显增高;遗传因素也与胆结石的成因有关。

### (四)胆石的分类

从胆石含有的化学成分的种类来看,所有的胆石都大致相同:有胆固醇、胆红素、糖蛋白、脂肪酸、胆汁酸、磷脂等有机物,碳酸盐、磷酸盐等无机盐,以及钙、镁、铜、铁等十余种金属元素。但不同的结石中,各种化学成分的含量却差别甚大。

根据结石的主要成分将常见的结石分为三大类:胆固醇类结石、胆色素类结石和其他结石。其中以胆固醇类结石最为多见。其他少见的结石有:以脂肪酸盐为主要成分的脂肪酸盐结石、以蛋白质为主要成分的蛋白结石。①胆固醇类结石:主要成分是胆固醇,分为胆固醇结石和混合性结石两类。结石质坚,色白或浅黄。80%胆固醇结石位于胆囊内。小结石可通过胆囊管降入胆总管成为继发性胆总管结石;肝内胆管结石中虽然也有胆固醇结石,但极罕见。②胆色素类结石:分为胆色素钙结石和黑色素结石两类,主要成分都是胆红素的化合物,前者为非结合性胆色素与钙等金属离子结合而成,后者由不溶性的黑色胆色素多聚体、各种钙盐和黏蛋白结合而成。③其他结石。

根据胆石在胆管中的位置分类,可分为:①胆囊结石,指位于胆囊内的结石,其中大部分是胆固醇结石。②肝外胆管结石。③肝内胆管结石。

1.胆囊结石

1)概述

胆囊结石(cholecystolithiasis)是指发生在胆囊内的结石,常与急性胆囊炎并存,是胆道系统的常见病、多发病。在我国,其患病率为7%~10%,其中70%~80%的胆囊结石为胆固醇结石,约25%为胆色素结石。多见于女性,男女比例为(1:3)~(1:2)。40岁以后发病率随着年龄增长呈增高的趋势,随着年龄增长性别差异逐渐缩小,老年男女发病比例基本相等。

2)病因

对胆囊结石,尤其是胆固醇结石成因的研究一度是胆管外科的热点。研究表明,胆囊结石的形成不仅受多种生物学因素的影响,还受遗传因素和环境因素的影响。胆囊结石是综合性因素作用的结果,主要与胆汁中胆固醇过饱和、胆固醇成核过程异常及胆囊功能异常有关。这些因素引起胆汁的成分和理化性质发生变化,使胆汁中的胆固醇呈过饱和状态并析出、沉淀、结晶而形成结石。胆囊结石患者有明显的"4F征",即female(女性)、forty(40岁)、fat(肥胖)、fertilize(多产次)。此外,相关疾病也与胆石症的发生有关,如肝硬化患者的胆石症患病率高于非肝硬化患者;糖尿病患者的胆石症患病率也明显较高;多数胆囊结石含有胆固醇部分,而胆固醇饱和指数与血脂有关,故胆囊结石与血清总胆固醇水平呈正相关;胃切除术后的患者容易并发胆石症。

3)病理生理

饱餐、进食油腻食物后胆囊收缩,或睡眠时体位改变致结石移位并嵌顿于胆囊颈部,导致胆汁排出受阻,胆囊强烈收缩而发生胆绞痛。结石长时间持续嵌顿和压迫胆囊颈部,或排入并嵌顿于胆总管,临床可出现胆囊炎、胆管炎或梗阻性黄疸,称为Mirizzi综合征。较小的结石可经过胆囊管排入胆总管,形成继发性胆管结石,进入胆总管的结石在通过胆总管下端时可损伤Oddi括约肌或嵌顿于壶腹部引起胆源性胰腺炎。较大的结石可经胆囊十二指肠瘘进入小肠引起个别患者发生胆石性肠梗阻。此外,结石及炎症反复刺激胆囊黏膜可诱发胆囊癌。若胆囊结石长期嵌顿而未合并感染时,积聚于胆囊胆汁中的胆色素被胆囊黏膜吸收,加上胆囊分泌的黏性物质而形成胆囊积液,积液呈无色透明,称为白胆汁。

4)临床表现

部分单发的胆囊结石,在胆囊内自由存在,不易发生嵌顿,很少产生症状,称为无症状胆囊结石。约30%的胆囊结石患者可终身无临床症状。仅于体检或手术时发现的结石称为静止性结石。单纯性胆囊结石未合并梗阻或感染时,早期常无临床症状,大多数是在常规体检、手术或尸体解剖中偶然发现,或仅有轻微的消化系统症状被误认为是胃病而没有及时就诊,当结石发生嵌顿时,则可出现明显症状和体征。

症状:胆绞痛为典型的首发症状,表现为右上腹阵发性剧烈绞痛,或持续性疼痛阵发性加剧。常发生于饱餐、进食油腻食物后或睡眠中体位改变时。如果胆囊结石嵌顿持续不缓解,胆囊继续增大、积液,甚至合并感染,可进展为急性胆囊炎。如果治疗不及时,少部分患者可出现急性化脓性胆囊炎或胆囊坏疽,严重时可发生胆囊穿孔,临床后果严重。多数患者有右肩部、肩胛部或背部放射性疼痛,常伴有恶心、呕吐、厌油、腹胀等消化不良症状。消化道症状主要表现为上腹部或右上腹部闷胀不适、饱胀、嗳气、恶心、呕吐、厌食、呃逆等非特异性的消化道症状。大多数患者仅在进食后,特别是进食油腻食物后胃肠道症状更明显,服用治"胃病"药物多可缓解,易被误诊。胆囊结石形成Mirizzi综合征时黄疸明显,常有尿色变深、粪色变浅。

体征:有时可在右上腹部触及肿大的胆囊。若继发感染,右上腹部可有明显压痛、肌紧张或反跳痛。检查者将左手平放于患者右肋部,拇指置于右腹直肌外缘与肋弓交界处,嘱患者缓慢深吸气,使肝脏下移,若患者因拇指触及肿大的胆囊引起疼痛而突然屏气,称为墨菲(Murphy)征阳性。

5)辅助检查

(1)腹部超声:是胆囊结石病首选的诊断方法,特异性高,诊断准确率接近100%。

(2)口服胆囊造影:胆囊显影率很高,故可发现胆囊内,甚至肝外胆管内有无结石存在。

(3)CT或MRI检查:经B型超声检查未能发现病变时,可进一步行CT或MRI检查。CT扫描对含钙的结石敏感性很高,常可显示直径为2 mm的小结石,CT扫描诊断胆石的准确率为80%~90%。平扫即可显示肝内胆管总肝管、胆总管及胆囊内的含钙量高的结石;经口服或静脉注射造影剂后,CT扫描可显示胆色素类结石和混合性结石,亦能显示胆囊内的泥沙样结石。CT扫描对单纯胆固醇类结石易发生漏诊。近年来MRI诊断技术已逐渐应用于临床,其对胆石的诊断正确率也很高。由于CT或MRI检查的费用较昂贵,所以一般不作为首选的检查方法。

6)处理原则

胆囊结石治疗的历史较长,方法较多,但仍以外科手术治疗为主。胆石症的治疗目的在于缓解症状、消除结石、减少复发、避免并发症的发生。急性发作期宜先行非手术治疗,待症状控制后,进一步检查,明确诊断;如病情严重,非手术治疗无效,应在初步诊断的基础上及时进行手术治疗。

(1)非手术治疗:①适应证。青年患者初次发作的;经非手术治疗症状迅速缓解;临床症状不典型;发病超过3 d,无紧急手术指征且在非手术治疗下症状有消退;老年患者合并严重心血管疾病不能耐受手术的。②方法。常用的非手术疗法主要包括卧床休息,禁食禁饮或低脂饮食,胃肠减压,输液,纠正水、电解质和酸碱平衡紊乱,合理使用抗生素,解痉止痛和支持对症处理。有休克应加强抗休克的治疗,如吸氧、维持血容量、及时使用升压药物等。还可采用溶石疗法、排石疗法、体外冲击波碎石治疗等。

(2)手术治疗:①适应证。胆囊造影时胆囊不显影;结石直径超过2 cm;胆囊萎缩或瓷样胆囊;B超提示胆囊局限性增厚;结石嵌顿于胆囊颈部或胆囊管导致急性胆囊炎;慢性胆囊炎;结石反复发作引起临床症状;无症状,但结石已充满整个胆囊。②方法。胆囊切除术是胆囊结石治疗的首选方法。但对于无症状的胆囊结石,一般无须立即手术切除胆囊,只需观察和随诊。根据病情选择开腹或腹腔镜做胆囊切除术。继发胆管感染的患者,最好是待急性感染发作控制和症状缓解后再择期手术治疗。

2.胆管结石

1)概述

胆管结石为发生在肝内、外胆管的结石。根据结石所在的部位,胆管结石可分为肝外胆管结石和肝内胆管结石。肝管分叉部以下的胆管结石为肝外胆管结石,肝管分叉部以上的胆管结石为肝内胆管结石。

2)病因

胆管结石的主要原因包括胆汁淤滞、胆道感染和胆道解剖变异等。肝外胆管结石的形成除上述原因外,胆管内异物,如虫卵和蛔虫的尸体亦可成为结石的核心;胆囊内结石或肝内胆管结石在某些因素作用下进入肝外胆管(左右肝管汇合部以下)引起肝外胆管结石。

3)病理生理

胆管结石所致的病理生理改变与结石的部位、大小及病史的长短有关。胆管结石可引起胆道不同程度的梗阻,梗阻可使近端胆管呈现不同程度的扩张、管壁增厚,胆汁滞留在胆管内;胆管壁的充血、水肿进一步加重梗阻,使之从不完全梗阻变为完全性梗阻而出现梗阻性黄疸。胆管的完全性梗阻可激发化脓性感染,引起急性梗阻性化脓性胆管炎;脓液在胆管内积聚,使胆管内压力继续升高,当胆管内压力超过20 cmH$_2$O(1.96 kPa)时,细菌和毒素可随胆汁逆流入血,引起脓毒血症;当感染导致胆管壁坏死、破溃,甚至形成胆管与肝动脉或门静脉瘘时,可并发胆管大出血。胆管的梗阻和化脓性感染可造成肝细胞损害,甚至肝细胞坏死或形成肝源性肝脓肿;长期梗阻和(或)反复发作可引起胆汁性肝硬化和门静脉高压症。当结石嵌顿于胆总管壶腹部时,可造成胰液排出受阻甚至发生逆流而引起胆源性急、慢性胰腺炎。

肝内胆管结石可局限于一叶或一段肝内,也可弥漫分布于所有肝内胆管,临床以左叶及右叶肝内胆管结石多见。其基本病理生理改变为结石导致的肝内胆管狭窄或扩张、胆管炎及肝纤维组织增生、肝硬化、萎缩,甚至癌变。

4)分类

根据胆管结石的病因,肝外胆管结石可分为原发性胆管结石和继发性胆管结石。在胆管内形成的结石称为原发性胆管结石,以胆色素结石和混合性结石多见。胆管内结石来自胆囊结石者,称为继发性胆管结石,以胆固醇类结石多见。

5)临床表现

取决于胆管有无梗阻、感染及其程度。当结石阻塞胆管并继发感染时,典型的表现是反复发作的腹痛、寒战高热和黄疸,称为charcot三联征。

(1)肝外胆管结石:①腹痛,多为剑突下或右上腹部阵发性绞痛或持续性疼痛阵发性加剧,呈阵发性刀割样,疼痛常向右肩背部放射,常伴恶心、呕吐。这是由于结石下移嵌顿于胆总管下端或壶腹部,刺激胆总管平滑肌,引起Oddi括约肌痉挛收缩所致。②寒战高热,是结石阻塞胆管并继发感染后引起的全身性中毒症状。由于胆管梗阻,胆管内压升高,细菌和病毒随胆管逆行扩散,通过肝窦入肝静脉进入体循环,引起菌血症或毒血症。多发生于剧烈腹痛后,体温可为39～40 ℃,呈弛张热,伴有寒战。③黄疸,是胆管梗阻后胆红素逆流入血所致。胆管结石嵌于Vater壶腹部不缓解,1～2 d即可出现黄疸。患者首先表现为尿黄,接着出现巩膜黄染,然后出现皮肤黄染伴瘙痒。黄疸的程度取决于梗阻的程度及是否继发感染,若梗阻不完全或结石有松动,则黄疸程度轻,且呈波动性;若为完全性梗阻,则黄疸呈进行性加深。若梗阻性黄疸长期未得到解决,将会导致严重的肝功能损害。部分患者结石嵌顿不重,阻塞的胆管近端扩张,胆石可漂移上浮,或小结石通过壶腹部排入十二指肠,使上述症状缓解。间歇性黄疸是肝外胆管结石的特点。④消化道症状,多数患者有恶心、腹胀、嗳气、厌食油腻食物等不适。

(2)肝内胆管结石:常与肝外胆管结石并存,其临床表现与肝外胆管结石相似。一般没有肝外胆管结石那样典型和严重。位于周围胆管的小结石平时可无症状。当胆管梗阻和感染仅发生在部分肝叶、肝段胆管时,患者可无症状或仅有轻微的肝区和患侧背部胀痛。位于Ⅱ、Ⅲ级胆管的结石平时只有肝区不适或轻微疼痛。结石位于Ⅰ、Ⅱ级胆管或整个肝内胆管充满结石时,患者会有肝区胀痛,常无胆绞痛,一般无黄疸。若一侧肝内胆管结石合并感染而未能及时治疗,并发展为肝叶、肝段胆管积脓或肝脓肿时,则出现寒战高热、轻度黄疸,甚至休克,称为急性梗阻性化脓性胆管炎(AOSC)。

患者由于长时间发热消耗而出现消瘦、体弱等表现。部分患者可有肝大、肝区压痛和叩痛等体征。

6）辅助检查

（1）实验室检查：血常规检查可见血白细胞计数和中性粒细胞比值明显升高；血清胆红素、血清转氨酶和碱性磷酸酶（AKP）升高。尿液检查示尿胆红素升高，尿胆原降低甚至消失。粪便检查示粪中尿胆原减少。高热时血细菌培养阳性，以大肠埃希菌最多见，厌氧菌感染也属常见。

（2）影像学检查：B超诊断肝内胆管结石的准确率可达100%。检查可显示胆管内结石影，提示胆石存在的部位、胆管有无扩张、肝有无萎缩。同时可提供是否合并肝硬化、脾大、门静脉高压及肝外胆管结石等信息。PTC、ERCP等检查可显示梗阻部位、程度、结石大小和数量等。

7）处理原则

以手术治疗为主。原则为解除胆管梗阻或狭窄，取净结石，去除感染灶。肝内胆管结石的治疗难度明显高于肝外胆管结石。胆管术后常放置T形引流管（以下简称T管）。主要目的是：①引流胆汁和减压，防止因胆汁排出受阻导致胆总管内压力增高、胆汁外漏而引起胆汁性腹膜炎。②引流残余结石，使胆管内残余结石尤其是泥沙样结石通过T管排出体外。③支撑胆管，防止胆总管切口瘢痕狭窄、粘连狭窄等导致管腔变小。④经T管溶石或造影等。此外，术后注意调整水、电解质及酸碱失衡，合理应用抗生素，注意保护肝功能。

## 二、护理评估

### （一）一般评估

1.生命体征

胆石症如与细菌感染并存，患者可出现体温偏高，疼痛刺激可能会导致心率加快、呼吸频率加快、血压上升，应监测生命体征的变化。还要注意评估患者的神志、皮肤色泽、肢端循环、尿量等，以判断有无休克的发生。

2.患者主诉

腹痛、腹胀、恶心等不适症状，发病及诊治经过等。

3.相关记录

体重、体位、饮食、面容与表情、皮肤、出入量等。

### (二)身体评估

1.视诊

面部表情、皮肤黏膜颜色、体态、体位、腹部外形等。

2.触诊

(1)腹部触诊:腹壁紧张度、压痛、反跳痛、腹腔内包块。

(2)胆囊触诊:胆囊肿大、Murphy 征等。

3.叩诊

胆囊叩击痛(胆囊炎的重要体征)。

4.听诊

一般无特殊。

### (三)心理-社会评估

患者在疾病治疗过程中的心理反应与需求、家庭及社会支持情况,引导患者正确配合疾病的治疗与护理。

### (四)治疗效果评估

1.非手术治疗评估要点

生命体征是否平稳,疼痛是否缓解。

2.手术治疗评估要点

(1)患者自觉症状:有无腹痛、恶心、呕吐等情况。

(2)生命体征:是否稳定,有无腹部疼痛(术后伤口疼痛除外)。

(3)腹部及全身体征:腹部有无阳性体征,肠鸣音是否恢复正常,皮肤有无黄染及瘙痒等不适。

(4)伤口愈合情况:是否达到一期愈合。

(5)T管引流的评估:引流液色泽是否正常、引流量是否逐渐减少。

(6)结合辅助检查:如胆管造影有无结石残留或结合B超检查判断。

### 三、护理诊断

(1)疼痛:与胆囊结石突然嵌顿、胆汁排空受阻致胆囊强烈收缩及手术后伤口疼痛有关。

(2)体温过高:与细菌感染致急性胆囊炎或胆管结石梗阻导致急性胆管炎有关。

(3)知识缺乏:与缺乏胆石症、腹腔镜手术、引流管及饮食保健知识有关。

(4)有体液不足的危险:与恶心、呕吐及感染性休克有关。

(5)营养失调:低于机体需要量,与胆汁流动途径受阻有关。

(6)焦虑:与手术及不适有关。

(7)潜在并发症:术后出血、胆瘘、胆管感染、胆管梗阻等。

## 四、护理措施

### (一)减轻或控制疼痛

根据疼痛的程度,采取非药物或药物方法止痛。

1.加强观察

观察疼痛的程度、性质;发作的时间、诱因及缓解的相关因素;与饮食、体位、睡眠的关系;腹膜刺激征及 Murphy 征是否阳性等,为进一步治疗和护理提供依据。

2.卧床休息

协助患者采取舒适体位,指导其有节律地深呼吸,达到放松和减轻疼痛的效果。

3.合理饮食

根据病情指导患者进食清淡食物,忌食油腻食物;病情严重者予以禁食、胃肠减压,以减轻腹胀和腹痛。

4.药物止痛

对诊断明确的剧烈疼痛者,可遵医嘱通过口服、注射等方式给予消炎利胆、解痉镇痛药,以缓解疼痛。

### (二)降低体温

根据患者的体温情况,采取物理降温和(或)药物降温的方法尽快降低患者的体温。遵医嘱应用足量有效的抗菌药,以有效控制感染,恢复患者正常体温。

### (三)营养支持

对于梗阻未解除的禁食患者,通过胃肠外途径补充足够的热量、氨基酸、维生素、水、电解质等,以维持良好的营养状态。对梗阻已解除、进食量不足者,指导和鼓励患者进食高蛋白、高碳水化合物、高维生素和低脂饮食。

### (四)皮肤护理

1.提供相关知识

胆管结石患者常因胆管梗阻致胆汁淤滞、胆盐沉积而引起皮肤瘙痒等,应告知患者相关知识,不可用手抓挠,防止抓破皮肤。

2.保持皮肤清洁

可用温水擦洗皮肤,减轻瘙痒。瘙痒剧烈者,遵医嘱使用外用药物和(或)其他药物治疗。

3.注意引流管周围皮肤的护理

若术后放置引流管,应注意其周围皮肤的护理。若引流管周围见胆汁样渗出物,应及时更换被胆汁浸湿的敷料,局部皮肤涂氧化锌软膏,防止胆汁刺激和损伤皮肤。

### (五)心理护理

关心体贴患者,使患者保持良好情绪,减轻焦虑,安心接受治疗与护理。

### (六)并发症的预防与护理

1.出血的预防和护理

腹腔内出血多由于术中血管结扎线脱落、肝断面渗血及凝血功能障碍所致,应加强预防和观察。

(1)卧床休息:对于肝部分切除术后的患者,术后应卧床3~5 d,以防过早活动导致肝断面出血。

(2)改善和纠正凝血功能:遵医嘱予以维生素 $K_1$ 10 mg 肌内注射,每天2次,以纠正凝血机制障碍。

(3)加强观察:术后早期若患者腹腔引流管内引流出血性液增多,每小时超过100 ml,持续3 h以上,或患者出现腹胀、腹围增大,伴面色苍白、脉搏细速、血压下降等表现时,提示患者可能有腹腔内出血,应立即报告医生,并配合医生进行相应的急救和护理。如经积极的保守治疗效果不佳,则应及时采用介入治疗或手术探查止血。

2.胆瘘的预防和护理

胆管损伤、胆总管下端梗阻、T管引流不畅等均可引起胆瘘。

(1)加强观察:术后患者若出现发热、腹胀、腹痛等腹膜炎的表现,或患者腹腔引流液呈黄绿色胆汁样,常提示患者发生胆瘘,应及时与医生联系,并配合进行相应处理。

(2)妥善固定引流管:无论是腹腔引流管还是T管,均应用缝线或胶布将其妥善固定于腹壁,避免将管道固定在床上,以防患者在翻身或活动时被牵拉而脱出,T管引流袋挂于床旁时应低于引流口平面。对躁动及不合作的患者,应采取相应的防护措施,防止脱出。

(3)保持引流通畅:避免腹腔引流管或T管扭曲、折叠及受压,定期从引流管的近端向远端挤捏,以保持引流通畅,术后5～7 d,禁止加压冲洗引流管。

(4)观察引流情况:定期观察并记录引流管引出胆汁的量、颜色及性质。正常成人每天分泌胆汁的量为800～1 200 ml,呈黄绿色、清亮、无沉渣、有一定黏性。术后24 h内引流量为300～500 ml,恢复进食后,每天可有600～700 ml,以后逐渐减少至每天200 ml左右。术后1～2 d胆汁的颜色可呈淡黄色、浑浊状,以后逐渐加深、清亮。若胆汁突然减少甚至无胆汁引出,提示引流管阻塞、受压、扭曲、折叠或脱出,应及时查找原因并处理;若引出胆汁量较多,常提示胆总管下端梗阻,应做进一步检查,并采取相应的处理措施。

3.感染的预防和护理

(1)采取合适体位:病情允许时应采取半坐或斜坡卧位,以利于引流和防止腹腔内渗液积聚于膈下而发生感染;平卧时引流管的远端不可高于腋中线,坐位、站立或行走时不可高于腹部手术切口,以防止引流液和(或)胆汁逆流而引起感染。

(2)加强皮肤护理:每天清洁、消毒腹壁引流管口周围皮肤,并覆盖无菌纱布,保持局部干燥,防止胆汁浸润皮肤而引起炎症反应。

(3)加强引流管护理:定期更换引流袋,并严格执行无菌技术操作。

(4)保持引流通畅:避免腹腔引流管或T管扭曲、折叠和滑脱,以免胆汁引流不畅、胆管内压力升高而致胆汁渗漏和腹腔内感染。

**(七)T管拔管的护理**

若T管引流出的胆汁色泽正常,且引流量逐渐减少,可在术后10 d左右,试行夹管1~2 d。夹管期间应注意观察病情,患者若无发热、腹痛、黄疸等症状,可经T管做胆管造影,如造影无异常发现,可在持续开放T管24 h充分引流造影剂后,再次夹管2~3 d,患者仍无不适时即可拔管。拔管后残留窦道可用凡士林纱布填塞,1~2 d可自行闭合。若胆管造影发现有结石残留,则需保留T管4周以上,再作取石或其他处理。

## 五、护理评价

(1)患者是否自觉症状好转、腹痛等不适消失、食欲增加。

(2)疾病愈合是否良好,有无并发症发生。

(3)患者对疾病的心理压力是否得到及时的调适与干预。

(4)患者依从性是否较好,对疾病的治疗和预防有无一定的了解。

# 第六节 胆道感染患者的护理

胆道感染是指胆囊壁和(或)胆管壁受到细菌的侵袭而发生炎症反应,胆汁中有细菌生长。胆道感染与胆石症互相影响。胆石症可引起胆道梗阻,梗阻可造成胆汁淤滞、细菌繁殖而致胆道感染;胆道反复感染又是胆石形成的致病因素和促发因素。胆道感染为常见疾病,按发病部位可分为胆囊炎和胆管炎。

## 一、胆囊炎

### (一)疾病概述

1.概述

胆囊炎是指发生在胆囊的细菌性和(或)化学性炎症。根据发病的缓急和病程的长短分为急性胆囊炎和慢性胆囊炎两类。约95%的急性胆囊炎患者合并胆囊结石,称为急性结石性胆囊炎;未合并胆囊结石者,称为急性非结石性胆囊炎。胆囊炎的发病率很高,仅次于阑尾炎。年龄多见于35岁以后,以40~60岁为高峰。女性发病率约为男性的4倍,肥胖者的患病率高于其他体形者。

2.病理生理

(1)急性胆囊炎:①急性结石性胆囊炎。当结石导致胆管梗阻时,胆汁淤积,胆囊内压力升高,胆囊肿大、黏膜充血、水肿、渗出增多;镜下可见血管扩张和炎性细胞浸润,称为急性单纯性胆囊炎。若梗阻未解除或炎症未控制,病情继续发展,病变可累及胆囊壁的全层,胆囊壁充血,水肿加重,出现淤斑或脓苔,部分黏膜坏死脱落,甚至浆膜也有纤维性和脓性渗出物;镜下可见组织中有广泛的中性粒细胞浸润,黏膜上皮脱落,即为急性化脓性胆囊炎。还可引起胆囊积脓。若梗阻仍未解除,胆囊内压力继续升高,胆囊壁张力增高,导致血液循环障碍时,胆囊组织除上述炎性改变外,整个胆囊呈片状缺血坏死;镜下见胆囊黏膜结构消失,血管内外充满红细胞,即为急性坏疽性胆囊炎。若胆囊坏疽、穿孔发生过程较急,会引起胆汁性腹膜炎,穿孔部位常在胆囊颈部或底部,如胆囊坏疽、穿孔发生过程较慢,被周围器官粘连包裹,则形成胆囊周围脓肿。②急性非结石性胆囊炎。病理过程与急性结石性胆囊炎基本相同,但急性非结石性胆囊炎更容易发生胆囊坏疽和穿孔,约75%的患者发生胆囊坏疽,15%的患者出现胆囊穿孔。

(2)慢性胆囊炎:由于胆囊炎症和结石的反复刺激,胆囊壁炎性细胞浸润和纤维组织增生,胆囊壁增厚,与周围组织粘连,最终出现胆囊萎缩,失去收缩和浓缩胆汁的功能。可分为慢性结石性胆囊炎和慢性非结石性胆囊炎两大类。

3.病因与诱因

(1)急性胆囊炎:是外科常见急腹症,其发病率居于炎性急腹症的第二位,仅次于急性阑尾炎,发病以女性居多。急性胆囊炎的病因复杂,主要包括以下几点。①胆道阻塞:由于结石阻塞胆囊管或嵌顿于胆囊颈,导致胆汁排出受阻,胆汁瘀滞、浓缩。结石亦可直接损伤受压部位的胆囊黏膜而引起炎症。此外,胆囊颈或胆囊管腔的狭窄,或受到管外肿块的压迫也可以导致阻塞,胆囊管和胆囊颈结石嵌塞是引起急性胆囊炎的重要诱因。②细菌入侵。急性胆囊炎时胆囊胆汁的细菌培养阳性率可为80%～90%,包括需氧菌与厌氧菌感染,其中大肠埃希菌最为常见。细菌多来源于胃肠道,致病菌通过胆道逆行、直接蔓延或经血液循环和淋巴途径入侵胆囊。结石压迫局部囊壁的静脉,使静脉回流受阻而淤血、出血,以致坏死而引起炎症。③化学性刺激。胆汁酸、逆流的胰液和溶血卵磷脂,对细胞膜有毒性作用和损伤作用。④病毒感染。乙肝病毒可以侵犯许多组织和器官,在胆管上皮中复制,对胆道系统有直接的侵害作用。⑤胆囊的血流灌注量不足。如休克和动脉硬化等,可引起胆囊黏膜的局灶性坏死。⑥其他。严重创伤、烧伤后,严重过敏,长期禁食或与胆囊无关的大手术等导致的内脏神经功能紊乱时发生急性胆囊炎。

(2)慢性胆囊炎:大多继发于急性胆囊炎,是急性胆囊炎反复发作或长期存在胆囊结石的结果。有较多的病例直接由化学刺激引起,如浓缩胆汁长期刺激可造成慢性炎症。结石和慢性胆囊炎的关系尤为密切,约95%的慢性胆囊炎有结石存在和反复急性发作的病史。

4.临床表现

1)急性胆囊炎

(1)症状:①腹痛。多数患者有上腹部疼痛史,表现为右上腹阵发性绞痛,常在饱餐、进食油腻食物后或夜间发作,疼痛可放射至右肩、肩胛及背部。②消化道症状。患者腹痛发作时常伴恶心、呕吐、厌食、便秘等消化道症状。③发热或中毒症状。根据胆囊炎症反应程度的不同,患者可出现不同程度的体温升高和脉搏加速。

(2)体征:①腹部压痛。早期可有右上腹压痛或叩痛。胆囊化脓坏疽时可扣及肿大的胆囊,可有不同程度和不同范围的右上腹压痛,或右季肋部叩痛,Murphy征常为阳性,伴有不同程度的肌紧张,如胆囊张力大时更加明显。腹式呼吸可因疼痛而减弱,常显吸气性抑制。②黄疸。10%～25%的患者可出现轻度黄疸,多见于胆囊炎症反复发作合并Mirizzi综合征的患者。

2)慢性胆囊炎

临床症状常不典型,主要表现为上腹部饱胀不适、厌食油腻和嗳气等消化不良的症状以及右上腹和肩背部隐痛。多数患者曾有典型的胆绞痛病史。体检可发现右上腹胆囊区压痛或不适感,Murphy征可呈弱阳性,如胆囊肿大,右上腹肋下可扣及光滑圆形肿块。并发胆道急性感染时可有寒战、发热等症状。

5.处理原则

胆囊炎处理原则包括手术治疗与非手术治疗,主要为手术治疗,手术时机和手术方式取决于患者的病情。

1)非手术治疗

(1)适应证:诊断明确,病情较轻的;老年人或患者伴有严重心血管疾病不能耐受手术的;作为手术前准备的一部分,在非手术治疗的基础上积极治疗各种合并症,待患者一般情况好转后再考虑择期手术治疗。

(2)常用的非手术治疗措施:主要包括禁食和胃肠减压,纠正水、电解质和酸碱平衡紊乱,控制感染,遵医嘱应用消炎利胆及解痉镇痛药物,营养支持,对症处理,还可以使用中药、针刺疗法等。在非手术治疗期间,若患者病情加重或出现胆囊坏疽、穿孔等并发症,应及时为其进行手术治疗。

2)手术治疗

(1)急诊手术适应证:①发病在48～72 h。②经非手术治疗无效且病情加重。③合并胆囊穿孔、弥漫性腹膜炎、急性梗阻性化脓性胆管炎、急性坏死性胰腺炎等严重并发症。④其余患者可根据具体情况择期手术。

(2)手术方式:①胆囊切除术。根据病情选择开腹或腹腔镜行胆囊切除术。手术过程中遇到下列情况应同时做胆总管切开探查加T管引流术:患者有黄疸史;胆总管内扣及结石或术前B超提示肝总管、胆总管结石;胆总管扩张,直径大于1 cm者;胆总管内抽出脓性胆汁或有胆色素沉淀者;患者合并有慢性复发性胰腺炎者。②胆囊造口术。目的是减压和引流胆汁。主要适用于年老体弱,合并严重心、肺、肾等内脏器官功能障碍、不能耐受手术的患者,或局部炎症水肿、粘连严重导致局部解剖不清者。

### (二)护理评估

1.术前评估

(1)健康史及相关因素:①一般情况。患者的年龄、性别、职业、居住地及饮食习惯等。②病因和诱因。腹痛的病因和诱因,腹痛发生的时间,是否与饱餐、进食油腻食物及夜间睡眠改变体位有关。③腹痛的性质。是否为突发性腹痛,疼痛的性质是绞痛、隐痛、阵发性还是持续性疼痛,有无放射至右肩、背部或肩胛等。④既往史。有无胆石症、胆囊炎、胆道蛔虫病史;有无胆道手术史;有无消化性溃疡及类似疼痛发作史;有无用药史、过敏史及腹部手术史。

(2)身体评估:①全身。患者有无寒战、发热、恶心、呕吐;有无面色苍白等贫血现象;有无黏膜和皮肤黄染;有无体重减轻;有无意识及神经系统的改变等。②局部。腹痛的部位是位于右上腹还是剑突下,有无全腹疼痛;有无压痛、肌紧张及反跳痛;能否触及胆囊及胆囊肿大的程度,Murphy征是否阳性等。③辅助检查。血常规检查中白细胞计数及中性粒细胞比值是否升高;血清胆红素、转氨酶、AKP及淀粉酶有无升高;B超是否观察到胆囊增大或结石影;Tc-EHIDA检查胆囊是否显影;心、肺、肾等器官功能有无异常。

(3)心理-社会评估:了解患者及其家属在疾病治疗过程中的心理反应与需求、家庭及社会支持情况、心理承受程度及对治疗的期望等,引导患者正确配合疾病的治疗与护理。

2.术后评估

(1)手术中情况:了解手术的方式和手术范围,如是胆囊切除还是胆囊造口术,是开腹还是腹腔镜;术中有无行胆总管探查;术中出血量及输血、补液情况;有无留置引流管及其位置和目的。

(2)术后病情:术后生命体征及手术切口愈合情况;T管及其他引流管

引流情况,包括引流液的量、颜色、性质等;对老年患者尤其要评估其呼吸及循环功能等状况。

（3）心理-社会评估:患者及其家属对术后康复的认知和期望。

### (三)主要护理诊断

（1）疼痛:与胆囊结石突然嵌顿、胆汁排空受阻致胆囊强烈收缩有关。

（2）潜在并发症:胆囊穿孔、感染等。

### (四)护理措施

1.减轻或控制疼痛

（1）根据疼痛的程度,遵医嘱采取非药物或药物治疗的方法止痛。

（2）卧床休息:协助患者采取舒适体位,指导其有节律地深呼吸,达到放松和减轻疼痛的效果。

（3）合理饮食:病情较轻且决定采取非手术治疗的急性胆囊炎患者,指导其清淡饮食,忌食油腻食物;病情严重需行急诊手术的患者予以禁食和胃肠减压,以减轻腹胀和腹痛。

（4）药物止痛:对诊断明确的剧烈疼痛者,可遵医嘱通过口服、注射等方式给予消炎利胆、解痉镇痛药,以缓解疼痛。

（5）控制感染:遵医嘱及时合理应用抗生素。通过控制胆囊炎症,减轻胆囊肿胀和胆囊压力,达到减轻疼痛的效果。

2.维持体液平衡

对于禁食患者,根据医嘱经静脉补充足够的热量、氨基酸、维生素、水、电解质等,以维持水、电解质及酸碱平衡。对能进食但进食量不足者,指导和鼓励其进食高蛋白、高碳水化合物、高维生素和低脂饮食,以保持良好的营养状态。

3.并发症的预防和护理

（1）加强观察:严密观察患者的生命体征变化,了解腹痛的程度、性质,发作的时间、诱因及缓解的相关因素和腹部体征的变化。若腹痛呈进行性加重,且范围扩大,出现压痛、反跳痛、肌紧张等,同时伴有寒战、高热的症状,提示胆囊穿孔或病情加重。

（2）减轻胆囊内压力:遵医嘱应用抗菌药,以有效控制感染,减少炎性物质渗出,达到减轻胆囊内压力、预防胆囊穿孔的目的。

(3)及时处理胆囊穿孔:一旦发生胆囊穿孔,应及时报告医生,并配合做好紧急手术的准备。

### (五)护理评价

(1)患者腹痛是否得到缓解,能否叙述自我缓解疼痛的方法。

(2)患者在禁食期间是否得到相应的体液补充。

(3)患者有没有发生胆囊穿孔或是否及时发现和处理已发生的胆囊穿孔。

(4)疾病愈合是否良好,有无并发症发生。

(5)患者对疾病的心理压力是否得到及时的调适与干预。

## 二、急性梗阻性化脓性胆管炎

### (一)疾病概述

1.概述

急性梗阻性化脓性胆管炎又称急性重症胆管炎,是在胆道梗阻基础上并发的急性化脓性细菌感染,急性胆管炎和急性梗阻性化脓性胆管炎是同一疾病的不同发展阶段。

2.病理生理

急性梗阻性化脓性胆管炎的基本病理改变是胆管梗阻和胆管内化脓性感染。胆管梗阻及随之而来的胆道感染造成梗阻以上胆管扩张、胆管壁黏膜肿胀,使梗阻进一步加重并趋向完全性;胆管内压力升高,胆管壁充血、水肿、炎性细胞浸润及溃疡形成,管腔内逐渐充满脓性胆汁或脓液,使胆管内压力继续升高。当胆管内压力超过 30 cmH$_2$O(2.94 kPa)时,肝细胞停止分泌胆汁,胆管内脓性胆汁及细菌逆流,引起肝内胆管及肝细胞化脓性感染;若感染进一步加重,可使肝细胞发生大片坏死;胆小管破溃后形成胆小管门静脉瘘,可在肝内形成多发性脓肿及胆道出血;大量细菌和毒素还可经肝静脉进入人体循环引起全身化脓性感染和多器官功能损害,甚至引起全身脓毒血症或感染性休克,严重者可导致多器官功能衰竭。

3.病因与诱因

(1)胆道梗阻:最常见的原因为胆道结石性梗阻。此外,胆道蛔虫、胆管狭窄、吻合口狭窄、胆管及壶腹部肿瘤等亦可引起胆道梗阻而导致急性化脓性炎症。胆道发生梗阻时,胆盐不能进入肠道,易造成细菌移位。

(2)细菌感染:胆道内细菌多来源于胃肠道,其感染途径可经十二指肠逆行进入胆道,或小肠发生炎症时,细菌经门静脉系统入肝到达胆道引起感染。可以是单一菌种感染,也可是两种以上的菌种感染。以大肠埃希菌、变形杆菌、克雷伯菌、绿脓杆菌等革兰氏阴性杆菌多见。近年来,厌氧菌及革兰氏阳性球菌在胆道感染中的比例有增高的趋势。

4.临床表现

多数患者有胆道疾病史,部分患者有胆道手术史。本病发病急骤,病情进展迅速,除了具有急性胆管炎的 Charcot 三联征(腹痛、寒战高热、黄疸)外,还有休克及中枢神经系统受抑制的表现,即 Reynolds 五联征。

(1)症状:①腹痛。患者常表现为突发的剑突下或右上腹持续性疼痛,可阵发性加重,并向右肩胛下及腰背部放射。腹痛及其程度可因梗阻的部位不同而有差异。肝内梗阻者疼痛较轻,肝外梗阻者腹痛较重。②寒战、高热。体温持续升高至39～40 ℃或更高,呈弛张热。③黄疸。多数患者可出现不同程度的黄疸,若仅为一侧胆管梗阻可不出现黄疸。④休克。呼吸急促,出冷汗,脉搏细速可超过120次/min,血压在短时间内迅速下降,可出现全身出血点或皮下淤斑。⑤神经系统症状。主要表现为神志淡漠、烦躁、谵妄、嗜睡、神志不清,甚至昏迷,病情严重者可在短期内出现感染性休克表现。⑥胃肠道症状。多数患者伴恶心、呕吐。

(2)体征:①腹部压痛或腹膜刺激征。剑突下或右上腹部可有不同程度和不同范围的压痛,出现腹膜刺激征。②可有肝大、肝区叩痛、扪及肿大的胆囊。

5.主要处理原则

紧急手术解除胆道梗阻并引流,尽早有效降低胆管内压力,积极控制感染和抢救患者生命。

(1)非手术治疗:既是治疗手段又是手术前准备。在严密观察下进行,若非手术治疗期间症状不能缓解或病情进一步加重,则应紧急手术治疗。主要措施包括:①禁食,持续胃肠减压及解痉止痛。②抗休克治疗,建立通畅的静脉输液通道,加快补液扩容,恢复有效循环血量;及时应用肾上腺皮质激素,必要时使用血管活性药物;纠正水、电解质及酸碱平衡紊乱。③抗感染治疗,联合应用足量、有效并对肝肾毒性小的抗菌药物。④其他,吸氧、降温、支持治疗等,以保护重要内脏器官功能。⑤引流,非手术方法进行胆管减压引流,如经皮经肝胆管引流(PTCD)、经内镜鼻胆管引流术等。

(2)手术治疗:主要目的是解除梗阻、胆道减压、挽救患者生命。手术力求简单而有效。多采用胆总管切开减压加T管引流术。术中注意肝内胆管是否引流通畅,以防形成多发性肝脓肿。

### (二)护理评估

1.术前评估

(1)健康史及相关因素:①发病情况。是否为突然发病,有无起病急、症状重、进展快的特点。②病因和诱因。此次发病与饮食、活动的关系,有无肝内、外胆管结石或胆囊炎反复发作史,有无类似疼痛史等。③病情及其程度。是否表现为急性病容,有无神经精神症状,是否为短期内即出现感染性休克的表现。④既往史。有无胆道手术史,有无用药史、过敏史及腹部手术史。

(2)身体状况:①全身。患者是否在发病初期即出现畏寒发热,体温持续升高至39~40℃或更高;有无伴呼吸急促、出冷汗、脉搏细速及血压在短时间内迅速下降等症状;患者有无巩膜、皮肤黄染及黄染的程度;有无神志改变的表现,如神志淡漠、谵妄或嗜睡、神志不清甚至昏迷等;有无感染、中毒的表现,如全身皮肤湿冷、发绀和皮下淤斑等。②局部。腹痛的部位、性质、程度及有无放射痛等;肝区有无压痛、叩击痛;腹膜刺激征是否为阳性;腹部有无不对称性肿大等。③辅助检查。血常规检查白细胞计数及中性粒细胞比值是否明显升高;细胞质内是否出现中毒颗粒;尿常规检查有无异常;凝血酶原时间有无延长;血生化检查是否提示肝功能损害、电解质紊乱、代谢性酸中毒及尿素氮增高等;血气分析检查是否提示血氧分压降低。B超及其他影像学检查是否提示肝和胆囊肿大,肝内外胆管扩张;心、肺、肾等器官功能有无异常。

（3）心理和社会支持状况：了解患者和其家属对疾病的认知、家庭经济状况、心理承受程度及对治疗的期望。

2.术后评估

（1）手术中情况：了解术中胆总管探查及解除梗阻、胆道减压、胆汁引流情况；术中患者生命体征是否平稳；肝内、外胆管结石清除及引流情况；有无多发性肝脓肿及处理情况；各种引流管放置位置和目的等。

（2）术后病情：术后生命体征及手术切口愈合情况；T管及其他引流管引流情况等。

（3）心理-社会评估：患者及其家属对术后康复的认知和期望程度。

## （三）护理诊断

（1）疼痛：与胆道梗阻、胆管扩张及手术后伤口疼痛有关。

（2）体液不足：与呕吐、禁食、胃肠减压及感染性休克有关。

（3）体温过高：与胆道梗阻并继发感染有关。

（4）低效性呼吸型态：与感染中毒有关。

（5）潜在并发症：胆道出血、胆瘘、多器官功能衰竭。

## （四）护理措施

1.减轻或控制疼痛

参见本章第六节"胆道感染患者的护理"。

2.维持体液平衡

（1）加强观察：严密观察患者的生命体征和循环功能，如脉搏、血压、CVP和每小时尿量等，及时准确记录出入量，为补液提供可靠依据。

（2）补液扩容：对于休克患者应迅速建立静脉输液通路，补液扩容，尽快恢复血容量。遵医嘱及时给予肾上腺皮质激素，必要时应用血管活性药物，以改善和保证组织器官的血流灌注及供氧。

（3）纠正水、电解质，酸碱平衡紊乱：根据病情、CVP、胃肠减压及每小时尿量等情况，确定补液的种类和输液量，合理安排输液的顺序和速度，维持水、电解质及酸碱平衡。

3.降低体温

（1）物理降温：通过温水擦浴、冰敷等物理方法降低患者体温。

（2）药物降温：在物理降温的基础上，根据病情遵医嘱通过口服、注射或其他途径给予药物降温。

（3）控制感染：遵医嘱联合应用足量有效的抗生素，以有效控制感染，使体温恢复正常。

4.维持有效呼吸

（1）加强观察：密切观察患者的呼吸频率、节律和深浅度；动态监测血氧饱和度，定期进行动脉血气分析检查，以了解患者的呼吸功能状况。若出现呼吸急促、血氧饱和度下降、氧分压降低，提示患者呼吸功能受损。

（2）采取合适体位：协助患者卧床休息，减少耗氧量。非休克患者取半卧位，使腹肌放松、膈肌下降，有助于改善呼吸和减轻疼痛。半卧位还可促使腹腔内炎性渗出物局限于盆腔，减轻中毒症状。休克患者应取中凹卧位。

（3）禁食和胃肠减压：禁食可减少消化液的分泌，减轻腹部胀痛。通过胃肠减压，可吸出胃内容物，减少胃内积气和积液，从而达到减轻腹胀和改善呼吸功能的效果。

（4）解痉镇痛：对诊断明确的剧烈疼痛患者，可遵医嘱给予消炎利胆、解痉镇痛药，以缓解疼痛，利于平稳呼吸，尤其是腹式呼吸。

（5）吸入氧气：根据患者呼吸的频率、节律、深浅度及血气分析情况选择给氧的方式，确定氧气流量和浓度，如可通过鼻导管、面罩、呼吸机辅助等方法给氧，以维持患者正常的血氧饱和度及动脉血氧分压，改善缺氧状况，保证组织器官的氧气供给。

5.营养支持

（1）术前：不能进食或禁食及胃肠减压的患者，可通过静脉补充能量、氨基酸、维生素、水、电解质等，以维持和改善营养状况。对凝血机制障碍的患者，可遵医嘱肌内注射维生素K。

（2）术后：在患者恢复进食前或进食量不足时，仍需从胃肠外途径补充营养素；患者恢复进食后，应鼓励患者从清淡饮食逐步转为进食高蛋白、高碳水化合物、高维生素和低脂饮食。

6.并发症的预防和护理

（1）加强观察：包括神志、生命体征、每小时尿量、腹部体征及引流液的量、颜色、性质，同时注意血常规、电解质、血气分析和心电图等检查结果的变化。若T管引流液呈血性，伴腹痛、发热等症状，应考虑胆道出血；若腹腔引流液呈黄绿色胆汁样，应警惕胆瘘的可能；若患者出现神志淡漠、黄疸加重、每小时尿量减少或无尿、肝肾功能异常、血氧分压降低或代谢性酸中毒以及凝血酶原时间延长等症状，提示多器官功能衰竭，应及时报告医生，并协助处理。

（2）加强腹壁切口、引流管和T管护理。

（3）加强支持治疗：患者发生胆瘘时，在观察并准确记录引流液的量、颜色的基础上，遵医嘱补充水、电解质及维生素，以维持水、电解质平衡；鼓励患者进食高蛋白、高碳水化合物、高维生素和低脂易消化食物，防止因胆汁丢失影响消化吸收而造成营养障碍。

（4）维护器官功能：一旦出现多器官功能衰竭的征象，应立即与医生联系，并配合医生采取相应的急救措施。

**（五）护理评价**

（1）患者是否及时得到补液、体液代谢维持平衡。

（2）患者感染是否得到有效控制，体温是否恢复正常。

（3）患者能否维持有效呼吸，有没有发生低氧血症或发生后是否得到及时发现和纠正。

（4）患者的营养状况是否得到改善或维持。

（5）患者有没有发生胆道出血、胆瘘及多器官功能衰竭等并发症，或发生后是否得到及时处理。

# 第六章 神经外科常见疾病的护理

## 第一节 重症颅脑损伤患者的护理

颅脑损伤是神经外科常见的疾病,占全身各部损伤的10%~20%,仅次于四肢损伤。重症颅脑损伤患者往往病情危重复杂,死残率位居外伤榜首,死亡率可高达50%。因此,如何降低重症颅脑损伤患者的死残率,成为神经外科亟待解决的问题。

### 一、病因及分类

#### (一)病因

颅脑损伤多因暴力作用于头部而引起。常因交通事故、工矿事故、高处坠落、跌倒、锐器或钝器打击头部所致,火器伤多见于战时。颅脑损伤包括头皮损伤、颅骨骨折、脑损伤,三者可单独或同时存在。

#### (二)分类

1.按损伤机制分类

一般可分为原发性和继发性损伤。

2.按损伤程度分类

按伤情轻重可分为以下三级。

(1)Ⅰ级(轻型):主要指单纯脑震荡,昏迷时间在20 min以内。

(2)Ⅱ级(中型):主要指轻度脑挫裂伤或颅内小血肿,昏迷时间在6 h以内。

(3)Ⅲ级(重型):主要指广泛颅骨骨折、广泛脑挫裂伤、脑干损伤或颅内血肿,昏迷时间在6 h以上;或在伤后24 h内意识障碍加深并昏迷6 h以上。

3.按格拉斯哥昏迷评分法分类

(1)轻度:昏迷时间在20 min以内,处于13～15分。

(2)中度:昏迷时间在20 min至6 h,处于9～12分。

(3)重度:昏迷时间超过6 h,或在伤后24 h内意识障碍加深并昏迷6 h以上,处于3～8分。

4.按形态学分类

可广义地分为颅骨骨折和颅内损伤。

(1)颅骨骨折:按骨折部位可分为颅盖骨折和颅底骨折;按骨折形态分为线形骨折、凹陷骨折、洞形骨折、粉碎性骨折;按是否与外界相通分为开放性骨折和闭合性骨折。

(2)颅内损伤:可分为局灶性脑损伤和弥漫性脑损伤。按血肿所在部位可分为硬脑膜外血肿、硬脑膜下血肿、脑内血肿。

5.按颅内血肿形成速度分类

按外伤后血肿引起颅内压升高或早期脑疝症状所需时间分为3型:①急性,72 h以内。②亚急性,3 d至3周。③慢性,3周以上。

## 二、临床表现

### (一)颅骨骨折

1.颅盖骨折

分为线形骨折和凹陷骨折两种。

2.颅底骨折

分为颅前窝骨折、颅中窝骨折、颅后窝骨折(表6-1)。

表6-1 颅底骨折的临床表现

| 骨折部位 | 脑脊液 | 淤斑部位 | 可能损伤的脑神经 |
|---|---|---|---|
| 颅前窝 | 鼻漏 | 眼睑、球结膜下("熊猫眼") | 嗅神经、视神经 |
| 颅中窝 | 耳漏 | 乳突区 | 颞骨岩部骨折损伤面神经、听神经;骨折位于中线位,则累及第Ⅱ～Ⅵ对脑神经 |
| 颅后窝 | 无 | 乳突部、咽后壁黏膜下 | 第Ⅸ～Ⅻ对脑神经 |

## (二)原发性脑损伤

### 1.脑震荡

伤后立即出现短暂的意识丧失,一般持续时间不超过30min。

### 2.脑挫裂伤

脑挫裂伤包括脑挫伤和脑裂伤,脑挫伤指脑组织遭受破坏较轻,软胸膜完整;脑裂伤指软脑膜、血管及脑组织同时破裂,伴有外伤性蛛网膜下隙出血。在局灶症状和体征的基础上表现为意识障碍、头痛、恶心、呕吐、生命体征明显改变等症状。

### 3.脑干损伤

指中脑、脑桥、延髓部分的挫裂伤,是一种严重的,甚至是危及生命的损伤。①中脑损伤:意识障碍较为突出,并出现瞳孔时大时小、双侧交替变化及去皮质强直症状。②脑桥损伤:除有持久意识障碍之外,双侧瞳孔极度缩小,角膜反射及咀嚼肌反射消失。③延髓损伤:主要为呼吸抑制和循环紊乱。

### 4.下丘脑损伤

①意识与睡眠障碍:伤后即可出现嗜睡症状,严重时即刻出现昏迷。②循环和呼吸紊乱:下丘脑外核和后核受刺激时以低血压、脉速多见。③体温调节障碍:下丘脑前区损伤可引起高热,后区损伤则可导致体温过低。

## (三)继发性脑损伤

### 1.急性硬脑膜外血肿

临床症状可因出血速度、血肿部位及年龄而有所不同。表现为:

(1)意识障碍:①典型的意识障碍是伤后昏迷有"中间清醒期",即伤后原发性脑损伤的意识障碍清醒后,在一段时间后颅内血肿形成,因颅内压增高导致病人再度出现昏迷。②原发性脑损伤严重,伤后昏迷持续并进行性加重,血肿的症状被原发性脑损伤所掩盖。③原发性脑损伤轻,伤后无原发性昏迷,至血肿形成后始出现继发性昏迷。病人在昏迷前或中间清醒期常有头痛、呕吐等颅内压增高症状,幕上血肿大多有典型的小脑幕切迹疝表现。

(2)瞳孔改变:幕上血肿患侧瞳孔先缩小,随之进行性散大。

（3）神经系统体征：可出现一侧肢体肌力下降，并进行性加重。

（4）生命体征变化：常为进行性血压升高、心率减慢和体温升高。

（5）血肿形成：脑膜中动脉破裂出血是硬膜外血肿形成的主要原因。

2.急性硬脑膜下血肿

硬脑膜下血肿形成因为脑皮质血管破裂，大多由对冲性脑挫伤所致。表现为：①急性硬膜下血肿，伤后持续昏迷或昏迷进行性加重，颅内压升高和脑疝症状出现较早。②亚急性硬脑膜下血肿，由于原发性脑挫伤较轻，出血速度较慢。

3.慢性硬脑膜下血肿

表现为慢性颅内压升高、神经功能障碍及精神症状。

4.脑内血肿

出现颅内压升高症状；颅内血肿累及功能区，可出现偏瘫、偏盲、偏身感觉障碍、失语及局灶性癫痫等症状；意识障碍持久且进行性加重。

### 三、治疗要点

#### （一）非手术治疗

包括防治脑水肿、保持呼吸道通畅、加强营养支持等，如采用脱水疗法，静脉应用20%甘露醇、呋塞米、高渗性盐水等，从而降低颅内压。

#### （二）手术治疗

有手术指征的患者均应尽快手术治疗。原则上，凡颅脑损伤发生颅内血肿、开放性损伤、颅骨凹陷骨折引起急性脑受压或脑疝的患者均需急诊手术治疗。若合并内脏出血、其他部位开放性骨折和休克等，应同时紧急处理。

### 四、护理措施

#### （一）一般护理

1.保持呼吸道通畅

（1）体位：床头抬高15°～30°，以利于颅内静脉回流。昏迷及吞咽功能障碍患者取侧卧位或侧俯卧位，以免呕吐物、分泌物误吸，引起吸入性肺炎或窒息。

（2）及时清除呼吸道分泌物：颅脑损伤患者多有不同程度的意识障碍，丧失有效的咳嗽反射和吞咽功能，需及时清除呼吸道分泌物、血液、脑脊液及呕吐物等，避免因通气功能障碍导致颅内压进一步升高。

（3）开放气道：保持呼吸道通畅，吸氧并监测动脉血氧饱和度，必要时放置口咽（鼻咽）通气道、行气管插管或气管切开。

（4）湿化气道：适宜的室内温度、湿度及雾化吸入，有利于降低呼吸道分泌物黏稠度，利于排痰。

（5）预防感染：遵医嘱及时合理应用抗生素防治呼吸道感染。

2.脑疝的观察与急救

（1）病情观察：①意识状态，可通过格拉斯哥评分进行动态观察加以判断。②瞳孔，是观察重型颅脑损伤病情的窗口。如两侧瞳孔不等大，一侧进行性散大，对光反应迟钝或消失，并伴有意识障碍，则提示有脑受压及脑疝。③生命体征，可反映中枢功能及颅内压的变化。如血压升高、脉搏慢而有力、呼吸浅慢常提示颅内压升高。④颅内压的观察，头痛、呕吐、视神经乳头水肿是颅内压升高的3个主要症状。患者剧烈头痛、频繁呕吐常为急性颅内压升高的表现，应注意发生脑疝的危险。⑤肢体活动情况，如果患者逐渐出现肢体活动障碍，尤其是继发于意识障碍加重和瞳孔改变之后，则提示病情加重。⑥颅内压监测，格拉斯哥评分≤8分者均适合于颅内压监测，颅内压有逐渐上升的趋势，脑灌注压低于40 mmHg[①]，应及时通知医生处理。

（2）小脑幕切迹疝：常表现为患侧瞳孔先缩小，对光发射迟钝，随病情进展，患侧瞳孔逐渐散大，直接和间接对光反射消失；进行性意识障碍；病变对侧肢体肌力减弱或麻痹；对侧瞳孔早期正常，晚期也随之散大；血压忽高忽低、脉搏迟缓、心律不齐、呼吸浅而不规则。护理措施：迅速建立静脉通路同时通知医生；遵医嘱快速静脉推注20%甘露醇250～500 ml；做好备血、备皮、抗生素敏感试验等急诊手术准备；配合急诊CT检查。

（3）枕骨大孔疝：颅后窝血肿的患者易发生急性枕骨大孔疝，表现为剧烈头痛、频繁呕吐、颈强直或强迫体位，生命体征变化较早，意识障碍出现

---

①1 mmHg=0.133 kPa

较晚,早期突发呼吸骤停。护理措施:协助医生进行气管插管;呼吸囊或呼吸机辅助通气;做好脑室穿刺术配合及开颅手术前的准备工作。

**3.脑脊液漏的护理**

(1)体位:患者取半坐卧位,头偏向患侧,借重力作用使脑组织移至颅底,促使脑膜形成粘连而封闭漏口,待脑脊液漏停止3~5日改平卧位。

(2)保持局部清洁:每日2次清洁,消毒外耳道、鼻腔或口腔,避免棉球过湿,以防液体逆流入颅。勿挖鼻、抠耳。

(3)防治颅内逆行感染:禁忌堵塞鼻腔、耳道;禁忌冲洗鼻腔、耳道及经鼻腔给药;脑脊液鼻漏者,严禁经鼻腔置胃管、吸痰及鼻导管给氧;观察有无头疼、发热等颅内感染迹象;遵医嘱应用抗生素和破伤风抗毒素,预防颅内感染。

(4)避免颅内压骤升:避免用力排便、咳嗽、打喷嚏、擤鼻涕等,以免颅内压骤升;禁止高压灌肠,以防腹压升高,引起颅内压剧增,诱发脑疝;保证氧的供给,防止窒息及吸入性肺炎加重脑缺氧;保证血压稳定,维持正常脑灌注量。

(5)观察记录脑脊液漏量:在外耳道口或鼻前庭疏松地放置干棉球,棉球渗湿后及时更换,并记录24 h浸湿的棉球数,以此估计漏出的脑脊液量。

(6)观察有无低颅压综合征:脑脊液外漏多时,若出现立位头疼加重,卧位时缓解,并出现头疼、眩晕、呕吐、厌食、反应迟钝、脉搏细数、血压偏低等症状考虑颅内压过低,遵医嘱迅速补充液体以缓解症状。

**4.营养支持**

颅内损伤患者常因昏迷、高热、呕吐或呼吸急促和抑制而造成代谢紊乱。

(1)营养途径选择:如内环境稳定,循环、呼吸功能趋于平稳,应尽早给予营养支持。营养方式可由肠外营养为主的营养供给方式转变为通过鼻胃管、鼻肠管或胃造口、肠造口途径为主的肠内营养。

(2)控制速度:最好应用喂食泵,速度从25 ml/h开始,每6 h测量1次胃(肠)残余量,根据患者消化能力逐渐增加鼻饲总量及泵入速度,有胃潴留者行胃肠减压,暂停鼻饲。

（3）监测指标：定期测量体重，监测氮平衡，了解血浆蛋白、血糖、电解质等生化指标，以便及时调整热量和各种营养成分。

5.亚低温治疗和护理

亚低温是应用冬眠药物和物理降温，使患者体温处于一种可控制的低温状态以降低脑代谢和脑耗氧，防止脑水肿。亚低温治疗在临床上又称冬眠疗法或人工冬眠。体温在33~35℃为轻度低温；28~32℃为中度低温；17~27℃为深度低温；16℃以下为超深低温。动态监测颅内压的变化，维持脑压在20 mmHg以下，防止冻伤及压疮的发生。

6.躁动护理

颅脑损伤后，患者常出现躁动。

（1）原因：分析引起躁动的原因，给予相应护理措施。①颅内因素，患者存在脑挫裂伤、脑水肿及颅内血肿等疾病时，患者由安静转为躁动，提示病情恶化，需通知医生处理。②颅外因素，呼吸道不畅所致的缺氧、尿潴留、便秘、瘫痪肢体受压及冷、热、痛、痒、饥饿等刺激，均可引起患者躁动，应积极寻找原因并对症处理。

（2）慎用镇静药物：慎用镇静药，以防掩盖病情变化及引起呼吸抑制。对已确诊的躁动患者，可适量给予镇静药，严密观察病情变化。

（3）安全护理：防止意外发生。可加床栏以防坠床，必要时由专人守护；勤剪指甲以防抓伤，远离危险物品；保持床单平整以防皮肤擦伤；注射时需有人相助以防断针；适当约束，避免患者过度挣扎，导致颅内压进一步升高和能量消耗加重。

7.急性神经源性肺水肿

常见于丘脑和脑干损伤。主要表现为：呼吸困难，咳血性泡沫样痰，肺部布满湿啰音，血气分析显示 $PaO_2$ 下降和 $PaCO_2$ 升高。护理措施：患者取半坐位，双下肢下垂，以减少回心血量；保持呼吸道通畅，必要时行气管切开，呼吸机辅助呼吸，行呼气末正压通气。

8.引流管的护理

（1）脑室引流管：引流血性脑脊液和局部渗血。护理措施：①引流高度在基线上，仰卧时以外耳道为基线、侧卧位时以正中矢状面为基线。引流管过高会导致引流不充分;引流管过低则会导致引流过度,造成低颅压,有时还会造成桥静脉断裂,形成硬脑膜下血肿。②引流管勿受压和折叠,适当限制患者头部活动范围,活动时避免牵拉引流管。③观察并记录引流液的颜色、量及性质。发现异常,及时通知医生进行处理。

(2)慢性硬脑膜下血肿:引流瓶(袋)应低于创腔 30 cm,保持引流管通畅,观察引流液的颜色、性质和量。

(3)脓腔引流:取利于引流的体位;引流瓶(袋)至少低于创腔 30 cm,引流管的开口在创腔的中心,应根据 X 线检查结果加以调整。

9.并发症的护理

(1)肺内感染:预防肺部感染和坠积性肺炎的发生。清醒患者鼓励咳痰,昏迷患者加强翻身、叩背和吸痰,保持呼吸道通畅。

(2)消化道出血护理:为下丘脑或脑干损伤引起应激性溃疡所致,大量使用激素也可诱发。护理措施:①观察。应注意观察患者的生命体征及全身情况,若患者出现呕血、胃管内抽出咖啡色胃内容物及排黑粪,及时报告医生。②处理。大量出血者应禁食,行胃肠减压,采用冰盐水洗胃,胃管内注入凝血酶;小量出血仅有黑粪无呕血者,给予清淡无刺激的流质饮食或行肠内营养。

(3)预防泌尿系感染:对留置导尿管的患者行会阴护理,训练膀胱功能,尽量缩短留置尿管的时间,采用有防逆流装置的一次性尿袋,同时嘱患者多饮水、多排尿,达到冲洗膀胱和尿道的作用。

(4)预防压力性损伤:保持患者皮肤清洁、干燥,每天擦浴1次;评估压力性损伤发生的危险因素,必要时保护骨隆突部位;每2 h翻身l次,保持肢体处于功能位,背部可应用R枕。

(5)预防失用综合征:存在意识或肢体功能障碍者,可发生关节挛缩和肌萎缩。应保持患者肢体于功能位,防止足下垂。每日行被动肢体康复训练,防止肢体挛缩和畸形。

10.心理护理

颅脑损伤多为意外发生,病情急、伤势严重、威胁生命,患者及家属易产生恐惧心理。应帮助患者调整心态,保持积极乐观的情绪,树立战胜疾病的信心。

### (二)术后并发症的预防与护理

**1.术后血肿**

开颅术后血肿可以发生在帽状腱膜下、硬脑膜外、硬脑膜下和脑内。开颅手术后血肿多发生在术后24～48 h。术后早期幕上血肿表现为手术结束后,患者意识迟迟不清醒;或术后患者麻醉已清醒,继之意识逐渐变差,肢体运动障碍,病理征阳性。后颅窝的术后血肿表现为病情变化快,患者可能突然发生呼吸停止。因此,应正确选择心电监护报警系统,严密观察患者病情变化,有问题及时通知医生。

**2.术后感染**

开颅术后常见的直接感染有头皮切口感染、脑膜炎等神经系统感染。常采取的护理措施为:①颅内压的观察,术后3 d患者出现高热、头痛、颈强直、神志改变等症状,应通知医生处理。②体位,床头抬高15°～30°,头下铺无菌治疗巾,保持头部敷料清洁,有脑脊液漏及切口敷料渗出应及时通知医生。③高热,可用冰敷或亚低温治疗,必要时遵医嘱给予药物降温;加强营养摄入。④遵医嘱正确应用抗生素。

**3.开颅术后脑梗死**

开颅术后脑梗死并不少见,可分为全脑梗死和局灶性脑梗死。脑灌注压必须高于60 mmHg才能保证脑的血液供应,因此,必须有效控制血压。

**4.开颅术后脑积水**

外伤后脑积水分为正常颅内压脑积水和高颅压性脑积水。前者表现为痴呆、共济失调和大小便失禁;后者表现为高血压、心动过缓和通气不足,还可出现整体功能低下、步态不稳、长期昏迷、癫痫及进行性的肌张力增强。护理上需对患者的临床表现和神经体征进行连续、详尽的观察与记录,必要时通知医生;正确应用降颅内压药物,并观察降压效果,协助医生动态地进行CT检查,观察脑室系统的变化,备好脑室引流所需物品。

**5.深静脉血栓和肺栓塞**

深静脉血栓和肺栓塞是开颅术后常见的并发症,多发生于手术后、昏迷、长期卧床及肢体活动障碍者。若出现不明原因的发热、下肢压痛和肿胀,应及时进行多普勒超声或静脉造影检查以明确诊断。深静脉血栓脱落会造成肺栓塞,严重者可危及生命。预防下肢深静脉血栓形成的措施:①活动,鼓励患者尽早下床活动,瘫痪下肢可行被动运动。②卧位,昏迷及长期卧床的患者应抬高下肢15°～30°,促进静脉回流,肢体摆放于功能位。③保护静脉,避免在下肢静脉滴注液体,特别是瘫痪侧;长期输液者应交替使用静脉。④预防,术后患者可使用弹力袜或间歇性腓肠肌压力泵。

### 五、健康指导

#### (一)活动指导

嘱患者劳逸结合,避免过度劳累和过度用脑。

#### (二)癫痫患者的指导

出院后继续遵医嘱服用抗癫痫药物,不可突然停药,以免诱发癫痫;禁用口腔测体温;不做登高、游泳、驾驶车辆等危险活动,防止癫痫发作造成意外伤害;如出现肢体麻木、眩晕、心悸、幻嗅等症状,提示可能会发生癫痫,应立即平卧,避免摔伤。

#### (三)颅骨缺损患者的指导

(1)保护缺损部位:取健侧卧位,避免患侧卧位,防止脑组织受压,外出时佩戴松紧适度的帽子以保护骨窗部位,避免缺损处再次受伤。活动强度适宜,速度勿快,避免脑组织移位。

(2)舒适管理:不在高温环境下长期工作,远离有噪声的地方,以免引起头部不适。

(3)避免颅内压剧烈波动:保持情绪稳定,高血压患者适当控制血压,多食富含粗纤维的食物,保持大便通畅。

(4)心理护理:脑组织失去正常颅骨的屏障作用而使骨窗塌陷、膨隆及脑组织受伤,且颅骨缺损影响美观,因此心理护理尤为重要,家属需理解患者的感受。

#### (四)复诊指导

如缺损区脑组织膨出、饱满、硬度大,或出现头疼、呕吐、癫痫、脑脊液漏等症状应及时就诊;3～6个月复诊,一般术后半年可考虑行颅骨缺损修补。

# 第二节 听神经瘤患者的护理

听神经瘤是指起源于听神经鞘的肿瘤,为良性肿瘤,是常见的颅内肿瘤之一,占颅内肿瘤的 8%～10%,占桥小脑角肿瘤的 80%～90%。肿瘤多数发生于听神经前庭段,少数发生于该神经的耳蜗部。随着肿瘤生长,可出现一些神经压迫症状。

## 一、病因与病理

### (一)病因

从解剖角度看,听神经包括前庭神经和耳蜗神经,与面神经共同走行于内听道中;听神经从脑干发出后,直到内听道口无神经鞘膜,仅为神经胶质细胞和软脑膜被覆,至内听道口穿过软脑膜后,由 Schwann 细胞被覆,故其多发生在内听道内的前庭神经鞘膜,并逐渐向颅内扩展。前庭神经鞘瘤起源于外胚层,其前庭神经的鞘膜细胞增生瘤变,逐渐形成肿瘤。

### (二)病理

听神经瘤是一种具有完整包膜的良性肿瘤,表面光滑,有时可呈结节状。肿瘤大多从内听道内开始生长,逐渐突入颅腔。肿瘤小者局限在内听道内,直径仅数毫米,仅有内听道扩大,随着肿瘤的不断增大,大者可占据整个一侧后颅窝,可向上经小脑幕裂孔生长入颅中窝,幕下生长达枕骨大孔,内侧可越过脑桥的腹侧达对侧。相邻的脑神经、小脑和脑干等结构可遭受不同程度的推移,面神经、三叉神经可被压向前方或前上方,向下延伸至颈静脉孔可累及舌咽神经、迷走神经及副神经,向内可压迫脑干、小脑和第四脑室。

## 二、临床表现

一般听神经瘤病程较长,随着肿瘤的生长,临床症状和体征按一定顺序出现。

### (一)早期耳部症状

肿瘤体积小时,出现一侧耳鸣、听力减退、眩晕和平衡障碍。听力障碍是最常见的症状,发生率为95%。耳鸣可伴有发作性眩晕或恶心、呕吐。

### (二)中期面部症状

肿瘤继续增大,压迫同侧的面神经和三叉神经时,患者常出现患侧面肌痉挛及泪腺分泌减少,或有轻度周围性面瘫。三叉神经损害表现为同侧面部麻木、疼痛、触觉减退、角膜反射减弱、颞肌和咀嚼肌肌力差或肌萎缩。

### (三)后期脑神经症状

肿瘤体积大时,压迫脑干、小脑及后组脑神经,引起交叉性偏瘫及偏身感觉障碍、小脑性共济失调、声音嘶哑、吞咽困难、饮食呛咳等;发生脑脊液循环梗阻时则有头痛、呕吐、视力减退、视神经乳头水肿或继发性视神经萎缩。

### (四)晚期脑桥小脑角综合征

听神经瘤瘤内出血可引起急性脑桥小脑角综合征,使患者出现病情的急剧变化。患者表现为突然出现听力下降、急性面肌痉挛或面瘫、面部感觉障碍、声音嘶哑等,严重者可出现意识和呼吸障碍。

## 三、治疗要点

听神经瘤是良性肿瘤,治疗原则是手术治疗,尽可能安全、彻底地切除肿瘤,避免相邻神经损伤。多数学者认为肿瘤全切除后,本病可获得根治。如果担心手术残留,可以考虑辅助γ刀治疗。若为急性瘤内出血,肿瘤体积增大,出现颅内压升高和意识障碍,可先予激素和脱水治疗,然后进行急诊手术。

## 四、护理措施

### (一)术前护理

1.疾病指导

告知患者各项术前检查的目的和重要性,做好各项检查的配合,完善术前准备;了解患者对疾病和手术的认知程度,告知其术后可能发生的脑神经损伤情况、并发症及需要配合的事项。

2.预防枕骨大孔疝发生

观察患者意识状态、生命体征、肢体活动情况,避免一切诱发颅内压升高的因素。若患者出现剧烈头痛、频繁呕吐、颈强直、呼吸变慢,应及时通知医生。

3.改善患者的营养状况

注意监测肝脏功能及水、电解质及酸碱平衡情况,保持水、电解质及酸碱平衡。对后组脑神经麻痹有饮水呛咳或吞咽困难的患者,行肠内、肠外营养支持,防止吸入性肺内感染。

4.生活护理

患者存在小脑性共济失调、动作不协调。嘱患者卧床休息,指导患者练习床上大小便,给予生活护理,加强安全护理,防止意外发生。

5.沟通障碍的护理

耐心与患者交谈,必要时辅助手势及文字或护患沟通图解进行沟通,以满足患者需求。

6.心理护理

评估患者的文化程度及对疾病的认识程度,向患者讲解手术和麻醉的相关知识、手术的目的和意义,以减轻患者的焦虑和恐惧。

(二)术后护理

1.病情观察

观察患者意识状态、生命体征、瞳孔、肢体活动情况,密切观察患者呼吸、血氧饱和度的变化。给予吸氧、心电血氧监测。遵医嘱给予脱水剂及激素类药物。注意观察患者是否有头痛、呕吐及颈强直的情况。

2.体位

麻醉未清醒者取仰卧位,头向健侧,清醒后头部抬高15°~30°,对肿瘤切除后残腔较大的患者,术后24~48 h取头部健侧卧位,行轴线翻身,避免颈部扭曲或动作过猛,造成脑干摆动或移位,而导致呼吸骤停。

3.引流管护理

详见本章第一节"重症颅脑损伤患者的护理"。

4.呼吸道护理

第Ⅸ、Ⅹ、Ⅺ、Ⅻ对脑神经损伤,可导致吞咽和呛咳反射异常;由于手术时间长,患者常采取侧卧位。患者可有不同程度的咳嗽无力、痰液不能排出,出现窒息和并发肺部感染。护理措施:①及时吸痰以保持呼吸道通畅,充足给氧。②每2h翻身、叩背1次,每4~6h雾化吸入1次,防止呕吐物误吸引起窒息。③术后咳嗽无力不能排痰者,可用导管插入气管吸出分泌物,必要时协助医生通过支气管镜吸痰。发生呼吸困难、发绀、血氧饱和度低于90%应及时通知医生,必要时考虑行气管切开。

5.并发症的预防和护理

(1)颅内继发性出血:颅内血肿多发生在术后24~48h,由于后颅窝容积狭小,代偿容积相对较小,术区脑组织水肿或瘤腔渗血时病情变化较快,需监测患者生命体征,特别是血压、呼吸、动脉血氧饱和度。因此术后24h内应严密观察患者有无剧烈头痛、频繁呕吐及血压升高、心率减慢、呼吸深慢或不规则、动脉血氧饱和度下降、烦躁不安、意识模糊等颅内压升高症状,如有变化应立即通知医生,并做好抢救的准备。

(2)颅内继发性感染:颅内感染与脑室外引流、切口愈合不良、脑脊液漏有关。护理措施:①保持脑室外引流或腰大池引流装置通畅,管道勿受压、扭曲、脱落,倾倒时严格遵守无菌操作原则,防止逆流。②保持头部敷料清洁、干燥,发现切口有液体渗出,及时通知医生处理。③监测体温的变化,遵医嘱合理应用抗生素。

(3)暴露性角膜炎:患者肿瘤体积较大时,术前可出现周围性面瘫及三叉神经功能障碍,手术也可导致或加重脑神经的损伤,出现眼睑闭合不全、瞬目动作减少、球结膜干燥、面部感觉消失、口角向健侧歪斜等症状。护理措施:①给患者涂眼膏、戴眼罩,形成湿房。②日间用眼药水滴眼2~3次,夜间涂眼膏。③保持眼部清洁,每日护理眼部2次。如果出现暴露性角膜炎,必要时需要行眼睑缝合术。

(4)吞咽困难:由于手术牵拉刺激可导致患者伴有舌咽和迷走神经的损伤,出现声音嘶哑、吞咽困难。①饮水试验,术后6h需进行饮水试验,进食呛咳者,予以鼻饲流食,并行吞咽康复训练,待吞咽功能恢复后给予经口饮食;经口进食无呛咳者,给予流食,并逐渐改为半流食及软食。②进食时需注意将床头抬高30°~45°,取健侧卧位;温度在38~40℃,避免过热造成烫伤;注意进食速度,将食物放在健侧舌上方,小口、细嚼慢咽、少量多餐,防误吸发生。③口腔清洁,进食后漱口或行口腔护理,以免食物残留发生口腔感染。④吞咽功能训练,临床上可应用日本洼田俊夫饮水试验评估,评估患者吞咽障碍的程度,以便及时给予相应的干预。进行咽部冷刺激、空吞咽、屏气-发声运动及摄食训练,有助于吞咽功能的恢复。

(5)面部带状疱疹:与术中三叉神经受刺激有关,多在2周内消失。护理措施:①每日2次口腔护理,保持口唇周围清洁,并涂抗生素软膏。②根据医嘱给予抗病毒药物及B族维生素。③超短波治疗。

## 五、健康指导

### (一)用药指导

根据医嘱服用药物,不可擅自停药或漏服药物。

### (二)眼睑闭合不全患者的指导

保持眼部清洁,指导患者禁止用不洁净的物品擦眼,白天滴眼药水,外出时戴太阳镜或眼罩,以防阳光和异物的伤害;睡前涂眼药膏,用干净的塑料薄膜覆盖,形成湿房,防止发生暴露性角膜炎。

### (三)面瘫患者的指导

指导患者进行面部肌肉练习,对着镜子做皱眉、闭眼、吹口哨及呲齿等动作;避免进食过硬、不易嚼碎的食物,最好进食软食;每日2次进行患侧面部按摩,按摩时力度适宜、部位准确。

### (四)活动指导

出院后注意休息,3个月内避免剧烈运动及重体力劳动,在身体尚未完全恢复时可适当做些简单的家务,避免头部感染。

### (五)饮食指导

合理饮食,忌食辛辣等刺激性食物,给予高热量、高蛋白、丰富维生素及易消化的饮食,多吃富含维生素A、维生素C的绿色蔬菜和芒果。吞咽困难者应进软食,少食多餐、细嚼慢咽。

## （六）复诊指导

出院后3个月到门诊复查,若病情稳定,每6个月复查1次,持续2年,此后改为每年复查1次。出现以下症状,应立即随诊:切口处出现漏液;头痛逐渐加重,恶心、呕吐;体温持续高于38℃;颈强直,步态不稳加重等。

# 第三节　垂体瘤患者的护理

垂体瘤是腺垂体、神经垂体及胚胎期颅咽管囊残余鳞状上皮细胞发生的肿瘤。其中腺垂体的腺瘤占大多数,来自神经垂体者少见。垂体瘤约占颅内肿瘤的15%,大部分为良性腺瘤,极少数为恶性。

## 一、病因及分类

### （一）病因

垂体瘤的发病机制是一个多种因素共同参与的、复杂的多步骤过程,至今尚未明确。目前主要存在两种假说:一是下丘脑调控异常机制,二是垂体细胞自身缺陷机制。人们对下丘脑-垂体轴生理功能进行了不断研究,发现腺垂体可分泌如下激素:生长激素(GH)、催乳素(PRL)、促肾上腺皮质激素(ACTH)、促甲状腺素(TSH)、卵泡刺激素(FSH)、黄体生成素(LH)。

### （二）分类

（1）根据肿瘤细胞染色的特性:分为嫌色性、嗜酸性、嗜碱性细胞腺瘤。

（2）根据肿瘤内分泌功能:分为催乳素细胞腺瘤(PRL细胞腺瘤)、生长激素细胞腺瘤(GH细胞腺瘤)、促肾上腺皮质激素细胞腺瘤(ACTH细胞腺瘤)、促甲状腺素细胞腺瘤(TSH细胞腺瘤)、促性腺素细胞腺瘤、混合性激素分泌瘤。

（3）按肿瘤大小:分为微腺瘤(直径<1 cm)、大腺瘤(1 cm≤直径≤3 cm)和巨大腺瘤(直径4 cm)。

## 二、临床表现

垂体瘤可有一种或几种垂体激素分泌过多,表现为相应的功能亢进。

除此之外,还可因肿瘤周围的正常垂体组织受压和破坏引起不同程度的腺垂体功能减退的表现,以及可有肿瘤向鞍外扩展压迫邻近组织结构的表现。

## (一)激素分泌过多综合征

PRL 细胞腺瘤:以女性多见,典型表现为闭经、溢乳、不育。男性则表现为性欲减退、阳痿、乳腺发育、不育等。

GH 细胞腺瘤:未成年人可表现为生长过速、巨人症。成人表现为肢端肥大。

ACTH 细胞腺瘤:临床表现为向心性肥胖、满月脸、水牛背、多血质、皮肤紫纹、毳毛增多等。重者出现闭经、性欲减退、全身乏力,有的患者伴有高血压、糖尿病、低血钾、骨质疏松等症状。

TSH 细胞腺瘤:少见,由于垂体促甲状腺素分泌过盛,多引起甲状腺功能亢进症状。

FSH 和 LH 细胞瘤:非常少见,有性功能减退、闭经、不育、精子数目减少等症状。

## (二)激素分泌减少

某种激素分泌过多干扰了其他激素的分泌,或肿瘤压迫正常垂体组织而使激素分泌减少。表现为继发性性腺功能减退(最为常见)、甲状腺功能减退(次之)、肾上腺皮质功能减退。

## (三)垂体周围组织压迫症

(1)头痛:因为肿瘤造成鞍内压升高,垂体硬膜囊及鞍膈受压,多数患者出现头痛,主要位于前额、眶后和双颞部,程度轻重不同,呈间歇性发作。

(2)视力减退,视野缺损:肿瘤向前上方发展压迫视交叉,多数为颞侧偏盲或双颞侧上方偏盲。

(3)海绵窦综合征:肿瘤向侧方发展,压迫第Ⅲ、Ⅳ、Ⅴ对脑神经,引起上眼睑下垂,眼外肌麻痹和复视。

(4)下丘脑综合征:肿瘤向上方发展,影响下丘脑可导致尿崩症、睡眠异常、体温调节障碍、饮食异常、性格改变。

(5)脑脊液鼻漏:如肿瘤破坏鞍底可出现脑脊液鼻漏。

（6）垂体卒中：由瘤体内出血、坏死导致。起病急骤，患者可表现为剧烈头痛、恶心、呕吐，并迅速出现不同程度的视力减退，严重者可在数小时内双目失明，常伴眼外肌麻痹，可出现神志模糊、定向力障碍、颈强直，甚至突然昏迷。

### 三、辅助检查

#### （一）激素测定

包括 PRL、GH、ACTH、TSH、FSH、LH 等。

#### （二）影像学检查

（1）MRI：垂体瘤的影像学检查首选 MRI，因其敏感，能更好地显示肿瘤及其与周围组织的解剖关系，可以区分视交叉和蝶鞍隔膜，清楚地显示脑血管及垂体肿瘤是否侵犯海绵窦和蝶窦、垂体柄是否受压等情况，MR1 比CT 检查更容易发现小的病变。MRI 检查的不足是它不能像CT 一样显示鞍底骨质破坏征象以及软组织钙化影。

（2）CT：常规 5 mm 分层的 CT 扫描仅能发现较大的垂体占位病变。高分辨率多薄层（1.5 mm）冠状位重建 CT 在增强扫描检查时可发现较小的垂体瘤。

（3）X 线平片：瘤体较大时平片可见蝶鞍扩大，鞍底呈双边，鞍背破坏、鞍壁变薄。

（4）放射性核素：应用于鞍区疾病的放射性核素成像技术也发展迅速，如正电子断层扫描（PET）已开始用于临床垂体瘤的诊断。

#### （三）其他检查

垂体瘤的特殊检查主要指眼科检查。包括视野检查、视力检查和眼球活动度检查。肿瘤压迫视神经时可引起视野缺损，或伴有视力下降。

### 四、治疗要点

垂体瘤的治疗方法有手术治疗、放射治疗、药物治疗及激素替代治疗。

#### （一）手术治疗

瘤体微小限于鞍内者可经鼻蝶入路手术切除。有鼻部感染，鼻窦炎，鼻中隔手术史（相对），巨大垂体瘤明显向侧方、向额叶底、向鞍背后方发展者(相对),有凝血机制障碍或其他严重疾病的患者禁忌经鼻蝶手术,需经颅垂体瘤切除术。

手术方法有:①经颅垂体瘤切除术,包括经额叶、颞叶和经蝶骨翼前外侧入路。②经蝶垂体瘤切除术,包括经口鼻蝶入路,经鼻(单侧或双侧)蝶窦入路,经筛窦蝶窦入路和上颌窦蝶窦入路。③立体定向手术(经颅或经蝶)。④垂体内植入同位素金180,铱90。⑤放射外科($\gamma$刀和X刀)。

### (二)放射治疗

放射治疗对无功能性垂体瘤有一定效果。适应证:①肿瘤体积较小,视力、视野未受影响。②患者全身情况差、年老体弱;有其他疾病或不能耐受手术。③手术未能切除全部肿瘤,有残余肿瘤组织。

### (三)药物治疗

常用药物为溴隐亭,可减少激素分泌水平、改善临床症状及缩小肿瘤体积。

### (四)激素替代治疗

有腺垂体功能减退者,应补充外源性激素,纠正内分泌紊乱。

## 五、护理措施

### (一)术前护理

1.心理护理

由于垂体瘤病程长,患者常伴有头晕、头痛、视力减退、肢端肥大、性功能障碍、闭经、泌乳等症状。患者思想负担重,精神压力大,常有恐惧、焦虑、自卑、抑郁等心理障碍。入院后护士应准确评估患者心理,加强沟通和交流,做好心理疏导。

2.术前准备

经蝶垂体瘤切除术:①经口呼吸训练。术后患者由于鼻腔填塞碘仿纱条及手术切口疼痛,需经口呼吸,因此术前应将患者双鼻腔捏紧,训练患者经口呼吸。②鼻腔准备。因手术经鼻腔蝶窦暴露鞍底进行,因此需保持口、鼻腔清洁,用生理盐水棉签清洗鼻腔或眼药水滴鼻,注意保暖,防止感冒,术前剃鼻毛。

3.垂体卒中的护理

应避免一切诱使颅内压升高的因素,防止感冒、咳嗽,保持排便通畅。如发生垂体卒中,应遵医嘱应用肾上腺皮质激素,并做好急诊手术的准备工作。

4.垂体功能低下的护理

晚期由于肿瘤的压迫、垂体萎缩、腺体组织内分泌功能障碍,致垂体功能下降,患者常表现为面色苍白、嗜睡,低体温、低血压、食欲缺乏。如出现上述症状应立即通知医生,遵医嘱应用激素替代治疗。

## (二)术后护理

1.体位

麻醉完全清醒后取半卧位,床头抬高15°~30°,除有利于呼吸、颅内静脉回流、减轻脑水肿外,对经蝶垂体瘤切除的患者,还可减少创腔渗液,利于切口愈合。

2.气道管理

经鼻蝶垂体手术术后的患者早期易发生气道梗阻,危险因素与手术入路和患者的基础疾病有关。鼻腔、口腔积血和鼻腔填塞物均可造成堵塞。护理上需注意:①及时清除口腔及呼吸道内分泌物。②由于鼻腔用凡士林纱布条或膨胀海绵填塞,吸氧管应放于口腔或行面罩吸氧,指导患者用口呼吸。③对经蝶入路患者,禁止经鼻腔安置气管插管、鼻胃管以及经面罩无创正压通气。

3.视力、视野观察

密切观察患者视力、视野改变,若患者术后视力、视野同术前或较术前明显改善,但数小时后又出现视力、视野损害甚至失明,应高度警惕继发鞍区血肿或水肿。

4.鼻部护理

鼻内镜下术后鼻腔伤口一般经过肿胀期、结痂期、恢复期。术后肿胀最为明显,患者术后鼻腔用高分子膨胀海绵填塞止血,由于手术和海绵的刺激,鼻腔常有少量液体渗出,术后应注意观察渗出液的颜色、性质及量,保持鼻前庭周围及敷料清洁,避免打喷嚏、擤鼻等动作,当咽部有异物感或窒息感时,立即通知医生处理,直至48 h后拔出纱条。

5.并发症的观察和护理

(1)出血:密切观察患者生命体征、意识状态,评估视力及视野变化以及有无剧烈头痛,如有异常应立即通知医生。

(2)水钠平衡失调:尿崩症是垂体瘤术后最常见的并发症之一,是垂体柄和神经垂体受损,引起抗利尿激素分泌减少所致。多发生在术后48 h内,可出现烦渴、多饮多尿,每小时尿量大于250 ml,或24 h尿量在4 000～10 000 ml。尿比重＜1.005。护理:①及时发现尿崩症状,根据医嘱应用垂体后叶素。②排除引起多尿的因素,如脱水剂的应用、大量饮水、大量及过快地补液等,准确记录尿量、尿比重,严格记录24 h出入液体量。③遵医嘱术后3 d内每日检测2～3次血电解质,及时纠正电解质紊乱。④评估患者脱水情况,指导患者饮水。⑤部分患者表现为低钠血症,需缓慢纠正,避免中枢脱髓鞘。

(3)脑脊液鼻漏:可出现拔出引流条后鼻腔有水样液体流出,患者坐起、低头时加重。护理上详见本章第一节"重症颅脑损伤患者的护理"。

(4)消化道出血:由于下丘脑损伤使自主神经功能障碍所致。可出现呕吐或由胃管内抽出大量的咖啡色胃内容物,伴有呃逆、腹胀等症状。护理:①密切观察生命体征的变化。②保持静脉输液通畅。③出血期嘱患者遵医嘱禁食,出血停止后给予其温凉流质、半流质和易消化软食。④遵医嘱给予预防消化道出血的药物。⑤出血后3 d未排便者慎用泻药。

(5)高热:是由于下丘脑体温调节中枢受损所致。体温可高达40 ℃,持续不降。肢体发凉。护理:①监测体温变化及观察周身情况。②给予物理降温,必要时应用药物降温。③及时更换潮湿的衣服、被褥,保持床单清洁干燥。④给予口腔护理,每日2次,鼓励患者多饮水。⑤给予清淡易消化的高热量、高蛋白流质或半流质饮食。

(6)垂体功能低下:护理同术前。

(7)激素替代治疗的护理:①用药时间,选择早晨静脉滴注或口服激素治疗,使激素水平的波动符合生理周期,减少不良反应。②预防应激性溃疡,应用抑酸剂预防应激性溃疡,增加优质蛋白的摄入,以防止激素分解蛋白造成营养不良。③监测生命体征,大剂量应用激素者需严格监测生命体征,激素在减量时注意观察患者的意识状态,若意识由清醒转为嗜睡、淡漠,甚至昏迷需及时通知医生,同时监测血糖。

## 六、健康指导

### (一)用药指导

指导患者用药方法和注意事项,自觉遵医嘱服用药物,若服用激素类药物,需经门诊检查后遵医嘱调整用量。

### (二)活动指导

出院后注意休息,在体力允许的情况下逐渐增加活动量,避免劳累,少去公共场所,注意自我保护,防止感冒。视力、视野障碍未恢复时,尽量避免外出,如需外出应有家人陪伴。

### (三)饮食指导

进食清淡、易消化食物,勿食辛辣食物,戒烟酒;术后有尿崩者,需及时补充水分,以保证其出入液量的平衡;口渴时喝水要慢,以延长水分在其体内停留的时间;血钠过低的患者,可在水中加少许盐,饮食宜偏咸,以补充丢失的盐分。

### (四)复诊指导

出院后3个月到门诊复查。出现以下症状,应立即就诊:①鼻腔流出无色透明液体。②头痛逐渐加重。③视力、视野障碍加重。④精神萎靡不振、食欲差、面色苍白、无力等。

# 第七章 心内科常见疾病的护理

## 第一节 心内科常见症状的护理

### 一、胸痛

#### (一)定义

胸痛是指胸部正中或偏侧作痛。胸痛是常见的内科急症之一,病因繁多,且常不与胸痛程度成正比。心肌缺血、肺和胸膜疾病是急性胸痛常见的病因。

#### (二)护理评估

1.病因及病史的评估

(1)胸痛常见的原因有以下几种:①内脏缺血,心绞痛、急性心肌梗死、心肌病、肺梗死等。②炎症,急性皮炎、非化脓性肋软骨炎、带状疱疹、肌炎、流行性肌痛、肺炎、胸膜炎、心肌炎、心包炎、纵隔炎、食管炎等。③肿瘤,原发性肺癌、胸膜肿瘤、纵隔肿瘤、骨髓瘤、白血病等肿瘤的压迫或浸润。④其他原因,自发性气胸、胸主动脉瘤、夹层动脉瘤、过度换气综合征、肋间神经痛、胸壁损伤、肋骨骨折等。

(2)病史是辨别引起胸痛或胸部不适感原因的重要方法。询问患者过去是否有胸痛及是否有与胸痛相关的疾病病史,了解其心功能状态及胸痛或胸部不适与气候、呼吸、咳嗽、体力劳动、情绪变化、饮食起居的关系。如心绞痛引起的胸痛多位于心前区、胸骨后或剑突下,患者有压榨感及窒息感,可因劳累、情绪紧张而诱发,休息可缓解;心肌梗死患者有濒死感,休息、含服硝酸甘油不缓解,持续时间长。胸壁炎症性病变所致疼痛可伴有局部红、肿、热等表现,于呼吸时加重;自发性气胸常发生于剧烈咳嗽或用力过度时一侧胸部尖锐刺痛;肺梗死表现为突发性胸痛、呼吸困难和发绀;急性胸膜炎多为单侧性胸痛,呼吸或咳嗽时加重。

2.症状与体征的评估

(1)评估胸痛的性质:如隐痛、压榨痛、闷胀性或窒息样疼痛。

(2)评估胸痛的部位:如局限性、左侧、右侧、心前区或胸骨后。

(3)评估胸痛的发作方式:为突然急性发作、缓慢发生、反复发作或持续性疼痛。

(4)评估胸痛持续的时间及影响因素:如几分钟或几小时,经休息和服药是否好转。

(5)评估胸痛的程度:为轻微或剧烈。

(6)评估胸痛有无牵涉痛:如向左肩背部、颈部或后背部放射。

3.相关因素的评估

(1)评估胸痛伴随症状及体征:如咳嗽、咳痰、乏力、发热、心悸、呼吸急促等。

(2)评估胸痛时患者的生命征象的变化:如血压、脉搏、呼吸、体温等。

(3)评估各项检查结果:如实验室检查、X线检查等。

(4)评估胸痛对日常生活的影响:如情绪改变、日常活动受限或工作受影响。

(5)评估各项治疗内容及其疗效。

**(三)护理措施**

1.一般护理措施

(1)建立相互信任的护患关系:认同患者陈述的疼痛,以倾听、陪伴、触摸等来提供精神支持,并接受患者对疼痛的感受及反应。

(2)观察并记录疼痛的特征:包括疼痛的部位、发作的方式、程度、性质、开始时间、持续时间等。

(3)减少疼痛刺激:支撑身体疼痛部位,如垫好软枕、采取舒适的体位,正确的移动可预防不当姿势所致肌肉、韧带或关节牵扯引起的疼痛发生或加重。

(4)指导患者及家属采取减轻疼痛的方法,如松弛技巧、自我暗示法、注意力分散法、引导想象法等。

（5）遵医嘱应用药物治疗及吸氧以减轻疼痛。

（6）促进支持系统的功能：与家庭及单位支持系统沟通。

2.胸痛的护理措施

（1）避免加重胸痛：①协助患者保持舒适体位，以其自觉舒适为宜。②腹式呼吸可避免胸部病变部位受到刺激。③咳嗽时用手或软枕轻轻按压胸部。④使用各种方法协助和减轻患者咳嗽，如雾化吸入。必要时应使用镇咳药物。⑤做好心理护理，使患者保持情绪稳定，减轻焦虑。⑥尽量避免上肢过度伸展。⑦避免一切引起胸腔压力增高的诱因。⑧避免体力劳动及情绪激动，以免诱发心绞痛。

（2）协助患者遵从治疗计划，并评估其疗效。

## 二、心悸

### （一）定义

心悸是指患者自觉心跳或心慌，伴有心前区不适感。由各种原因引起的心动过速、心动过缓及心房颤动等心律失常，均易引起心悸。

正常情况下，人在静态或休息时不会感到自己的呼吸和心跳。如果在静态或休息状态下自觉心脏搏动并有不适感，则为心悸。此时，体格检查可发现心率增快、心率减慢、心律失常，亦可正常，这是一种常见的临床症状，与患者的敏感性及其心搏强度、速率或节律的变化有关。

### （二）护理评估

1.病因、病史、症状、体征及相关因素的评估

（1）病史询问：患者有无心慌、心跳、心惊、胸部跳蹦感，甚至感到心脏跳到咽喉部等症状；有无与心悸发生有关的心脏病病史或其他疾病病史，了解其心功能状态；心悸与气候、环境、体力劳动、情绪、饮食起居、服药的关系。

（2）体格检查：重点了解心脏大小、脉搏、心率、心律与心音的变化，各瓣膜区有无杂音，有无贫血体征，有无甲状腺肿大等。

（3）实验室及其他辅助检查：除血常规、血糖及儿茶酚胺浓度外，应特

别注意心电图、甲状腺功能检查的结果。

通过上述病史询问、相关体格检查和实验室及其他辅助检查,判断患者有无心悸,如有应确定其心悸的性质为功能性或器质性。

2.心悸发作时间、部位、性质、程度及其伴随症状的评估

(1)时间:自第一次发作至今有多长时间,心悸发作的频率,每次发作持续与间隔的时间,是突发性、暂时性还是持续性等,一般器质性心脏病引起的持续时间较长。

(2)部位:多数患者心悸位于心前区,少部分位于心尖搏动处或胸骨下等,极少数患者从心前区直至咽喉部。

(3)性质和程度:心悸为主观感觉,患者个人感受不同,其程度差异也较大。有心律失常引起的心悸,在检查当时其心律失常不一定存在,因此,务必让患者详细陈述其心悸发生时的主观感觉,如心跳是过快还是过慢、有无不规则样感觉等,帮助鉴别快速型或慢速型心律失常。

(4)伴随症状:心悸是否有前驱症状或伴有胸痛、呼吸困难、头晕、发热等症状,确定心悸的病因。

3.目前诊断和治疗情况的评估

引起心悸的原因有很多,其性质可能是功能性的,也可能是器质性的,诊断和治疗也会存在很大差异,应仔细询问患者目前的诊断和用药情况,有无采用电学方法(如电复律、人工心脏起搏)、外科手术或其他治疗方法,疗效如何等。

4.心悸对患者影响的评估

重点是评估患者目前的睡眠、工作和日常生活有无因心悸而改变,如有,其程度如何,以及有无与心悸有关的情绪改变等。

**(三)护理措施**

1.病情观察

注意心悸发生的时间、性质、程度、诱发或使其减轻的因素,以及呼吸困难、胸痛、晕厥等伴随症状的变化,重点观察心脏的体征,尤其是心率、心律的变化。监测心电图的变化及各相关检查的结果。

## 2.心理护理

建立相互信任的护患关系,倾听患者的述说,了解患者的心理状态和心理需求,给予患者必要的精神安慰,解除其紧张、焦虑的情绪,提升其安全感和治疗的信心。此外,舒适、安静的环境有利于患者身心放松。

## 3.控制诱发因素

包括限制饮酒、吸烟、饮用刺激性饮料;调整运动强度、工作压力,减轻环境刺激;避免刺激性谈话及观看易引起情绪激动的电视或电影等。

## 4.减轻症状

(1)休息:原则上应根据心悸原发病的轻重和心功能不全的程度决定如何休息。严重心律失常(阵发性室上性心动过速,多发、多源、连发的室性期前收缩伴R-on-T现象,Ⅱ度和Ⅲ度房室传导阻滞,发作频繁的窦性停搏等)者应卧床休息,直到心悸好转后再逐渐起床活动。心功能Ⅲ级及以上者,应以绝对卧床休息为主。

(2)体位:心悸明显者卧床时应避免左侧卧位,因左侧卧位较易感觉到心悸;器质性心脏病伴心功能不全者,为减少回心血量和减轻心悸,宜取半坐卧位。衣服宜宽松,以免患者因衣服的束缚而心悸加重。

(3)吸氧:对心律失常尤其是严重心律失常者,或器质性心脏病引起的心悸伴气急、不能平卧、发绀者,可行鼻导管或面罩吸氧,以增加重要脏器的氧供,提高血氧浓度,改善患者的自觉症状。

## 5.饮食护理

器质性心脏病所致心悸者,应给予少盐、易消化饮食,少量多餐,以减轻水肿及心脏前负荷;多食富含维生素的水果、蔬菜,以促进心肌代谢;控制总热量,以降低新陈代谢,减轻心脏负担;避免饱餐,因饱餐可诱发室性期前收缩、阵发性室上性心动过速等,加重心悸。

## 6.排便护理

养成良好的排便习惯,防止便秘发生;适当增加全身运动量,增加直肠血供及肠蠕动,以利排便;做好腹部按摩或仰卧起坐运动,锻炼膈肌、腹肌和提肛肌力,促进排便;避免过久过度无效排便,以防出现心脏不适、脱肛、痔疮等。

7.药物治疗的护理

抗心律失常药、强心药、利尿药、扩血管药、降血压药、肾上腺糖皮质激素、抗生素、抗甲状腺药等被用于治疗不同原因的心悸患者。护士应掌握上述药物的药理机制、使用方法和不良反应,用于指导患者正确服药和观察药物不良反应。

8.特殊治疗的护理

对做心电监护、床旁血流动力学监测、电复律、人工心脏起搏等特殊检查和治疗的患者,必须做好相应的护理。

9.健康教育

(1)指导患者正确描述症状,如心悸发生的时间、性质、程度、伴随症状、诱发或使症状减轻的因素等。

(2)应向患者说明心悸发生的原因和机制,避免过度劳累、精神刺激、情绪激动、饮酒、饮用咖啡和浓茶等可能诱发或加重心悸的因素。

(3)遵照医嘱用药,定期门诊随访。

### 三、心源性呼吸困难

#### (一)定义

呼吸困难是指患者主观感到空气不足、呼吸费力,客观上表现为呼吸运动用力,严重时可出现张口呼吸、鼻翼翕动、端坐呼吸,甚至发绀、辅助呼吸肌参与活动,并伴有呼吸频率、深度与节律的改变。全身重要脏器疾病常伴有呼吸困难。

心源性呼吸困难是指各种心血管疾病引起的呼吸困难。循环系统疾病引起的呼吸困难最常见的病因是左心衰竭引起的肺淤血,也可出现于右心衰竭、心肌病、心包炎、心脏压塞时。

#### (二)护理评估

1.病史

询问患者有无心血管疾病、肺部疾病、神经性疾病、精神性疾病、血液系统疾病及中毒症状等。应注意评估患者呼吸困难发生与发展的特点,呼吸困难的表现形式或严重程度,引起呼吸困难的体力活动类型,睡眠情况,何种方法可使呼吸困难减轻,是否有咳嗽、咳痰、咯血、乏力等伴随症状。

2.症状与体征的评估

(1)一般评估:评估呼吸频率、节律、深度,脉搏,血压,意识状况,面容与表情,营养状况,体位,皮肤黏膜有无水肿、发绀,颈静脉有无怒张。

(2)胸部体征:两侧肺部是否可闻及湿啰音或哮鸣音,啰音的分布是否可随体位而改变。

(3)心脏检查:心脏有无扩大,心率、心律、心音有无改变,有无奔马律。

3.相关因素评估

(1)实验室检查:评估血氧饱和度、血气分析,判断患者缺氧程度及酸碱平衡情况。

(2)肺部X线检查:有助于判断患者的肺淤血、肺水肿或肺部感染的严重程度,及有无胸腔积液或心包积液。

(3)评估呼吸困难对患者生理心理的影响:是否影响患者睡眠;呼吸困难的逐步加重对患者日常生活和机体活动耐力的影响,以及能否生活自理;患者是否有精神紧张、焦虑不安甚至悲观绝望的表现。

### (三)护理措施

1.调整体位

宜采取半卧位或坐位,尤其夜间睡眠应保持半卧位,以改善患者的呼吸和减少回心血量。发生左心衰竭时,应迅速保持其两腿下垂呈坐位并给予其他对症措施;可用枕或软垫支托,以避免臂、肩、骶、膝部受压或滑脱;可让患者伏于床旁桌上,保持半卧位。

2.氧疗护理

可给予吸氧以增加血氧浓度、改善组织缺氧以及减轻呼吸困难。应根据患者病情给予间断或持续吸氧,并根据患者缺氧程度调节氧流量。根据患者病情选择合适的湿化液。

3.活动与休息

患者应尽量减少活动和不必要的谈话,以减少耗氧量,从而减轻呼吸困难。保持环境干净、整洁、空气流通;患者应衣着宽松,盖被松软,以减轻憋闷感;提供适合的温度和湿度,有利于患者的放松和休息。呼吸困难加重时,应加强患者的生活护理,照顾其饮食起居,注意口腔护理,协助患者大小便等以减轻其心脏负荷。

### 4.心理护理

多巡视、关心患者,经常和患者交流,了解其心理动态。鼓励患者充分表达自己的感受,告知患者通过避免诱因、合理用药可以控制病情继续进展,缓解症状;相反,焦虑不利于呼吸困难的改善甚至会加重病情。疏导患者的不良情绪,降低其交感神经的兴奋性,使患者心率减慢、心肌耗氧量减少,从而减轻其呼吸困难。

### 5.密切观察病情

观察患者的呼吸困难有无改善、皮肤发绀是否减轻、血气分析结果是否正常。及时发现患者的病情变化,尤其需要加强夜间巡视和床旁安全监护。

### 6.用药护理

遵医嘱给予抗心力衰竭、抗感染等药物治疗,以改善肺泡通气,注意观察药物的不良反应。静脉输液时应严格控制滴速,通常是 $20\sim30$ 滴/min,防止诱发急性肺水肿。准确记录出入量,以了解患者的体液平衡情况。

## 四、心源性水肿

### (一)定义

当人体组织间隙体液积聚过多时称为水肿。心源性水肿是指由于各种心血管病所致的心功能不全引起体循环静脉淤血,使机体组织间隙有过多的液体积聚。心源性水肿最常见的病因是右心衰竭,也可见于渗出性心包炎或缩窄性心包炎。心源性水肿的特点是早期出现在身体低垂部位,如卧床患者的腰骶部或非卧床患者的胫前、足踝部,呈凹陷性水肿。重者可延及全身,出现胸腔积液、腹腔积液。

### (二)护理评估

#### 1.病因及病史的评估

从既往病史中了解患者水肿的原因,如有无心脏病,是否伴活动后心悸、呼吸困难、不能平卧等症状。

2.症状与体征的评估

(1)检查水肿的部位、范围、程度,压之是否凹陷,水肿部位皮肤是否完整。

(2)测量血压、脉搏、呼吸、体重、腹围等反映机体液体负荷量的项目,短时间内体重的骤然增加,也提示组织间隙有水钠潴留。

(3)评估与水肿原发疾病有关的体征:如有无心脏杂音、颈静脉怒张、肝颈静脉回流征阳性、肝大、脾大等,注意有无胸腔积液体征、腹腔积液体征。

3.相关因素的评估

(1)根据患者水肿的特点,评估水肿与饮食、体位及活动的关系,导致水肿的原因,及患者饮水量、摄盐量、尿量等。

(2)评估患者目前休息及用药情况。

(3)实验室及其他检查:了解患者有无低蛋白血症及电解质紊乱。

(4)评估患者目前的心理状态:是否因水肿引起躯体不适和形象改变而心情烦躁,或因病情反复而失去信心。

### (三)护理措施

1.休息与体位

嘱患者多卧床休息,抬高下肢,伴胸腔积液或腹腔积液的患者宜采取半卧位。

2.饮食护理

给予低盐、低脂、易消化的饮食。根据心功能不全程度和利尿治疗的效果限制钠盐的摄入,应向患者和家属说明钠盐与水肿的关系,告诉他们限制钠盐和养成清淡饮食习惯的重要性。根据病情适当限制液体摄入量。

3.维持体液平衡

观察尿量和体重的变化。严重水肿且利尿效果不佳时,每日进液量应控制在前一天尿量加500 ml左右。输液时应根据血压、心率、呼吸情况调节和控制滴数,以20～30滴/min为宜。

4.皮肤护理

(1)保持床单清洁、平整、干燥。给患者翻身、使用便盆时动作轻巧,勿强行推、拉,防止擦伤皮肤。定时协助和指导患者更换体位,严重水肿者可使用气垫床,预防压力性损伤的发生。

(2)水肿局部血液循环不良者,皮肤抵抗力低,感觉迟钝,破损后易感染,应注意防护。

(3)用热水袋保暖时,水温不宜太高(<50 ℃),应用毛巾包裹以避免烫伤。

(4)肌内注射时应严格消毒皮肤并做深部肌内注射,拔针后用无菌棉球按压以避免药液外渗,如有外渗,及时用无菌敷料包扎。

(5)对水肿明显的部位如骶、踝、足跟等处适当予以抬高,避免长时间受压。

(6)保持会阴部皮肤清洁、干燥,男性患者可用阴囊托带支托阴囊。

(7)经常观察水肿部位及其他受压处皮肤有无发红、破溃现象;一旦发生压力性损伤,积极进行处理。

5.用药护理

遵医嘱使用利尿剂,观察用药后的尿量、体重变化及水肿消退情况,观察有无药物不良反应或电解质紊乱,观察有无低钠、低钾的症状。合理安排用药时间,如利尿剂不宜晚间服用,以免患者夜间因排尿频繁而影响睡眠质量。

6.病情观察

准确记录24 h液体出入量,每天用同一台体重秤、在同一时间、着同类服装测量患者体重。注意水肿的分布及程度变化,必要时测量腹围和下肢周径,以了解腹腔积液和下肢水肿的消退情况,从而判断病情发展及对药物治疗的效果。

7.其他

给予患者及其家人心理支持,鼓励患者积极配合治疗,保持乐观的心态。

## 五、心源性晕厥

### (一)定义

心源性晕厥是由于心排血量骤减、中断或严重低血压而引起脑供血骤然减少或停止而出现的短暂意识丧失,常伴有肌张力丧失而跌倒的临床现象。

### (二)护理评估

1.病因及病史的评估

(1)通常病因包括严重心律失常和器质性心脏病,常见原因为:①严重心律失常,严重窦性心动过缓、房室传导阻滞、心脏的停搏、阵发性室性心动过速等。②器质性心脏病,严重主动脉瓣狭窄、梗阻性肥厚型心肌病、急性心肌梗死、心脏压塞、左房黏液瘤。

(2)向患者询问发作前有无诱因及先兆症状及晕厥发作的频率。有无器质性心脏病或其他疾病史,有无服药、外伤史。了解患者发作时的体位、晕厥持续时间、伴随症状等。

2.症状与体征的评估

(1)检查患者的生命体征、意识状态,有无面色苍白或发绀,有无心率、心律变化及心脏杂音等。

(2)倾听患者晕厥发生前和苏醒后的主诉,有无头晕、心悸等。

(3)评估患者肢体活动能力,有无外伤。

3.相关因素的评估

(1)实验室及其他检查:心电图、动态心电图、超声心电图等有助于判断晕厥的原因。

(2)评估晕厥发生时患者周围环境:空气是否流通,是否人多嘈杂等,排除外界环境因素。

(3)评估现场周围环境是否安全、是否有利于施救。

(4)评估患者对晕厥发作的心理反应,是否有恐惧、沮丧的情绪。

### (三)护理措施

1.发作时的护理

晕厥发作时,应协助患者立即平躺于空气流通处,放低头部,同时松解衣领,以改善脑供血,促使患者较快清醒,同时注意保暖。

2.休息与活动

晕厥发作频繁的患者应卧床休息,加强生活护理。并嘱患者避免单独外出,防止意外。

3.避免诱发因素

嘱患者避免剧烈运动、情绪激动或紧张、快速改变体位等,改善闷热、通风不良的环境,防止晕厥发生。有头晕、黑矇等先兆时应立即平卧,以免摔伤。

4.遵医嘱给予治疗

如心率显著缓慢的患者可予阿托品、异丙肾上腺素等药物或配合人工心脏起搏治疗;对其他心律失常患者可予抗心律失常药物。建议主动脉瓣狭窄、肥厚型心肌病患者有手术指征时尽早接受手术或其他治疗。

5.心理护理

耐心进行病情解释,宽慰患者,使其精神放松。

# 第二节 心力衰竭患者的护理

在致病因素作用下,心功能必将受到不同程度的影响,即为心功能不全。在疾病的早期,机体能够通过心脏本身的代偿机制以及心外的代偿措施,使机体生命活动处于相对恒定的状态,患者无明显的临床症状和体征,此时是心功能不全的代偿期。心力衰竭,一般是指心功能不全的晚期,属于失代偿阶段,是指在多种致病因素作用下,心脏泵血功能发生异常变化,导致心排血量绝对减少或相对不足,以致不能满足机体组织代谢需要,以肺循环和/或体循环淤血、器官组织血液灌注不足为临床表现的一组综合征,主要表现为呼吸困难、体力活动受限和体液潴留。

近年来,很多学者将心力衰竭按危险因素和终末等级进行了分类,并指出新的治疗方式可以改善患者的生活质量。

A期指患者缺乏心力衰竭早期征象或症状,且无心脏结构或生物标志物证据。

B期指患者目前或既往无心力衰竭症状或体征,但存在结构性心脏病或心功能异常或利钠肽水平升高的证据。

C期指患者目前或既往有过心力衰竭的症状,如气短等。

D期指患者目前有难治性心力衰竭,并适于进行特殊的进阶治疗,包括心脏移植。

## 一、病因与发病机制

### (一)病因

1.基本病因

心力衰竭的关键环节是心排血量的绝对减少或相对不足,而心排血量的多少与心肌收缩性的强弱、前负荷和后负荷的高低以及心率的快慢密切相关。因此,心肌损害、心脏负荷过重以及血流动力学障碍等是引起心力衰竭的主要原因。

2.诱因

(1)感染:呼吸道感染为最常见的诱因。女性患者中泌尿道感染亦常见,亚急性感染性心内膜炎也常诱发心力衰竭。

(2)心律失常:心房颤动是诱发心力衰竭的重要因素,其他各种类型的快速型心律失常以及严重的缓慢型心律失常亦可诱发心力衰竭。

(3)过重的体力劳动或情绪激动:如妊娠分娩。

(4)血容量增加:如钠盐摄入过多,输液或输血过快。

(5)治疗不当:如洋地黄过量或不足。

(6)其他:如出血和贫血、肺栓塞、室壁膨胀瘤、心肌收缩不协调、乳头肌功能不全等。

### (二)发病机制

心脏有规律、协调地收缩与舒张是保障心排血量的重要前提,其中收缩性是决定心排血量的最关键因素,也是血液循环动力的来源。因此,心力衰竭发病的中心环节主要是收缩性减弱,但也可见于舒张功能障碍,或二者兼而有之。心肌收缩性减弱的基本机制包括:①心肌结构破坏,导致收缩蛋白和调节蛋白减少。②心肌能量代谢障碍。③心肌兴奋-收缩耦联障碍。④心肌肥大的不平衡生长。

## 二、临床表现与诊断

### (一)临床表现

**1.症状和体征**

心力衰竭的临床表现与左右心室或心房受累有密切关系。左心衰竭的临床特点主要是由于左心房和(或)左心室衰竭引起肺淤血、肺水肿;右心衰竭的临床特点是由于右心房和(或)右心室衰竭引起体循环静脉淤血和水钠潴留。发生左心衰竭后,右心也常相继发生功能损害最终导致全心衰竭。出现右心衰竭后,左心衰竭的症状可有所减轻。

**2.辅助检查**

(1)胸部X线:左心衰竭可显示心影扩大,上叶肺野内血管纹理增粗,下叶血管纹理细,有肺静脉内血液重新分布的表现,肺门阴影增大,肺间质水肿引起双肺纹理模糊,在两肺下野可见水平位的Kerle B线。

(2)心脏超声:利用心脏超声可以评价瓣膜、心腔结构、心室肥厚以及收缩和舒张功能等心脏功能参数。其对心室容积的测定、收缩功能和局部室壁运动异常的检出结果可靠。可检测射血分数,有利于判断心脏舒张功能。

(3)血流动力学监测:除二尖瓣狭窄外,肺毛细血管楔压的测定能间接反映左房压或左室充盈压,肺毛细血管楔压的平均压,正常值为 < 12 mmHg。

(4)放射性核素检查:放射性核素心血池显影可以判断心室腔大小,为评价左室和右室整体收缩功能以及心肌灌注提供了简单方法。

(5)心肺运动试验:运动耐量有助于评价患者病情的严重性并监测其进展,仅适用于慢性稳定性心力衰竭患者。

### (二)诊断

**1.急性心力衰竭(AHF)**

AHF的诊断主要依靠症状和体征,辅以适当的检查,如心电图、胸部X线、生化标志物和超声心动图。

**2.慢性心力衰竭**

(1)收缩性心力衰竭(SHF):多指左心衰竭,主要判定标准为心力衰竭的症状、左心腔增大、左心室收缩末容量增加和左心室射血分数(LVEF)≤

40%。近年研究发现脑钠肽在心力衰竭诊断中具有较高的临床价值,可为心力衰竭的现代诊断提供重要依据。

（2）舒张性心力衰竭（DHF）：是指以心肌松弛性、顺应性下降为特征的慢性充血性心力衰竭,往往发生于收缩性心力衰竭前,约占心力衰竭患者总数的1/3,欧洲心脏病协会于1998年制定了原发性DHF的诊断标准,即必须具有以下3点：①有充血性心力衰竭的症状和体征。②左心室收缩功能正常,或者呈现轻微降低,LVEF≥45%。③有左心室松弛度、充盈度、舒张期扩张度降低或僵硬度异常的证据。这个诊断原则在临床上往往难以做到,因此Zile等经过研究认为只要患者满足以下2项就可以诊断为DHF：①有心力衰竭的症状和体征。②LVEF＞50%。

## 三、治疗要点

### （一）急性心力衰竭

治疗即刻目标是改善症状和稳定血流动力学状态。

### （二）慢性心力衰竭

慢性心力衰竭治疗原则：去除病因；减轻心脏负荷；增强心肌收缩力；改善心脏舒张功能；支持疗法与对症处理。治疗目的：纠正血流动力学异常,缓解症状；提高患者运动耐量和生活质量；防止心肌损害进一步加重；降低住院率和病死率。

1.防治病因及诱因

对可能导致心脏功能受损的常见疾病进行早期治疗,如高血压心脏病的降压治疗,心脏瓣膜病及先天性心脏病的外科手术矫治等。避免或控制心力衰竭的诱发因素,如感染、心律失常、操劳过度及甲状腺功能亢进等。

2.休息与活动

限制患者体力活动,以保证充足的睡眠和休息。较严重的心力衰竭者应卧床休息。

3.控制钠盐摄入

减少钠盐的摄入,可减轻心脏的前负荷,是治疗心力衰竭的重要措施。在大量利尿的患者,可不必严格限制食盐摄入。

4.利尿药的应用

利尿药旨在减轻体液潴留及相关症状,其可作为基础用药控制心力衰竭,多用于体液潴留的、有症状的心力衰竭患者,但对远期存活率、死亡率的影响尚无大宗试验验证;多与一种血管紧张素转化酶抑制剂(ACEI)或β受体阻滞剂合用。

5.血管扩张药的应用

通过减轻心脏的前负荷和(或)后负荷来改善心脏功能。应用小动脉扩张药如肼屈嗪等,可以降低动脉压力,减少左心室射血阻力,增加心排血量。

6.洋地黄类药物的应用

洋地黄类药物可使心肌收缩力加强,可直接或间接通过兴奋迷走神经减慢房室传导。能改善血流动力学,提高左心室射血分数,提高运动耐量,缓解症状;降低交感神经及肾素-血管紧张素-醛固酮(RAA)活性,增加压力感受器敏感性。地高辛为迄今唯一被证明既能改善症状又不增加死亡危险的强心药,地高辛对病死率呈中性作用。

7.非洋地黄类正性肌力药物的应用

非洋地黄类正性肌力药物虽有短期改善心力衰竭症状作用,但对远期病死率并无有益的作用。研究结果表明,该类药物不但不能使长期病死率下降,其与安慰剂相比反而会导致更高的病死率。

8.血管紧张素转换酶抑制剂(ACEI)的应用

ACEI作为神经内分泌拮抗药之一已广泛用于临床,可改善血流动力学,直接扩张血管;能降低肾素、血管紧张素Ⅱ(AngⅡ)及醛固酮水平,间接抑制交感神经活性;还可以纠正低血钾、低血镁,降低室性心律失常危险,减少心脏猝死率。

9.β受体阻滞剂的应用

β受体阻滞剂作为神经内分泌阻断药的治疗地位日显重要。可拮抗交感神经及RAA活性,阻断神经内分泌激活;减缓心肌增生、肥厚及过度氧化,延缓心肌坏死与凋亡;上调β受体密度,介导信号传递至心肌细胞;通过减缓心率而提高心肌收缩力;改善心肌松弛,增强心室充盈;提高心电稳定性,降低室性心律失常及猝死的发生率。

## 四、常见护理问题及护理措施

### (一)有急性左心衰竭发作的危险

1.相关因素

左心房和(或)左心室衰竭引起肺淤血、肺水肿。

2.临床表现

突发呼吸困难,尤其是夜间阵发性呼吸困难明显,患者不能平卧,只能端坐呼吸。呼吸急促、频繁,可达30~40次/min,同时患者有窒息感,面色灰白、口唇发绀、烦躁不安、大汗淋漓、皮肤湿冷、咳嗽,咳出浆液性泡沫痰,严重时咳出大量红色泡沫痰,甚至出现呼吸抑制、窒息、神志障碍、休克、猝死等。

3.护理措施

急性左心衰竭发生后的急救口诀:坐位下垂降前荷,酒精高氧吗啡静,利尿扩管两并用,强心解痉激素添。

### (二)心排血量下降

1.相关因素

与心肌收缩力降低、心脏前后负荷的改变、缺氧有关。

2.临床表现

左心衰竭和右心衰竭常见的症状和体征均可出现。

3.护理措施

(1)用药护理:遵医嘱给予强心、利尿、扩血管药物,注意观察药效和不良反应。

(2)保持最佳体液平衡状态:遵医嘱补液,密切观察效果;限制液体和钠的摄入量;根据病情控制输液速度,一般20~30滴/min;必要时每日测体重,记录24 h尿量。

(3)吸氧:根据患者缺氧程度予(适当)氧气吸入。

(4)休息与体位:保持患者身体和心理上得到良好的休息;限制活动以减少耗氧量;为患者提供安静舒适的环境,限制探视;根据病情选择适当体位。

### (三)气体交换受损

1.相关因素

与肺循环淤血、肺部感染及不能有效排痰与咳嗽相关。

2.临床表现

(1)劳力性呼吸困难、端坐呼吸、发绀(是指毛细血管血液内脱氧血红蛋白平均浓度超过50 g/L,皮肤、黏膜出现青紫的颜色,以口唇、舌、口腔黏膜、鼻尖、颊部、耳垂和指、趾末端最为明显)。

(2)咳嗽、咳痰、咯血。

(3)呼吸频率、深度异常。

3.护理措施

(1)休息与活动:为患者提供安静、舒适的环境,保持病房空气新鲜,定时通风换气。病情允许时,鼓励患者下床活动,以增加肺活量。

(2)体位:协助患者取有利于呼吸的卧位,如高枕卧位、半坐卧位、端坐卧位。

(3)吸氧:根据患者缺氧程度给予(适当)氧气吸入。

(4)保持呼吸道通畅:①咳嗽与排痰方法。协助患者翻身、拍背,利于痰液排出,保持呼吸道通畅。②教会患者正确咳嗽、深呼吸与排痰方法。屏气3~5 s,用力地将痰咳出来,连续2次短而有力地咳嗽。深呼吸:首先,患者应舒服地斜靠在躺椅或床上,两个膝盖微微弯曲,垫几个枕头在头和肩部后作为支撑,这样的深呼吸练习,也可以让患者坐在椅子上,以患者的手臂做支撑。其次,护理者将双手展开抵住患者最下面的肋骨,轻轻地挤压,挤压的同时,要求患者尽可能地用力呼吸,使肋骨突起来对抗护理者手的挤压力。年龄较大的心力衰竭患者排痰姿势:年龄较大、排痰困难的心力衰竭患者,俯卧向下的姿势可能不适合他们,因为这样可能会压迫横膈膜,使得呼吸发生困难。可垫高枕头,患者身体侧过来倚靠在枕头上,呈半躺半卧的姿势,这样将有助于患者排痰。

(5)病情监测:呼吸状况监测,如呼吸频率、深度改变,有无呼吸困难、发绀,血气分析、血氧饱和度改变。

(6)健康指导:向患者或其家属解释预防肺部感染方法,如避免受凉、避免长期处于潮湿环境中、戒烟等。

### (四)体液过多

1.相关因素

与体循环淤血致毛细血管压增高、RAA系统活性和血管升压素水平升高使水钠潴留、饮食不当相关。

2.临床表现

(1)水肿:表现为下垂部位如双下肢水肿,为凹陷性,起床活动者以足、踝内侧和胫前部较明显,仰卧者则表现为骶部、腰背部、腿部水肿,严重者可发展为全身水肿,皮肤紧绷而光亮。

(2)胸腔积液:全心衰竭者多数存在胸腔积液,以右心衰竭多见,主要与体静脉压增高及胸膜毛细血管通透性增加有关。

(3)腹腔积液:多发生在心力衰竭晚期,常合并有心源性肝硬化,由于腹腔内体静脉压及门静脉压增高引起。

(4)尿量减少,体重增加。

(5)精神差,乏力,焦虑不安。

(6)呼吸短促,端坐呼吸。

3.护理措施

(1)控制液体入量:每日称体重,一般在清晨起床后、排空大小便而未进食前、穿同样的衣服、用同样的磅秤测量。如3日内体重突然增加2 kg以上,应考虑是否存在体液潴留,可遵医嘱增加利尿药的用量,以促进水肿消退。体重下降至正常时,体重又称干体重。同时为患者登记出入水量。在急性期出量大于入量,出入量的基本平衡有利于防止或控制心力衰竭。出量为每日全部尿量、大便量、引流量,同时加入呼吸及皮肤蒸发量600～800 ml。入量为饮食、饮水量、水果、输液等,每日总入量为1 500～2 000 ml。

(2)体位护理:尽量抬高水肿的双下肢,以利于下肢静脉回流,减轻水肿。

(3)饮食护理:予低盐、低脂、易消化饮食,少食多餐。按病情限制钠盐及水分摄入,轻度心力衰竭患者钠摄入量控制在2～3 g/d,中重度心力衰竭患者＜2 g/d;还要控制含钠高的食物摄入,如腌制品或熏制品、发酵的点心、味精、酱油、皮蛋、方便面、啤酒、汽水等。每日的饮水量通常一半量在用餐时摄取,另一半量在两餐之间摄入。必要时可给患者进行口腔护理,以减轻口渴感。

(4)用药护理:应用强心苷和利尿药期间,应密切监测水、电解质平衡情况,及时补钾。注意控制输液量和速度。

(5)皮肤护理:保持皮肤清洁干燥,保持衣着宽松舒适,床单、衣服干净平整。观察患者皮肤水肿消退情况,定时更换体位,避免水肿部位长时间受压,避免在水肿明显的下肢行静脉输液,防止皮肤破损和压力性损伤形成。

### (五)活动无耐力

1.相关因素

与心排血量下降,组织缺血、缺氧及胃肠道淤血引起食欲缺乏、进食减少有关。

2.临床表现

(1)生活自理能力下降。

(2)活动持续时间短。

(3)主诉疲乏、无力。

3.护理措施

(1)评估患者的心功能状态。设计活动目标与计划,以调节其心理状况,促进活动的动机和兴趣。让患者了解活动无耐力的原因及限制活动的必要性,根据心功能分级决定患者的活动量。以循序渐进为原则,逐渐增加患者的活动量,避免使心脏负荷突然增加。注意监测患者活动时心率、呼吸、面色,发现异常立即停止活动。

(2)在患者活动量允许范围内,应让患者尽可能自理,为患者自理活动提供方便条件。①将患者的常用物品放置在患者容易拿到的地方。②经常巡视病房,询问患者有无生活需要,及时满足其需求。③教会患者使用节力技巧。

(3)教会患者使用环境中的辅助设施,如床栏,病区走廊内、厕所内的扶手等,以增加患者的活动耐力。

(4)根据患者的病情和活动耐力限制探视人次和时间。

(5)间断或持续鼻导管吸氧,氧流量 2 ~ 3 L/min,严重缺氧时以 4 ~ 6 L/min 为宜。

### (六)潜在并发症:电解质紊乱

**1.相关因素**

(1)全身血流动力学、肾功能及体内内分泌的改变。

(2)交感神经张力增高与 RAA 系统活性增高的代偿机制对电解质的影响。

(3)心力衰竭使 $Na^+$-$K^+$-ATP 酶受抑制,使离子交换发生异常改变。

(4)药物治疗可影响电解质:①袢利尿药及噻嗪类利尿药可导致低钾血症、低钠血症和低镁血症。②保钾利尿药如螺内酯可导致高钾血症。③ACEI 可引起高钾血症,尤其功能不全的患者。

**2.临床表现**

(1)低钾血症:轻度乏力至严重的麻痹性肠梗阻、肌肉麻痹、心电图的改变(T波低平、U波出现)、心律失常,可增加地高辛的致心律失常风险。

(2)低钠血症:轻度缺钠的患者可有疲乏、无力、头晕等症状,严重者可出现休克、昏迷,甚至死亡。

(3)低镁血症:恶心、呕吐、乏力、头晕、震颤、痉挛、麻痹,严重低镁可导致房性或室性心律失常。

(4)高钾血症:乏力及心律失常。高钾血症会引起致死性心律失常,出现以下心电图(ECG)改变:T波高尖、PR间期延长、QRS波增宽等。

**3.护理措施**

密切监测患者的电解质,及时了解患者的电解质变化,尤其是血钾、血钠和血镁。一旦出现电解质紊乱,应立即报告医生,给予相应的处理。在服用利尿药、ACEI 等药物期间,密切观察患者的尿量和生命体征变化,观察患者有无因电解质紊乱引起的胃肠道反应、神志变化、心电图改变。

1)低钾血症

停用排钾利尿药及洋地黄制剂;补充钾剂,通常应用10%氯化钾或枸橼酸钾溶液口服。传统观念认为严重低钾者可静脉补钾,静脉滴注浓度不宜超过40 mmol/L,速度最大为20 mmol/h(1.5 g/h),严禁用氯化钾溶液直接静脉推注。但新的观点认为在做好患者生命体征监护的情况下,高浓度补钾也是安全的。

(1)高浓度静脉补钾有如下优点:能快速、有效地提高血钾的水平,防止低钾引起的心肌应激性及血管张力的影响;微量泵静脉推注补钾在不使液体量增加的情况下,匀速将高浓度钾输入体内,避免了传统的需输注大量液体,从而减轻了心脏负荷,尤其适合于心力衰竭等低钾血症患者。

(2)高浓度补钾时的护理:①高浓度静脉补钾必须在严密的血清钾监测和心电监护下进行,需每1~2 h监测1次动脉血气分析,了解血清钾水平并根据血钾提高的程度来调整补钾速度,一般心力衰竭患者血钾要求控制在4.0 mmol/L以上,接近5.0 mmol/L需停止补钾。②严格控制补钾速度,最好用微泵将速度控制在60滴/min以内,补钾的通道严禁推注其他药物,避免因瞬间通过心脏的血钾浓度过高而致心律失常。③高浓度静脉补钾应通过中心静脉管道输注,严禁在外周血管注射,因易刺激血管的血管壁引起剧痛或静脉炎。④补钾期间应监测尿量>30 ml/h,若尿量不足可结合CVP判断血容量,如为血容量不足,应及时扩容,使尿量恢复。⑤严密观察心电图改变,了解血钾情况,如T波低平、ST段压低、出现U波,提示低钾可能,反之T波高耸则表示有高钾血症的可能。⑥补钾的同时也应补镁,因为细胞内缺钾的同时常常也缺镁,且缺镁也易诱发心律失常,甚至有人认为即使血镁正常也应适当补镁,建议监测血钾的同时也监测血镁的情况。

2)低钠血症

稀释性低钠血症患者对利尿药的反应很差,血浆渗透压低,因此选用渗透性利尿药甘露醇利尿效果要优于其他利尿药,联合应用强心药和袢利尿药。如甘露醇100~250 ml,需缓慢静脉滴注,输注时间一般控制在2~3 h,并在输注到一半时应用强心药(毛花苷C),10~20 min根据患者情况静脉注射呋塞米100~200 mg。

真性低钠血症患者应用利尿药的效果很差。应当采用大剂量袢利尿药和输注小剂量高渗盐水联合应用的治疗方法。补钠的量可以参照补钠公式计算:补钠量(g)=[正常血钠值(mmol/L)−测得血钠值(mmol/L)]×体重(kg)×0.6(女性为0.5)/17(17 mmolNa⁺相当于1 g钠盐)

根据临床情况,一般第 1 天输入补充钠盐量的 1/2,根据患者的耐受程度及血清钠的水平决定下次补钠量。具体方案为将 1.4% ~ 3.0% 的高渗盐水 150 ml,30 min 内快速输入,如果尿量增多,应注意静脉给予 10%KCl 20 ~ 40 ml/d,以预防低钾血症。入液量为 1 000 ml,每天测定患者体重、24h 尿量、电解质和尿的实验室指标。严密观察心肺功能等病情变化,以调节剂量和滴速,一般以分次补给为宜。

3)低镁血症

有症状的低镁血症:一般可按 0.25 mmol/(kg·d) 的剂量补充镁盐。补镁的过程中应注意不要太快,如过快会超过肾阈值,导致镁从尿液排出。无症状者亦应口服补充。不能口服时,临床常用 25% 硫酸镁 5 ~ 10 ml 加入 5% 葡萄糖溶液,缓慢滴注。完全纠正镁缺乏所需时间较长,在解除症状后仍应每天补镁,持续 1 ~ 3 周。

4)高钾血症

出现高钾血症时,应立即停用保钾利尿药,纠正酸中毒;静脉注射葡萄糖酸钙剂对抗高钾对心肌传导的作用,这种作用是快速而短暂的,一般数分钟起作用,但只维持不足 1 h。如 ECG 改变持续存在,5 min 后可再次应用。为了增加钾向细胞内的转移,应用胰岛素 10 U 加入 10% 葡萄糖溶液 300 ~ 500 ml 静脉滴注,持续 1 h,通常可降低血钾 0.5 ~ 1.2 mmol/L;应用袢利尿药以增加钾的排出;肾功能不全的严重高血钾( > 7 mmol/L)患者应当立即给予透析治疗。

### (七)潜在并发症:洋地黄中毒

1.相关因素

与洋地黄类药物使用过量、低血钾等因素有关。

2.临床表现

(1)胃肠道反应:一般较轻,常见食欲缺乏、恶心、呕吐、腹泻、腹痛。

(2)心律失常:服用洋地黄过程中,各类心律失常,是诊断洋地黄中毒的重要依据。如心率突然显著减慢或加速,由不规则转为规则,或由规则转为有特殊规律的不规则。洋地黄中毒的特征性心律失常有:多源性室性期前收缩呈二联律,特别是发生在心房颤动基础上;心房颤动伴完全性房室传导阻滞与房室结性心律;心房颤动伴加速的交接性自主心律呈干扰性房室分离;心房颤动频发交界性逸搏或短阵交界性心律;室上性心动过速伴房室传导阻滞;双向性交界性或室性心动过速和双重性心动过速。洋地黄引起的不同程度的窦房和房室传导阻滞也颇常见。应用洋地黄过程中出现室上性心动过速伴房室传导阻滞是洋地黄中毒的特征性表现。

（3）神经系统表现：可有头痛、失眠、忧郁、眩晕，甚至神志错乱；还可出现黄视、绿视以及复视。

（4）血清地高辛浓度＞2.0 ng/ml。

3.护理措施

（1）遵医嘱正确给予洋地黄类药物。

（2）熟悉洋地黄药物使用的适应证、禁忌证和中毒反应，若用药前心率＜60次/min，禁止给药。

（3）用药适应证：心功能Ⅱ级以上各种心力衰竭，除非有禁忌证者；心功能Ⅲ、Ⅳ级收缩性心力衰竭者；窦性心律的心力衰竭者。

（4）用药禁忌证：预激综合征并心房颤动、二度或三度房室传导阻滞，病态窦房结综合征无起搏器保护者，低血钾患者。

（5）洋地黄中毒敏感人群：老年人；急性心肌梗死、心肌炎、肺心病、重度心力衰竭者；肝、肾功能不全者，低钾血症、贫血、甲状腺功能减退症者。

（6）避免使用使地高辛浓度升高的药物：如奎尼丁、胺碘酮、维拉帕米。

（7）了解静脉使用毛花苷C的注意事项：需稀释后才能使用，成人静脉注射毛花苷C洋地黄化负荷剂量为0.8 mg，首次给药0.2 mg或0.4 mg稀释后静脉推注，每隔2～4 h可追加0.2 mg，24 h内总剂量不宜超过0.8 mg。对于易于发生洋地黄中毒者及24 h内用过洋地黄类药物者，应根据情况酌情减量或减半量给药。推注时间一般为15～20 min，推注过程中应密切观察患者心律和心率的变化，一旦心律出现房室传导阻滞、长间歇，心率＜60次/min，应立即停止给药，并通知医生。

（8）注意观察患者有无洋地黄中毒反应的发生。如中毒较重，出现频发的异位搏动，伴窦性停搏、窦性心动过缓、窦房阻滞、窦性停搏、心室率缓慢的心房颤动及交界性逸搏心律等，应根据病情轻重酌情采用硫酸阿托品皮下注射、静脉滴注或静脉注射。当出现洋地黄引起的各种快速心律失常时,如伴有房室传导阻滞的房性心动过速和室性期前收缩等患者,苯妥英钠是安全有效的良好药物,可用250 mg稀释于20 ml的注射用水或生理盐水中(因为强碱性,不宜用葡萄糖液稀释),于5～15 min注射完,待转为窦性心律后,用口服法维持,每次0.1 g,每日3～4次。出现急性快速型室性心律失常,如频发室性期前收缩、室性心动过速、心室扑动及心室颤动等时,可用利多卡因50～100 mg溶于10%葡萄糖溶液20 ml,在5 min内缓慢静脉注入,若无效可取低限剂量重复数次,间隔20 min,总量不超过300 mg,心律失常控制后,继续以1～3 mg/min静脉滴注维持。

除上述方法外,电起搏对洋地黄中毒诱发的室上性心动过速和引起的完全性房室传导阻滞且伴有阿-斯综合征者是有效而适宜的方法。前者利用人工心脏起搏器发出的电脉冲频率,超过或接近心脏的异位频率,通过超速抑制而控制异位心律;后者是采用按需型人工心脏起搏器进行暂时性右室起搏。为避免起搏电极刺激诱发严重心律失常,应同时合用苯妥英钠或利多卡因。

### (八)焦虑

1.相关因素

与疾病的影响、对治疗及预后缺乏信心、对死亡的恐惧有关。

2.临床表现

精神萎靡、消沉、失望;容易激动;夜间难以入睡;治疗、护理欠合作。

3.护理措施

患者出现呼吸困难、胸闷等不适时,守候在患者身旁,给患者以安全感。

## 五、健康教育

### (一)心理指导

急性心力衰竭发作时,患者因不适而烦躁,护士要以亲切语言安慰患者,告知患者缓慢深呼吸,采取放松疗法,稳定情绪,配合治疗及护理,才能很快缓解症状。长期反复发病的患者,需保持情绪稳定,避免焦虑、抑郁、紧张及过度兴奋,以免诱发心力衰竭。

### (二)饮食指导

(1)提供令人愉快、舒畅的进餐环境,避免在进餐时间进行治疗或护理操作。饮食宜少食多餐、不宜过饱,在食欲最佳的时间进食,宜进食低盐、低脂、易消化、营养丰富的食物。控制钠的摄入,每日摄入食盐 5 g 以下。对使用利尿药患者,由于在使用利尿药的同时,常伴有体内电解质的排出,容易出现低血钾、低血钠等电解质紊乱,并容易诱发心律失常、洋地黄中毒等,可指导患者多食香蕉、菠菜、苹果、橙子等含钾高的食物。

(2)适当控制主食和含糖零食,多吃粗粮、杂粮,如玉米、小米、荞麦等;禽肉、鱼类,以及核桃仁、花生、葵花子等硬果类含不饱和脂肪酸较多,可多进食;多食蔬菜和水果,尤其是超体重者,更应多选用带色蔬菜,如菠菜、油菜、番茄、茄子和带酸味的新鲜水果,如苹果、橘子、山楂,提倡吃新鲜蔬菜;多用豆油、花生油、菜油及香油等植物油;蛋白质按 2 g/kg 供给,蛋白质尽量从黄豆及其制品中获取,如豆腐、豆干、百叶等,其他如绿豆、赤豆也可适量食用。

(3)禁忌食物:限制精制糖,包括蔗糖、果糖、蜂蜜等;最好忌烟酒,忌刺激性食物及调味品,忌油煎、油炸等烹调方法;少用猪油、黄油等动物油烹调食物;禁用动物脂肪高的食物(如猪肉、牛肉、羊肉)及含胆固醇高的动物内脏、动物脂肪、蛋黄等;食盐不宜多用,每天摄入 5 g 以下,含钠味精也应适量限用。

### (三)作息指导

减少干扰,为患者提供休息的环境,保证睡眠时间。有呼吸困难者,协助患者采取适当的体位。教会患者放松疗法,如局部按摩、缓慢有节奏地呼吸或深呼吸等。根据不同的心功能等级采取不同的活动量。在患者活动耐力许可范围内,鼓励患者尽可能生活自理。教会患者保存体力、减少氧耗的技巧,在较长时间活动中穿插休息,日常用品放在易取放位置。部分自理活动可坐着进行,如刷牙、洗脸等。心力衰竭症状改善后增加活动量时,首先是增加活动时间和频率,然后才考虑增加运动强度。运动方式可采取半坐卧、坐起、床边摆动肢体、床边站立、室内活动、短距离步行等。

### (四)出院指导

(1)避免诱发因素,气候转凉时及时添加衣服,预防感冒。

(2)合理休息,体力劳动不要过重,进行适当的体育锻炼以提高活动耐力。

(3)进食富含维生素、粗纤维食物,保持大便通畅。少量多餐,避免过饱。

(4)强调正确按医嘱服药、不随意减药或撤换药的重要性。

(5)定期门诊随访,防止病情发展。

# 第三节 高血压患者的护理

高血压是以体循环动脉压升高为主要临床表现的血管综合征。我国目前采用的高血压诊断标准是《中国高血压防治指南(2018版)》,是在未用抗高血压药情况下,非同日3次测量诊室血压,收缩压≥140 mmHg 和(或)舒张压≥90 mmHg,按血压水平将高血压分为3级和单纯收缩期高血压,具体见表7-1。若患者既往有高血压史,目前正在用抗高血压药,血压虽然低于140/90 mmHg,亦应该诊断为高血压。

表7-1 血压水平分类和定义

| 类别 | 收缩压/mmHg | 舒张压/mmHg |
|---|---|---|
| 正常血压 | < 120 | < 80 |
| 正常高值 | 120~139 | 80~89 |
| 高血压 | ≥140 | ≥90 |
| 1级高血压(轻度) | 140~159 | 90~99 |
| 2级高血压(中度) | 160~179 | 100~109 |
| 3级高血压(重度) | ≥180 | ≥110 |
| 单纯收缩期高血压 | ≥140 | < 90 |

注:以上标准适用于18岁以上成人,若患者收缩压和舒张压等级不同则按较高分级为准。

临床上将高血压分为两类。第一类为原发性高血压,又称高血压病,是一种以血压升高为主要临床表现而病因尚不明确的独立疾病(占所有高血压病患者的90%以上)。第二类为继发性高血压,又称症状性高血压,主要是指由某些确定的疾病或病因引起的血压升高。高血压是该种疾病的临床表现之一,血压可暂时性或持续性升高,如继发于急、慢性肾小球肾炎,肾动脉狭窄等肾疾病之后的肾性高血压;继发于嗜铬细胞瘤等内分泌疾病之后的内分泌性高血压;继发于脑瘤等疾病之后的神经源性高血压等。下面主要介绍原发性高血压。

## 一、病因与发病机制

### (一)病因

高血压是多因素、多环节、多阶段和个体差异性较大的疾病,可能与下列因素有关。

(1)遗传因素:调查表明,60%左右的高血压病患者均有家族史,但遗传的方式未明。有些学者认为属单基因常染色体显性遗传,但也有学者认为属多基因遗传。

(2)环境因素:包括饮食习惯(如饮食中能量过高以致肥胖或超重、高盐饮食等)、职业、噪声、吸烟、气候改变、微量元素摄入不足和水质硬度等。

(3)神经精神因素:精神紧张或情绪创伤等与本病的发生有一定的关系。

### (二)发病机制

有关高血压的发病原理的学说较多,包括精神神经元学说、内分泌学说、肾源学说、遗传学说以及钠盐摄入过多学说等。各种学说各有其根据,综合起来认为高级神经中枢功能失调在高血压的发病中占主导地位,体液、内分泌因素、肾脏以及钠盐摄入过多也参与本病的发病过程。

外界环境的不良刺激以及某些内在的不利因素,会引起剧烈、反复、长时间的精神紧张和情绪波动,导致大脑皮质功能障碍、下丘脑神经内分泌中枢功能失调,以及周围小动脉痉挛,进而形成高血压,常见原因为:①皮质下血管舒缩中枢形成了以血管收缩神经冲动占优势的兴奋灶,引起细小动脉痉挛,使外周血管阻力增加,从而导致血压升高。②大脑皮质功能失调可引起神经垂体释放更多的血管升压素,后者可直接引起小动脉痉挛,也可通过肾素-血管紧张素-醛固酮系统,引起水钠潴留,进一步促使小动脉痉挛。③大脑皮质功能失调也可引起垂体前叶 ACTH 和肾上腺皮质激素分泌增加,促使水钠潴留加重。④大脑皮质功能失调还可引起肾上腺髓质激素分泌增多,后者可直接引起小动脉痉挛,也可通过增加排血量进一步加重高血压。

## 二、临床表现与诊断

### (一)一般表现

大多数的高血压患者在血压升高早期仅有轻微的自觉症状,如头痛、头晕、失眠、耳鸣、烦躁、工作和学习精力不易集中、容易出现疲劳、心悸等,也可出现视物模糊、鼻出血等较重症状。高血压患者还可能会同时合并其他原因的头痛,往往与血压水平无关,如偏头痛。

### (二)并发症

常见的并发症有脑血管病(包括脑出血、脑血栓形成、腔隙性脑梗死、短暂性脑缺血发作)、心力衰竭、冠心病、慢性肾衰竭、主动脉夹层、视网膜病变等。

## 三、治疗要点

### (一)治疗目的

最大限度地降低心脑血管意外发生率、死亡率和病残率。

### (二)非药物治疗

生活方式干预适用于所有高血压患者,包括控制体重、减少钠盐摄入并增加钾盐的摄入、减少脂肪摄入、限制饮酒、保持心理平衡和适度运动。

### (三)药物治疗

1.降压药适用范围

(1)高危、很高危或3级高血压患者,应立即开始采用降压药物治疗。

(2)确诊的2级高血压患者,应考虑开始采用药物治疗。

（3）1级高血压患者，在生活方式干预数周后，血压仍≥140/90 mmHg时，应开始降压药物治疗。

2.常用降压药物

可归纳为六大类，即利尿剂、β受体阻滞剂、钙离子通道阻断剂（CCB）、血管紧张素转换酶抑制剂（ACEI）、血管紧张素Ⅱ受体阻滞剂和$\alpha_1$受体阻滞剂。

3.用药原则

高血压患者的用药原则为小剂量开始、优先选择长效制剂、联合用药和个体化。高血压患者的药物治疗应遵循现有的英国国家卫生与临床优化研究所（NICE）指南。

4.及时正确处理高血压急症

控制性及时降压，同时也应对靶器官的损害和功能障碍予以处理。采用静脉途径给药，常用药物有以下几种。

（1）硝普钠：通过直接扩张动脉和静脉使血压下降，开始以每分钟10 μg速率静脉滴注，根据血压情况调节滴速。

（2）硝酸甘油：开始以每分钟5～10 μg速率静脉滴注，可逐渐增为每分钟20～50 μg速率静脉滴注。

（3）地西泮：有烦躁、抽搐者可用地西泮肌内注射或静脉注射。

（4）有高血压脑病者宜给予脱水剂（如甘露醇）快速静脉滴注或快速利尿（如呋塞米）静脉注射，以降低颅内压、减轻脑水肿。

### （四）特殊人群高血压治疗方案

（1）老年高血压：在65岁以上的老年人中2/3以上有高血压，老年人降压治疗强调平缓降压，应给予长效制剂，对可耐受者应尽可能降至130/80 mmHg以下，但舒张压不宜低于60 mmHg，否则是预后不佳的危险因素。

（2）糖尿病：常合并血脂异常、直立性低血压、肾功能不全、冠心病，选择降压药应兼顾或至少不加重这些异常。

（3）冠心病：高血压合并冠心病的患者发生再次梗死或猝死的机会要高于不合并高血压的冠心病患者，且均与高血压有直接关系，应积极治疗。研究显示，伴有冠心病的高血压患者，不论选用β受体阻滞剂还是钙离子通道阻断剂作为控制血压的一线药物,最后结果是一样的。

(4)脑血管病:对于病情稳定的非急性期脑血管病患者,血压水平应控制在140/90 mmHg以下。急性期脑血管病患者另作别论。

(5)肾脏损害:血肌酐 < 256 μmol/L,首选ACEI,因其对减少蛋白尿及延缓肾病变的进展有利;血肌酐 > 265 μmol/L者应停用ACEI,可选择钙离子通道阻断剂、α受体阻滞剂、β受体阻滞剂。伴有肾脏损害或有蛋白尿的患者(24 h蛋白尿 > 1 g),控制血压宜更严格。

(6)妊娠高血压:因妊娠早期的血管扩张作用,在妊娠20周前,轻度高血压的患者不需药物治疗,从16周至分娩通常使用的较为安全的药物包括:甲基多巴、β受体阻滞剂、肼屈嗪(短期)。同时应降低所有的心血管危险因素,如戒烟、改变生活方式等。

## 四、常见护理问题及护理措施

### (一)疼痛:头痛

1.相关因素

与血压升高有关。

2.临床表现

头部疼痛。

3.护理措施

(1)评估患者头痛的情况,如头痛程度(可用长海痛尺测定),持续时间,是否有恶心、呕吐、视物模糊等伴随症状。

(2)尽量减少或避免引起或加重头痛的因素,保持病室环境安静,减少探视,护理人员做到操作轻、说话轻、走路轻、关门轻,保证患者有充足的睡眠。

(3)向患者讲解引起头痛的原因,嘱患者合理安排工作和休息,避免劳累、精神紧张、情绪激动等,戒烟、酒。

(4)指导患者放松的技巧,如听轻音乐、缓慢呼吸等。

(5)告知患者控制血压稳定和坚持长期、规律服药的重要性,加强患者的服药依从性。

### (二)活动无耐力

1.相关因素

与并发心力衰竭有关。

2.临床表现

乏力,轻微活动后即感呼吸困难、无力等。

3.护理措施

(1)告知患者引起乏力的原因,尽量减少增加心脏负担的因素,如情绪激动、快速改变体位、剧烈活动等。

(2)评估患者心功能状态及活动情况,根据患者心功能情况制订合理的活动计划。督促患者坚持动静结合,循序渐进增加活动量。

(3)嘱患者一旦出现心慌、呼吸困难、胸闷等情况应立即停止活动,并以此作为最大活动量的指征。

### (三)有受伤的危险

1.相关因素

与头晕、视物模糊有关。

2.临床表现

头晕、眼花、视物模糊,严重时可出现晕厥。

3.护理措施

(1)嘱患者警惕急性低血压反应,避免剧烈运动、突然改变体位,改变体位时动作应缓慢,特别是夜间起床时;服药后不要站立太久,因为长时间的站立会使腿部血管扩张、血流增加,导致脑部供血不足;避免用过热的水洗澡,防止周围血管扩张导致晕厥。

(2)嘱患者出现晕厥、恶心、乏力时应立即平卧,取头低足高位,以促进静脉回流,增加脑部的血液供应。上厕所或外出时应有人陪伴,头晕严重时应尽量卧床休息、在床上大小便。

(3)嘱患者避免受伤,活动场所应灯光明亮,地面防滑,厕所安装扶手,房间应减少障碍物。

(4)密切监测患者血压的变化,避免血压过高或过低。

### (四)执行治疗方案无效

1.相关因素

与患者缺乏相应治疗知识和治疗长期性、复杂性有关。

2.临床表现

不能遵医嘱按时服药。

3.护理措施

(1)告知患者按时服药的重要性,不能血压正常时就自行停药。

(2)嘱患者定期门诊随访,监测血压控制情况。

(3)药物治疗的同时还要注意观察药物的不良反应,如使用利尿药时应注意监测血钾水平,防止低血钾;用β受体阻滞剂应注意患者出现心动过缓、支气管痉挛、低血糖等不良反应;使用血管紧张素转换酶抑制剂应注意患者出现头晕、咳嗽、肾功能损害等不良反应。

### (五)潜在并发症:高血压急症

1.相关因素

与血压短时间内突然升高有关。

2.临床表现

患者血压显著升高,出现头痛、烦躁、心悸、气急、恶心、呕吐、视物模糊等表现。

3.护理措施

(1)嘱患者绝对卧床休息,避免一切不良刺激。保证良好的休息环境,持续监测血压和尽快应用适合的降压药。

(2)安抚患者,做好心理护理,严密观察患者病情变化。

(3)迅速减压,静脉输注降压药,1 h内使平均动脉血压迅速下降但不超过25%,在以后的2~6 h将血压降至160/100 mmHg。血压过度降低可引起肾、脑或冠脉缺血。如果这样的血压水平可耐受且临床情况稳定,在以后24~48 h逐步降低血压到正常水平。

(4)高血压急症的治疗常用降压药有硝普钠、尼卡地平、乌拉地尔、二氮嗪、肼屈嗪、拉贝洛尔、艾司洛尔、酚妥拉明等。用药时注意观察效果以及有无不良反应,如静脉滴注硝酸甘油等药物时应注意监测血压变化。

（5）向患者讲明遵医嘱按时服药、保证血压稳定的重要性,争取患者及其家属的配合。

（6）告知患者如出现血压急剧升高、剧烈头痛、呕吐等不适应及时告知医护人员。

（7）协助生活护理,勤巡视病房,勤询问患者的生活需要。

## 五、健康教育

高血压患者的健康教育应根据文化、经济、环境和地理的差异,针对不同的目标人群采用多种形式进行信息传播。公众教育应着重于科普高血压的特点、原因和并发症的有关知识,宣传其可预防性、可治疗性以及生活方式在高血压的预防和治疗中的作用。应针对不同人群开展不同内容的健康教育。

### （一）随访教育

1.教育诊断

确定患者目前的行为状况、知识、技能水平、学习能力、态度、信念以及近期患者首先要改变的问题。

2.咨询指导

指导要具体化,行为改变从小量开始,多方面地参与支持,从各方面给患者持续的、一致的、正面的健康信息可加强患者行为的改变。要加强家庭、朋友和全体医务人员的参与。

3.随访和监测

定期随访患者,及时评价和反馈,并继续设定下一步的目标。一旦开始应用抗高血压药物治疗,多数患者应每月随诊,调整用药直至达到目标血压。2级高血压或有复杂并发症的患者应增加随访的次数。每年至少监测1次血钾和肌酐。如血压已达标并保持稳定,可每隔3~6个月随访1次。如有伴随疾病(如心力衰竭)、合并其他疾病(如糖尿病)或行实验室检查等行为均会影响随诊的频率。其他的心血管危险因素也应达到相应的治疗目标,并大力提倡戒烟。未控制的高血压患者服用小剂量阿司匹林会使脑出血的危险增加,因此只有在血压控制的前提下,才提倡小剂量阿司匹林治疗。

### (二)饮食指导

在利尿药及其他降压药问世以前,高血压的治疗主要以控制饮食为主,随着药物学的发展,饮食治疗逐渐降至次要地位。然而,近年来关于高血压病病因和发病机制的研究又促使人们开始重新评估营养治疗在本病防治中的重要作用。

其主要原因有:①原发性高血压作为一种常见病,其发生与环境因素特别是与营养因素密切相关。②现有的各种降压药物均有一定的不良反应,而营养治疗不仅具有一定的疗效,而且合乎生理,因此更适宜于大规模人群的防治。③动物实验表明,钠盐摄入过多可使小鸡和大鼠出现高血压,血压增高的程度与盐量呈正比。进一步研究还表明,钠盐对血压的影响与遗传因素有关。通过近亲交配所产生的对盐敏感的大鼠,即使喂以钠盐不高的饲料,也可出现高血压。钠盐摄入过多引起高血压的机制尚未明了,可能与细胞外液扩张、心排血量增加、组织过分灌注,以致周围血管阻力增加、血压增高有关。有人发现高血压患者小动脉中每单位干重所含钠盐较正常人高,这可使动脉壁增厚和血管阻力增加,也可使血管的舒缩性发生改变。

1.营养因素在高血压防治中的作用

(1)钠和钾的摄入与高血压的发病和防治有关:首先,流行病学方面大量资料表明,高血压的发病率与居民膳食中钠盐摄入量呈显著正相关;其次,临床观察发现,不少轻度高血压患者只需中度限制钠盐摄入,其血压即可降至正常范围。即使是重度或顽固性高血压患者,低盐饮食也常可增加药物疗效,从而减少用药剂量。不论动物实验或人体观察均提示钾具有对抗钠所引起的不利作用。临床观察表明,氯化钾可使血压呈规律性下降,而氯化钠则可使之上升。

(2)水质硬度和微量元素:软水地区高血压的发病率较硬水地区高,这可能与微量元素镉有关。动物实验已证明,用镉可引起大鼠的高血压,而当用镉的螯合剂时则可使其逆转。上海市高血压病研究所发现,健康人和高血压患者的血压增高均与血中镉含量的对数呈正相关。锌具有对抗镉的作用,其含量降低可使血压升高。此外,也有报道提到镁对高血压患者有扩张血管作用,能使大多数类型高血压患者的心排血量增加。

(3)其他因素:热量、蛋白质、糖类和脂肪等也与本病的发生和防治有一定的联系。

2.防治措施

(1)限制钠盐摄入:健康成人每天钠的需要量仅为200 mg(相当于0.5 g食盐)。WHO建议每人每日食盐量不超过6 g。我国居民膳食中约80%的钠来自烹调或含盐高的腌制品,因此限盐首先要减少烹调用盐及含盐高的调料,少食各种食盐加入过多的菜及盐腌食品。根据WHO的建议,北方居民应减少日常用盐量的一半,南方居民减少1/3。

(2)减少膳食脂肪,补充适量优质蛋白:有流行病学资料显示,即使不减少膳食中的钠、不减重,如果将膳食脂肪控制在总热量的25%以下,P/S比值维持在1,连续40 d可使男性的收缩压和舒张压各下降12%,女性下降5%。有研究表明,每周吃鱼4次以上的人与吃鱼较少的人相比,冠心病发病率低28%。建议改善动物性食物结构,减少含脂肪高的猪肉摄入,增加蛋白质含量较高而脂肪含量较少的禽类及鱼类摄入。蛋白质含量占总热量的15%左右,动物蛋白占总蛋白质的20%。动物中蛋白质质量依次为:奶、蛋;鱼、虾;鸡、鸭;猪、牛、羊肉。植物蛋白中豆类的蛋白质质量最好。

(3)注意补充钾和钙:研究资料表明,钾与血压呈明显负相关,中国居民膳食低钾、低钙,因此要增加含钾多、含钙高的食物的摄入,如绿叶菜、鲜奶、豆类制品等。这一点在使用利尿药,特别是当血钾含量偏低时尤为重要。

(4)多吃蔬菜和水果:增加蔬菜和水果摄入、减少脂肪摄入,可使收缩压和舒张压下降。素食者比肉食者的血压低,其降压的作用可能基于水果、蔬菜、食物纤维和低脂肪的综合作用。人类饮食应以素食为主,适当添加肉类最理想。

(5)限制饮酒:尽管有研究表明,少量饮酒可以减少冠心病发病的危险,但是饮酒和血压水平及高血压患病率之间却呈线性相关,大量饮酒可诱发心脑血管事件发生。因此不提倡用少量饮酒的方式预防冠心病,提倡高血压患者戒酒,因饮酒可增加服用降压药物的耐药性。如饮酒,建议每日饮酒量应为少量,男性饮酒的酒精不超过25 g,即葡萄酒 < 150 ml,或啤酒 < 500 ml,或白酒 < 50 ml;女性则减半量,孕妇不饮酒。不提倡饮高度烈性酒。WHO对酒的新建议是越少越好。

### (三)心理指导

#### 1.评估患者

通过问诊了解患者的家庭、社会、文化状况及行为等,分析患者的心理,向患者解释造成高血压最主要的原因及疾病的转归,再向患者说明高血压可以长期稳定控制,从而增强患者战胜疾病的信心。

#### 2.克服心理障碍

针对中年高血压患者存在的不良心理进行施护。①麻痹大意心理:自以为年轻、身强力壮,采取无所谓的态度。针对这种心理首先要唤起患者对疾病的重视,使之认识到防治高血压的重要性,并在调养方法和注意事项上给予正确的引导,使之配合医护治疗。同时给患者制订个体化健康教育计划,并调动家属参与治疗活动,配合医护完成治疗任务,使之早日康复。②焦虑、恐惧心理:一些患者认为高血压是终生疾病,而且还会得心脑血管病,久而久之产生焦虑、恐惧心理。采取的措施是暗示诱导,应诱导患者使其注意力从一个客体转移到另一个客体,从而打破原来心理上存在的恶性循环,使其保持乐观情绪,轻松愉快地接受治疗,以达到防病治病的目的。

### (四)正确测量血压

血压测量是诊断高血压及评估其严重程度的主要手段,目前主要用以下3种方法。

#### 1.诊室血压

这是目前临床诊断高血压和分级的标准方法,由医护人员在标准条件下按统一的规范进行测量。具体要求如下:①选择符合计量标准的水银柱血压计或者经国际标准检验合格的电子血压计进行测量。②使用大小合适的袖带,袖带气囊至少应包裹80%上臂。大多数人的臂围25 ~ 35 cm,应使用长35 cm、宽12 ~ 13 cm规格气囊的袖带;肥胖者或臂围大者应使用大规格袖带;儿童使用小规格袖带。③被测量者至少安静休息5 min,在测量前30 min内禁止吸烟或饮咖啡,排空膀胱。④被测量者取坐位,最好坐靠背椅,裸露右上臂,上臂与心脏处在同一水平。如果怀疑有外周血管病,首次就诊时应测量左、右上臂血压。特殊情况下可以取卧位或站立位。老年人、糖尿病患者及出现直立性低血压情况者,应加测直立位血压。直立位血压应在卧位改为直立位后1 min和5 min时测量。⑤将袖带缚于被测者的上臂,袖带的下缘应在肘弯上2.5 cm,松紧适宜。将听诊器探头置于肱动脉搏动处。⑥测量时快速充气,使气囊内压力在桡动脉搏动消失后再升高30 mmHg(4.0 kPa),然后以恒定的速率(2~6 mmHg/s)缓慢放气。心率缓慢者,放气速率应更慢些。获得舒张压读数后,快速放气至零。⑦在放气过程中仔细听取柯氏音,观察柯氏音第Ⅰ时相(第一音)和第Ⅴ时相(消失音)水银柱凸面的垂直高度。收缩压读数取柯氏音第Ⅰ时相,舒张压读数取柯氏音第Ⅴ时相。小于12岁的儿童、妊娠妇女、严重贫血、甲状腺功能亢进、主动脉瓣关闭不全及柯氏音不消失者,以柯氏音第Ⅳ时相(变音)定为舒张压。⑧血压单位在临床使用时采用毫米汞柱(mmHg)。⑨应相隔1~2 min重复测量,取2次读数的平均值记录。如果收缩压或舒张压的2次读数相差5 mmHg以上,应再次测量,取3次读数的平均值记录。

2. 自测血压

对于评估血压水平及严重程度,评价降压效应,改善治疗依从性,增强治疗的主动参与性,自测血压具有独特优点,且无白大衣效应,可重复性较好。目前,患者家庭自测血压在评价血压水平和指导降压治疗上已经成为诊室血压的重要补充。然而,对于精神焦虑或根据血压读数常自行改变治疗方案的患者,不建议自测血压。

推荐使用符合国际标准的上臂式全自动或半自动电子血压计,正常上限参考值为135/85 mmHg。应注意患者向医生报告自测血压数据时可能有主观选择性,即报告偏差,患者可能会有意或无意选择较高或较低的血压读数向医生报告,影响医生判断病情和修改治疗。有记忆存储数据功能的电子血压计可克服报告偏差。血压读数的报告方式可采用每周或每月的平均值。家庭自测血压低于诊室血压,家庭自测血压135/85 mmHg相当于诊室血压140/90 mmHg。血压正常的人建议定期测量血压(20~29岁者每2年测1次;30岁以上者每年至少1次)。

3.动态血压

(1)动态血压监测能提供日常活动和睡眠时血压的情况。动态血压监测可以提供在无靶器官损害的情况下白大衣高血压的可靠证据,也有助于评估抗高血压药物引起的低血压综合征、阵发性高血压以及自主神经功能失调。动态血压测值常低于诊室血压测值。通常高血压患者清醒时血压≥135/85 mmHg,睡眠时≥120/75 mmHg。动态血压监测值与靶器官损害的相关性优于诊室血压。动态血压监测能提供血压升高占测量总数的百分比、整体血压负荷及睡眠时血压降低的程度。

(2)动态血压测量应使用符合国际标准的监测仪。动态血压的正常值推荐以下国内参考标准:24 h平均值<130/80 mmHg,白昼平均值<135/85 mmHg,夜间平均值<125/75 mmHg。在正常情况下,夜间血压均值比白昼血压均值低10%~15%。

(3)动态血压监测在临床上可用于诊断白大衣高血压、隐蔽性高血压、顽固难治性高血压、发作性高血压或低血压,评估血压升高严重程度,但是目前主要用于临床研究,例如评估心血管调节机制、预后意义、新药或治疗方案疗效考核等,不能取代诊室血压测量。

(4)动态血压测量时应注意以下问题:①测量时间间隔一般设定为每30 min测1次,可根据需要而设定所需的时间间隔。②指导患者日常活动,避免剧烈运动。③测血压时患者上臂要保持伸展和静止状态。④若首次检查由于伪迹较多而使读数<80%的预期值,应重新测量。⑤可根据24 h平均血压、日间血压或夜间血压进行临床决策,但倾向于采用24 h平均血压。

## (五)适量运动

1.运动的作用

运动除了可以促进血液循环、减少胆固醇生成外,也能增强肌肉、骨骼,减少关节僵硬的发生,还能增加食欲、促进胃肠蠕动、预防便秘、改善睡眠。

2.运动的形式

高血压患者最好养成持续运动的习惯,中老年患者的运动形式应包括有氧、伸展及增强肌力练习3类,具体可选择步行、慢跑、太极拳、门球、气功等项目。

3.运动强度的控制

每个参加运动的人,特别是中老年人和高血压患者,在运动前最好了解一下自己的身体状况,以决定自己的运动种类、强度、频度和持续运动时间。运动强度必须因人而异,按科学锻炼的要求,常用的运动强度指标为运动时最大心率达到180(或170)减去年龄,如50岁的人运动心率为120~130次/min,如果求精确则可采用最大心率的60%~85%作为运动适宜心率,需在医生指导下进行,运动频度一般为每周3~5次,每次持续20~60 min,可根据运动者身体状况和所选择的运动种类以及气候条件等而定。

### (六)用药指导

1.减药

高血压患者一般须终生治疗。患者确诊为高血压后若自行停药,其血压或迟或早终将恢复到治疗前水平。但患者的血压得到长期有效控制时,可以试图在医护人员的指导下小心、逐步地减少服药次数或剂量,尤其是认真地进行非药物治疗,密切地观察改进生活方式进度和效果的患者。患者在试行这种"逐步减药"时,应十分仔细地监测血压。

2.记录

一般高血压患者的治疗时间长达数十年,治疗方案会有多次变换,包括药物的选择。建议患者最好详细记录其用过的治疗药物及疗效。医生则更应为经手治疗的患者保存充分的记录,随时备用。

3.调整剂量

(1)对大多数非重症或急症的高血压患者,要寻找其最小有效耐受剂量药物,且不宜降压太快。故开始应给予小剂量药物,1个月后,如疗效不够而不良反应少或可耐受,可增加剂量;如出现不良反应且不能耐受,则应改用另一类药物。随访期间患者血压的测量应在每天的同一时间进行。对于重症高血压患者,须及早控制其血压,可以较早递增剂量和合并用药。随访时除患者主观感觉外,还要做必要的化验检查,以了解其靶器官状况和有无药物不良反应。对于非重症或急症高血压患者,经治疗血压长期稳定达1年者可以考虑减少药物剂量,目的为减少药物的可能不良反应,但应以不影响疗效为前提。

(2)选择针对性强的降血压药:降血压药品种很多,个体差异很大,同一种药物不同的患者服用后的效果可能会不同。护理人员和患者必须了解服用药物的名称、作用、剂量、用法、不良反应等,并遵照医嘱按时服药。

(3)合适的剂量:一般由小剂量开始,逐渐调整到合适的剂量。晚上睡觉前的治疗剂量尤其要偏小,因入睡后如果血压降得太低,则易形成脑动脉血栓。药品剂量不能忽大忽小,否则血压波动太大,可能会造成实质性脏器的损伤。

(4)不能急于求成:如血压降得太低,常会引起急性缺血性脑血管病和心脏缺血性疾病。

(5)不要轻易中断治疗:患者应用降血压药过程中,症状改善后仍需坚持长期服药,不可随意减少剂量,必须听从医生的治疗安排。

(6)不宜频繁更换降血压药:各种降血压药在人体内的作用时间不尽相同。更换降血压药时,往往会引起血压的波动。因此换降血压药必须在医生指导下进行,不宜多种药合用,以避免药物不良反应。

(7)患痴呆症或意识不清的老人,家人须协助服药,并帮助管理好药物,以免发生危险。

(8)注意观察药物不良反应,必要时采取相应的防范措施。若患者突然出现头痛、多汗、恶心、呕吐、烦躁、心慌等症状,家人应协助患者立即平卧并抬高头部;测量血压,若血压过高,应用硝苯地平嚼碎,舌下含服,以快速降血压;如果半小时后血压仍不下降且症状明显,应立即去医院就诊。

## 第四节 心绞痛患者的护理

心绞痛是冠状动脉供血不足,心肌急剧的、暂时的缺血与缺氧引起的综合征。其特点为阵发性的前胸压榨性疼痛感觉,主要位于胸骨后部,可放射至左上肢,常发生于劳累或情绪激动时,持续数分钟,休息或服用硝酸酯制剂后消失。本病多见于男性,多数患者在 40 岁以上,劳累、情绪激动、饱食、受寒、阴雨天气、急性循环衰竭等为常见的诱因。

## 一、病因

### (一)基本病因

对心脏予以机械性刺激并不引起疼痛,但心肌缺血、缺氧则会引起疼痛。当冠状动脉的"供血"与心肌的"需氧"出现矛盾,冠状动脉血流量不能满足心肌代谢需要,引起心肌急剧的、暂时的缺血、缺氧时,即产生心绞痛。

### (二)其他病因

除冠状动脉粥样硬化外,主动脉瓣狭窄或关闭不全、梅毒性主动脉炎、肥厚性心肌病、先天性冠状动脉畸形、风湿性冠状动脉炎等都可引起冠状动脉在心室舒张期充盈障碍,引发心绞痛。

## 二、临床表现与诊断

### (一)临床表现

1. 症状和体征

(1)部位:典型心绞痛主要位于胸骨体上段或中段之后,可波及心前区,有手掌大小范围,可放射至左肩、左上肢前内侧,达无名指和小指;不典型心绞痛可位于胸骨下段、左心前区或上腹部,放射至颈、下颌、左肩胛部或右前胸。

(2)性质:胸痛为压迫、发闷或紧缩性,也可有烧灼感。发作时,患者往往不自觉地停止原来的活动,直至症状缓解。

(3)诱因:典型的心绞痛常在相似的条件下发生。以体力劳动为主,其次为情绪激动。登楼、平地快步走、饱餐后步行、逆风行走,甚至用力大便或将臂举过头部的轻微动作,暴露于寒冷环境、进食冷饮、身体其他部位的疼痛,以及恐怖、紧张、发怒、烦恼等情绪变化,都可诱发。晨间痛阈低,轻微劳力如刷牙、剃须、步行即可引起发作;上午及下午的痛阈提高,较重的劳力亦可不诱发。

(4)时间:疼痛出现后常逐步加重,在 3～5 min 逐渐消失,一般在停止原活动后缓解,一般为 1～15 min,多数 3～5 min,偶可达 30 min 的,可数天或数星期发作1次,亦可1d内发作多次。

(5)硝酸甘油的效应:舌下含有硝酸甘油片如有效,心绞痛应于1～2 min缓解,对卧位型心绞痛可能无效。在评定硝酸甘油的效应时,还要注意患者所用的药物是否已经失效或接近失效。

2.体征

患者平时无异常体征,心绞痛发作时常见心率增快、血压升高、表情焦虑、皮肤发冷或出汗,有时出现第四或第三心音奔马律。可有暂时性心尖部收缩期杂音,是乳头肌缺血以致功能失调引起二尖瓣关闭不全所致。

## (二)诊断

### 1.冠心病诊断

(1)据典型的发作特点和体征:含用硝酸甘油后缓解,结合年龄和存在冠心病易患因素,排除其他原因所致的心绞痛,一般即可建立诊断。

(2)心绞痛发作时心电图:绝大多数患者ST段压低0.1 mV(1 mm)以上,T波平坦或倒置(变异型心绞痛者则是有关导联的ST段抬高),发作过后数分钟内逐渐恢复。

(3)负荷试验:发作不典型者,诊断要依靠观察硝酸甘油的疗效和发作时心电图的改变;如仍不能确诊,可多次复查心电图、心电图负荷试验或24 h动态心电图连续监测,如心电图出现阳性变化或负荷试验诱发心绞痛发作亦可确诊。

(4)选择性冠状动脉造影或做冠状动脉CT:考虑施行外科手术治疗者则必须进行选择性冠状动脉造影。冠状动脉内超声检查可显示管壁的病变,对诊断可能更有帮助。

### 2.心绞痛归类

近年,对确诊心绞痛的患者主张进行仔细的分型诊断。根据WHO《缺血性心脏病的命名及诊断标准》,现将心绞痛作如下归类。

1)劳累性心绞痛

劳累性心绞痛是由运动或其他增加心肌需氧量的情况所诱发的心绞痛。包括3种类型:①稳定型劳累性心绞痛,简称稳定型心绞痛,亦称普通型心绞痛,是最常见的心绞痛。指由心肌缺血缺氧引起的典型心绞痛发作,其性质在1~3个月并无改变。即每日和每周疼痛发作次数大致相同,诱发疼痛的劳累和情绪激动程度相同,每次发作时疼痛的性质和疼痛部位无改变,用硝酸甘油后也在相同时间内发生疗效。②初发型劳累性心绞痛,简称初发型心绞痛。指患者过去未发生过心绞痛或心肌梗死,而现在发生由心肌缺血缺氧引起的心绞痛,时间尚在1~2个月。有过稳定型心绞痛但已数月不发生心绞痛,再发生心绞痛未到1个月者也归本型。③恶化型劳累性心绞痛,亦称进行型心绞痛,进行型心绞痛指原有稳定型心绞痛的患者,在3个月内疼痛的频率、程度、诱发因素经常变动,进行性恶化,可发展为心肌梗死与猝死。

2)自发性心绞痛

自发性心绞痛发作与心肌需氧量无明显关系,与劳累性心绞痛相比,疼痛持续时间一般较长,程度较重,且不易为硝酸甘油所缓解。包括四种类型:①卧位型心绞痛。在休息时或熟睡时发生的心绞痛,其发作时间较长,症状也较重,发作与体力活动或情绪激动无明显关系,常发生在半夜,偶尔在午睡或休息时发作。疼痛常剧烈难忍,患者烦躁不安、起床走动。硝酸甘油的疗效不明显或仅能暂时缓解。可能与夜梦、夜间血压降低或发生未被察觉的左心室衰竭,以致狭窄的冠状动脉远端心肌灌注不足有关;或与平卧时静脉回流增加,心脏工作量增加,需氧增加等有关。②变异型心绞痛。本型患者心绞痛的性质与卧位型心绞痛相似,也常在夜间发作,但发作时心电图表现不同,显示有关导联的ST段抬高,而在与之相对应的导联中则ST段压低。本型心绞痛是由于在冠状动脉狭窄的基础上,该支血管发生痉挛,引起一片心肌缺血所致。③中间综合征。亦称冠状动脉功能不全。指心肌缺血引起的心绞痛发作历时较长,在30 min以上,发作常在休息时或睡眠中发生,但心电图、放射性核素和血清学检查无心肌坏死的表现。本型疼痛的性质是介于心绞痛与心肌梗死之间,常是心肌梗死的先兆。④梗死后心绞痛。在急性心肌梗死后不久或数周后发生的心绞痛。由于供血的冠状动脉阻塞,患者可发生心肌梗死,但心肌尚未完全坏死,一部分未坏死的心肌处于严重缺血状态时又发生疼痛,随时有再发生梗死的可能。

3)混合性心绞痛

混合性心绞痛是劳累性和自发性心绞痛混合出现,由于冠状动脉的病变使冠状动脉血流储备固定减少,同时又发生短暂的再减损所致,兼有劳累性和自发性心绞痛的临床表现。

4)不稳定型心绞痛

不稳定型心绞痛被认为是稳定型劳累性心绞痛与心肌梗死和猝死的中间状态。它包括了除稳定型劳累性心绞痛外的上述所有类型。其病理基础是在原有病变上发生冠状动脉内膜下出血、粥样硬化斑块破裂、血小板或纤维蛋白凝集、冠状动脉痉挛等。除了没有诊断心肌梗死的明确的心电图和心肌酶谱变化外,目前应用的不稳定心绞痛的定义根据以下3个病史特征做出:①在相对稳定的劳累相关性心绞痛基础上出现逐渐增强的疼痛。②新出现的心绞痛(通常1个月内),很轻度的劳力活动即可引起心绞痛。③在静息状态和很轻劳力时出现心绞痛。

## 三、治疗要点

(1)预防:主要预防动脉粥样硬化的发生和发展。

(2)治疗原则:改善冠状动脉的血供;减低心肌的耗氧量;治疗动脉粥样硬化。

### (一)发作时的治疗

(1)休息:发作时立刻休息,经休息后症状可缓解。

(2)药物治疗:应用作用较快的硝酸酯制剂。在应用上述药物的同时,可考虑用镇静药。

### (二)缓解期的治疗

系统治疗、清除诱因、注意休息、使用作用持久的抗动脉粥样硬化药物,以防心绞痛发作。宜尽量避免各种确知足以诱致发作的因素。调节饮食,特别是一次进食不应过饱;禁绝烟酒。调整日常生活与工作量;减轻精神负担;保持适当的体力活动,但以不致发生疼痛症状为度;一般不需卧床休息。

### (三)其他治疗

低分子右旋糖酐或羟乙基淀粉注射液可用于心绞痛的频繁发作,作用为改善微循环的灌流。抗凝药如肝素、溶血栓药和抗血小板药可用于治疗不稳定型心绞痛。高压氧治疗可以增加全身的氧供应,可使顽固的心绞痛得到改善,但疗效不易巩固。体外反搏治疗可能增加冠状动脉的血供,也可考虑应用。兼有早期心力衰竭者,治疗心绞痛的同时宜用快速作用的洋地黄类制剂。

### (四)外科手术治疗

主动脉-冠状动脉旁路移植手术(CABC):取患者自身的大隐静脉或内乳动脉作为旁路移植材料。一端吻合在主动脉,另一端吻合在有病变的冠状动脉段的远端,引流主动脉的血液以改善该冠状动脉所供血的心肌的血流量。

### (五)经皮腔内冠状动脉成形术

经皮腔内冠状动脉成形术(PTCA):冠状动脉造影后,针对相应病变,应用带球囊的心导管经周围动脉送到冠状动脉,在导引钢丝的指引下进入狭窄部位,向球囊内加压注入稀释的造影剂使之扩张,解除狭窄。

### (六)其他冠状动脉介入性治疗

由于PTCA有较高的术后再狭窄发生率,近年来采用一些其他成形方法,如激光冠状动脉成形术(PTCLA)、冠状动脉斑块旋切术、冠状动脉斑块旋磨术、冠状动脉内支架安置等,期望降低再狭窄发生率。

### (七)运动锻炼疗法

进行适宜的运动锻炼有助于促进侧支循环的发展,提高体力活动的耐受量,改善症状。

## 四、常见护理问题及护理措施

### (一)舒适度的改变

1.相关因素

与心肌急剧、短暂的缺血、缺氧,以及冠状动脉痉挛有关。

2.临床表现

阵发性胸骨后疼痛。

3.护理措施

(1)心绞痛发作时应立即停止步行或工作,通常情况下休息片刻即可缓解。根据疼痛发生的特点,评估心绞痛严重程度(见表7-2),制订相应活动计划。心绞痛频发者或严重心绞痛者,应严格限制体力活动,并嘱患者绝对卧床休息。

表7-2 心绞痛分级

| 心绞痛分级 | 表现 |
| --- | --- |
| Ⅰ级:日常活动时无症状 | 较日常活动重的体力活动,如平地小跑步、快速或持重物上3楼、上陡坡等时引起心绞痛 |
| Ⅱ级:日常体力活动稍受限制 | 一般体力活动,如常速步行1.5～2 km、上3楼、上坡等即引起心绞痛 |
| Ⅲ级:日常体力活动明显受损 | 较日常活动轻的体力活动,如常速步行0.5～1 km、上2楼、上小坡等即引起心绞痛 |
| Ⅳ级:任何体力活动均引起心绞痛 | 轻微体力活动(如在室内缓行)即引起心绞痛,严重者休息时亦发生心绞痛 |

遵医嘱给予患者舌下含服硝酸甘油、吸氧、监测心电图,并通知医生。心绞痛频发或严重者遵医嘱使用硝酸甘油静脉微泵推注。由于此类药物能扩张头面部血管,有些患者使用后会出现颜面潮红、头痛等症状,应向患者说明。用药后动态观察患者胸痛变化情况,同时监测ECG。

告知患者在心绞痛发作时的应对技巧:一是立即停止活动;二是立即舌下含服硝酸甘油。向患者讲解舌下含服硝酸甘油是因为舌下有丰富的静脉丛,吸收见效比口服硝酸甘油快。若疼痛持续15 min以上不缓解,则有可能发生心肌梗死,需立即急诊就医。

### (二)焦虑

1.相关因素

与心绞痛反复发作、疗效不理想有关。

2.临床表现

睡眠不佳、缺乏自信心、思维混乱。

3.护理措施

(1)向患者讲解心绞痛的治疗是一个长期过程,需要有毅力,鼓励其说出内心想法,针对其具体心理情况给予指导与帮助。

(2)心绞痛发作时,应尽量陪伴患者,多与患者沟通,指导患者掌握心绞痛发作的有效应对措施。

(3)及时向患者分析疾病好转信息,增强患者治疗信心。

(4)告知患者不良心理状况对疾病的负面影响,鼓励患者进行舒展身心的活动,如听音乐、看报纸等,转移患者注意力。

### (三)知识缺乏

1.相关因素

与缺乏疾病相关知识、认识能力有限有关。

2.临床表现

患者不能说出心绞痛相关知识,不知如何避免相关危险因素。

3.护理措施

(1)避免诱发心绞痛的相关因素:如情绪激动、饱食、焦虑不安等。

(2)告知患者心绞痛的症状为胸骨后疼痛,可放射至左臂、颈、胸,常为压迫或紧缩感。

(3)指导患者硝酸甘油使用注意事项。

(4)提供简单易懂的书面或影像资料,使患者了解自身疾病的相关知识。

## 五、健康教育

### (一)心理指导

告知患者需保持良好心态,精神紧张、情绪激动、焦虑不安等不良心理状态可诱发或加重病情。患者常因不适而烦躁不安,且伴恐惧,此时应鼓励患者表达感受,告知其尽量做深呼吸、放松情绪、才能使疾病尽快缓解或消除。

### (二)饮食指导

(1)减少饮食热量,控制体重,少量多餐(每天4~5餐),晚餐尤应控制进食量,提倡饭后散步,切忌暴饮暴食,避免过饱;减少脂肪摄入总量,限制饱和脂肪酸和胆固醇的摄入,增加不饱和脂肪酸的摄入;限制单糖和双糖摄入量,供给适量的矿物质及维生素,戒烟戒酒。

(2)在食物选择方面,应适当控制主食和含糖零食,多吃粗粮、杂粮,如玉米、小米、荞麦等;多进食禽肉、鱼类以及核桃仁、花生、葵花子等含不饱和脂肪酸较多的坚果类;多食蔬菜和水果,尤其是超体重者,更应多选用带色蔬菜,如菠菜、油菜、番茄、茄子和带酸味的新鲜水果,如苹果、橘子、山楂等;多用豆油、花生油、菜油及香油等植物油烹饪食物;蛋白质按劳动强度供给,冠心病患者蛋白质按2 g/kg供给;尽量多食用黄豆及其制品,如豆腐、豆干、百叶等,其他如绿豆、赤豆也很好。

禁忌食物:忌烟、酒、咖啡以及辛辣的刺激性食品;少用猪油、黄油等动物油烹调;禁食动物脂肪高的食物(猪肉、牛肉、羊肉)及含胆固醇高的动物内脏、动物脂肪、脑髓、贝类、乌贼鱼、蛋黄等;食盐不宜多吃,每天2~4 g为宜;含钠味精也应适量食用。

### (三)作息指导

制订固定的日常活动计划,避免劳累。避免突发性的劳力活动,尤其在较长时间休息以后,如凌晨起床后动作宜慢。心绞痛发作时,应停止所有活动,卧床休息。频发或严重心绞痛患者,严格限制体力活动,应绝对卧床休息。

### (四)用药指导

1.硝酸酯类

(1)硝酸甘油是缓解心绞痛的首选药。心绞痛发作时可用短效制剂1片舌下含化(勿吞服),1~2 min即开始起作用,药效可持续半小时。如药物不易溶解,可轻轻嚼碎继续含化。

(2)应用硝酸酯类药物时可能出现头晕、头胀痛、头部跳动感、面红、心悸,继续用药数日后可自行消失。

(3)硝酸甘油应储存在棕褐色的密闭小玻璃瓶中,防止受热、受潮。使用时应注意有效期,每用6个月须更换药物。如果含服药物时无舌尖麻刺、烧灼感,说明药物已失效,不宜再使用。

(4)为避免直立性低血压所引起的晕厥,用药后患者应平卧片刻,必要时吸氧。长期反复应用会产生耐药性而使效力降低,但停用10 d以上,复用可恢复效力。

2.长期服用β受体阻滞剂者

使用阿替洛尔、美托洛尔时,应指导患者用药。嘱患者不能随意突然停药或漏服,否则易引起心绞痛加重或心肌梗死;使用美托洛尔等药物时应在饭前服用,因食物能延缓此类药物吸收;用药过程中注意监测心率、血压、心电图等。

3.钙离子通道阻断剂

钙离子通道阻断剂可以减少心肌耗氧量,目前不主张使用短效制剂(如硝苯地平)。

### (五)特殊及行为指导

(1)寒冷刺激可诱发心绞痛,不宜用冷水洗脸,洗澡时注意水温及时间,外出应戴口罩或围巾。

(2)患者应随身携带心绞痛急救盒(内装硝酸甘油片)。心绞痛发作时,立即停止活动并休息,保持安静。正确使用硝酸甘油制剂,如片剂应舌下含服,喷雾剂应喷舌底1~2下,贴剂应粘贴在心前区。如果自行用药后,心绞痛未缓解,应请求协助救护。

(3)有条件者可以进行氧气吸入,使用氧气时,避免明火。

(4)患者洗澡时应告诉家属,不宜在饱餐或饥饿时进行,水温勿过冷过热,时间不宜过长,门不要上锁,以防发生意外。

(5)与患者讨论引起心绞痛的发作诱因,确定其需要的帮助,总结预防发作的方法。

### (六)病情观察指导

注意观察胸痛的发作时间、部位、性质、有无放射性及伴随症状,定时监测心率、心律。若心绞痛发作次数增加、持续时间延长、疼痛程度加重、含服硝酸甘油无效,有可能是心肌梗死先兆,应立即就诊。

## (七)出院指导

(1)减轻体重,肥胖者需限制饮食热量并适当增加体力活动,避免采用剧烈运动。防治各种可加重病情的疾病,如高血压、糖尿病、贫血、甲状腺功能亢进等。特别要控制血压,使血压维持在正常水平。

(2)慢性稳定型心绞痛患者大多数可继续正常性生活,为预防心绞痛发作,可在1 h前舌下含服1片硝酸甘油。

(3)患者应随身携带硝酸甘油片以备急用,患者及家属应熟知药物的放置地点,以备急需。

# 第八章 儿科疾病的护理

## 第一节 营养性疾病患儿的护理

### 一、蛋白质-能量营养不良

蛋白质-能量营养不良(PEM)是由于缺乏能量和(或)蛋白质所致的一种营养缺乏症,多见于3岁以下婴幼儿。临床上以体重下降、皮下脂肪减少或水肿为主要特征,常伴有各器官系统的功能紊乱。临床常见三种类型:以能量供应不足为主的消瘦型、以蛋白质供应不足为主的水肿型以及介于两者之间的消瘦-水肿型。

#### (一)临床表现

体重不增是营养不良的早期表现。随营养失调日久加重,患儿体重逐渐下降,主要表现为消瘦、皮下脂肪逐渐减少以致消失;皮肤干燥、苍白,逐渐失去弹性,额部出现皱纹,如老人状;肌张力逐渐降低,肌肉松弛、肌肉萎缩呈"皮包骨"时,四肢有挛缩。皮下脂肪层消耗的顺序首先是腹部,其次为躯干、臀部、四肢,最后为面颊。皮下脂肪层厚度是判断营养不良程度的重要指标之一。营养不良初期,身高不受影响,但随着病情加重,骨骼生长减慢,身高亦低于正常。轻度营养不良时,患儿精神状态正常;但重度营养不良时,患儿可有精神萎靡,反应差,体温偏低,脉细无力,无食欲,腹泻、便秘交替。合并血浆白蛋白明显下降时,可有凹陷性浮肿、皮肤发亮,严重时可出现破溃、感染形成慢性溃疡。重度营养不良的患儿可有重要脏器功能损害,如心脏功能下降,可有心音低钝、血压偏低、脉搏变缓、呼吸浅表等表现。

PEM常见的并发症有营养性贫血,以小细胞低色素性贫血最为常见。贫血与铁、叶酸、维生素$B_{12}$、蛋白质等造血原料缺乏有关。PEM还可有多种维生素缺乏,尤以脂溶性维生素A缺乏最为常见。营养不良时维生素D缺乏的症状不明显,在恢复期生长发育加快时症状比较突出。约有3/4的患儿伴有锌缺乏。由于免疫功能低下,故易患各种感染,如反复呼吸道感染、鹅口疮、肺炎、结核病、中耳炎、尿路感染等;婴儿腹泻常迁延不愈,加重营养不良,形成恶性循环。营养不良可并发自发性低血糖,患儿可突然表现为面色灰白、神志不清、脉搏减慢、呼吸暂停、体温不升,但一般无抽搐,若不及时诊治,可致死亡。

根据婴幼儿营养不良的程度,临床上可将其分为三度(见表8-1)。

表8-1 婴幼儿营养不良分度

| 项目 | I度(轻) | II度(中) | III度(重) |
|---|---|---|---|
| 体重低于正常均值/% | 15～25 | 25～40 | >40 |
| 腹部皮下脂肪厚度/cm | 0.4～0.8 | <0.4 | 消失 |
| 身高(长) | 尚正常 | 低于正常 | 明显低于正常 |
| 消瘦 | 不明显 | 明显 | 皮包骨样 |
| 皮肤 | 尚正常 | 稍苍白、松弛、弹性差 | 苍白、干皱、弹性消失 |
| 肌张力 | 基本正常 | 肌张力偏低 | 肌肉萎缩、肌张力低下 |
| 精神状态 | 稍不活泼 | 萎靡或烦躁不安 | 反应低下,嗜睡与烦躁交替 |

根据患儿体重及身高(长)减少情况,将营养不良分为三种类型。

1.体重低下

患儿体重低于同年龄、同性别参照人群值的均数减2个标准差(-2SD)。体重介于均数-2SD～-3SD为中度,低于均数-3SD为重度。此项指标主要反映患儿存在慢性或急性营养不良,但单凭该指标不能区别是急性还是慢性营养不良。

2.生长迟缓

患儿身高(长)低于同年龄、同性别参照人群值的均数-2SD。身高(长)介于均数-2SD～-3SD为中度,低于均数-3SD为重度。此项指标主要反映患儿长期慢性营养不良。

3.消瘦

患儿体重低于同性别、同身高(长)人群参照值的均数–2SD。体重介于均数–2SD～–3SD为中度,低于均数–3SD为重度。此项指标主要反映患儿近期急性营养不良。

**(二)常见护理诊断**

(1)营养失调:营养低于机体需要量与能量和(或)蛋白质摄入不足,消化吸收障碍、需要量增加,消耗过大有关。

(2)潜在并发症:缺铁性贫血、维生素A缺乏症、感染、自发性低血糖。

(3)知识缺乏:与患儿家长缺乏正确的喂养知识有关。

**(三)护理措施**

1.饮食调整

营养不良患儿的消化道因长期摄入过少,已适应低营养的摄入,过快增加摄食量易导致消化不良,故饮食调整的量和内容应根据实际的消化能力和病情逐步完成,不能操之过急。

(1)热量需求:轻、中度营养不良患儿的热量补充可从每日251～335 kJ/kg(60～80 kcal/kg)开始,重度营养不良的患儿可参考原来的饮食情况,从每日167～251 kJ/kg(40～60 kcal/kg)开始,逐步少量增加;若消化吸收能力较好,可逐渐增加到每日628～711 kJ/kg(150～170 kcal/kg),待体重接近正常后,再恢复至正常能量需要。

(2)食物要求:母乳喂养儿可根据患儿的食欲哺乳,按需哺喂;人工喂养儿可从给予稀释奶开始,适应后再逐渐增加奶量和浓度。除乳制品外,可给予患儿蛋类、肝泥、肉末、鱼粉等高蛋白食物,必要时也可添加酪蛋白水解物、氨基酸混合液或采用要素饮食。重度营养不良者蛋白质摄入量从每日1.5～2.0 g/kg开始,逐步增加到3.0～4.5 g/kg,过早给予高蛋白食物可引起腹胀和肝大。食物中应含有丰富的维生素和微量元素。为患儿准备食物时,注意食物的色、香、味、形,以促进患儿食欲,纠正其不良饮食习惯。

2.促进消化

目的是改善消化功能,可给予B族维生素、胃蛋白酶、胰酶等以助消化。蛋白质同化类固醇制剂(如苯丙酸诺龙)能促进蛋白质合成,并能增加食欲,使用方法为每次肌注10~25 mg,每周1~2次,连续2~3周,用药期间应供给充足的热量和蛋白质。对食欲差的患儿可给予胰岛素注射,以降低血糖、增加饥饿感从而提高食欲,通常每日一次皮下注射胰岛素2~3 U,注射前先服葡萄糖20~30 g,每1~2周为一疗程。锌制剂可提高味觉敏感度,有增加食欲的作用,每日可口服元素锌0.5~1 mg/kg。中药参苓白术散能调整脾胃功能,改善食欲,针灸、推拿、抚触、捏脊等也有一定疗效。

3.预防感染

与感染性疾病患儿分室收住,实行保护性隔离。严格无菌操作,防止交叉感染。做好眼睛、口腔、耳的护理,防止角膜干燥症、口腔炎、中耳炎等发生。若皮肤破损,则覆盖消毒敷料;若臀部皮肤破损,则予1:5 000高锰酸钾液坐浴,每日2次,擦干后涂油膏保护。保持床单清洁、干燥、平整,及时更换松软、舒适的内衣(尿布)。卧床患儿应定时翻身,动作应轻柔,避免拖、拉、拽,防止擦破皮肤,勤剪指(趾)甲。

4.观察病情

Ⅲ度营养不良患儿在夜间或凌晨易发生自发性低血糖,一旦发现应立即配合医生抢救,即予25%~50%的葡萄糖溶液2 ml/kg静脉注射。维生素A缺乏引起的角膜干燥者,应用生理盐水湿润角膜及涂抗生素眼膏,同时遵医嘱口服或注射维生素A制剂。腹泻、呕吐的患儿易出现脱水、酸中毒等情况,应密切观察,及时处理。定期体检,每周测体重一次,每月测身高(长)及腹部皮下脂肪厚度一次,便于医生判断治疗效果,及时调整饮食。

5.健康教育

通俗易懂地向患儿家长讲解营养不良的原因,说明母乳喂养的重要性。介绍辅食添加的原则、顺序,纠正小儿偏食、挑食等不良饮食习惯。保证中小学生早、午餐吃好、吃饱。讲解唇裂、腭裂及幽门狭窄等先天畸形患儿的手术时间及饮食调整的措施。按时预防接种,合理安排患儿的生活制度,保证充足的睡眠,保持心情舒畅,做好生长发育的监测。

## 二、儿童单纯性肥胖

儿童单纯性肥胖是由于长期能量摄入超过人体的消耗,使体内脂肪过度积聚、体重超过一定范围的一种营养障碍性疾病。体重超过同性别、同身高参照人群均值的20%即可称为肥胖。儿童单纯性肥胖的患病率在我国呈逐步增多的趋势,目前有5%～8%。肥胖不仅影响儿童的健康,而且儿童期肥胖可延续至成人期,容易引起高血压、糖尿病、冠心病、胆石症、痛风等疾病,社会及家庭应对本病防治引起重视。

### (一)临床表现

肥胖可发生于任何年龄,但最常见于婴儿期、5～6岁和青春期。患儿食欲旺盛,且喜吃甜食和高脂肪食物。明显肥胖儿童常有疲劳感,用力时气短或腿痛。严重肥胖者由于脂肪的过度堆积限制了胸廓和膈肌运动,使肺通气量不足,呼吸浅快,故肺泡换气量减少,造成低氧血症、气急、发绀、红细胞增多、心脏扩大或出现充血性心力衰竭甚至死亡,称肥胖-换氧不良综合征。肥胖小儿性发育通常较早,故最终身高常略低于正常小儿。由于怕被别人讥笑而不愿与其他同龄人交往,故常有心理上的障碍,如自卑、胆怯、孤独等。

体格检查可见患儿皮下脂肪丰满,但分布均匀,腹部膨隆下垂。严重肥胖者可因皮下脂肪过多,使胸腹、臀部及大腿皮肤出现皮纹。因体重过重,走路时两下肢负荷过重可致膝外翻和扁平足。女孩胸部脂肪堆积应与乳房发育相鉴别,后者可触到乳腺组织硬结。男性肥胖儿因大腿内侧和会阴部脂肪堆积,阴茎可隐匿在脂肪垫中而被误诊为阴茎发育不良。

小儿体重超过同性别、同身高(长)参照人群均值10%～19%为超重,超过均值20%以上为肥胖,其中超过均值20%～29%为轻度肥胖,超过均值30%～49%为中度肥胖,超过均值50%为重度肥胖。

### (二)常见护理诊断

(1)营养失调(高于机体需要量):与摄入高能量食物过多和(或)运动过少有关。

(2)社交障碍:与肥胖造成的心理障碍有关。

(3)知识缺乏:与患儿家长观念陈旧及缺乏正确的喂养知识有关。

### (三)护理措施

1.饮食疗法

鉴于小儿正处于生长发育阶段以及肥胖治疗的长期性,故多推荐低脂肪、低糖和高蛋白饮食。低脂饮食可迫使机体消耗自身的脂肪储备,但也会使蛋白质分解,故需同时供应优质蛋白。糖类分解成葡萄糖后会强烈刺激胰岛素分泌,从而促进脂肪合成,故必须适量限制糖的摄入。食物的体积在一定程度上会使患儿产生饱腹感,故应鼓励其多吃体积大而热量低的蔬菜类食品,其纤维还可减少糖类的吸收和胰岛素的分泌,并能阻止胆盐的肝肠循环,促进胆固醇排泄,且有一定的通便作用。萝卜、胡萝卜、青菜、黄瓜、番茄、莴苣、苹果、柑橘、竹笋等均可选择。

良好的饮食习惯对减肥具有重要作用,如避免晚餐过饱、不吃夜宵、不吃零食、少吃多餐、减慢进食速度、细嚼慢咽等。不要经常用食物对儿童进行奖励。

2.运动疗法

适当的运动能促进脂肪分解,减少胰岛素分泌,使脂肪合成减少、蛋白质合成增加,促进肌肉发育。肥胖小儿常因动作笨拙和活动后易累而不愿锻炼,可鼓励和选择患儿喜欢和有效而易于坚持的运动,如晨间跑步、散步、做操等。每天坚持至少30 min运动,活动量以运动后轻松愉快,不感到疲劳为宜。运动要循序渐进,不要操之过急。运动后疲惫不堪、心慌气促以及食欲大增均提示活动过度。

3.心理护理

避免引起患儿精神紧张的因素,如家长对子女的肥胖过分忧虑、指责子女进食习惯。鼓励患儿多参加社会活动,消除其自卑心理,帮助患儿对自身形象建立信心,促进患儿身心健康发展。

4.健康教育

向患儿及家长解释过度肥胖是一种病态,与成人后的冠心病、高血压、糖尿病等疾病有关,应高度重视。改变家长"肥胖是喂养得法,越胖越健康"的陈旧观念。指导家长科学喂养,合理搭配饮食,培养患儿良好的饮食习惯。鼓励患儿及家长树立信心,坚持配合饮食治疗,创造条件增加患儿活动量,消除因肥胖带来的自卑心理,保持心情舒畅。父母肥胖者应定期监测小儿体重,尽量避免小儿肥胖的发生。

### 三、维生素D缺乏性佝偻病

维生素D缺乏性佝偻病是由于小儿体内维生素D缺乏致钙、磷代谢失常的一种营养性疾病,多见于2岁以下的婴幼儿。主要表现为骨骼改变、肌肉松弛和神经精神症状。近年来,随着社会经济文化水平的提高,其发病率逐年降低,病情也趋于轻度。

#### (一)临床表现

多见于婴幼儿,特别是小婴儿。主要表现为生长最快部位的骨骼改变,并可影响肌肉发育及神经兴奋性的改变。因此,年龄不同,临床表现也不同。本病在临床上可分期如下。

1.初期(早期)

多见于6个月以内,特别是3个月以内的小婴儿。主要为非特异性的神经精神症状,如易激惹、烦躁、睡眠不安、夜惊、多汗(与室温、季节无关)、枕秃等。

2.活动期(激期)

除上述初期症状外,主要表现为骨骼改变。

(1)头部:3~6个月患儿可见颅骨软化,检查者用手固定患儿头部,指尖轻压枕骨或顶骨的后部,可有压乒乓球样的感觉。7~8个月患儿可有方颅,即额骨和顶骨双侧骨样组织增生呈对称性隆起,严重者呈鞍状或十字状颅形。前囟闭合延迟,出牙延迟,牙釉质缺乏并易患龋齿。

(2)胸部:胸廓畸形多见于1岁左右患儿。肋骨与肋软骨交界处呈钝圆形隆起,上下排列如串珠状,以第7~10肋骨最明显,可触及或看到,称为佝偻病串珠。膈肌附着部位的肋骨长期受膈肌牵拉而内陷,形成一条沿肋骨走向的横沟,称为肋膈沟或郝氏沟。第7、8、9肋骨与胸骨相连处软化内陷,致胸骨柄前突,形成鸡胸。胸骨剑突部位向内凹陷,可形成漏斗胸。这些病变均会影响呼吸功能。

(3)四肢:6个月以上患儿腕、踝部肥厚的骨骺形成钝圆形环状隆起,称为手、足镯。1岁左右患儿开始行走后,由于骨质软化,因负重可出现下肢弯曲,形成严重膝内翻("O"形腿)或膝外翻("X"形腿)。正常1岁内婴儿可有生理性弯曲和正常的姿势变化,如足尖向内或外,3~4岁自然矫正。

此外,还可见脊柱侧弯或后突,扁平骨盆,全身肌肉松弛,肌张力低下,小儿颈项软弱无力,坐、立、行走均迟于正常小儿,腹部膨隆,如蛙形腹。

3.恢复期

经适当治疗后,临床症状和体征逐渐减轻,血生化及X线检查接近正常。

4.后遗症期

多见于2岁以上的儿童。此期其他表现均正常,只留下不同程度的骨骼畸形。

## (二)常见护理诊断

(1)营养失调(维生素D摄入量低于机体需要量):与日光照射不足、维生素D摄入不足有关。

(2)潜在并发症:药物不良反应,如维生素D过量引起中毒;骨骼畸形及骨折。

(3)知识缺乏:与家长缺乏佝偻病的预防及护理知识有关。

## (三)护理措施

1.增加户外活动

活动时尽量暴露皮肤,增加日光照射面积。婴儿一般可在满1~2个月开始,活动时间每次可从10 min开始,逐渐延长至1 h以上。夏季气温较高,应避免太阳直射,可在阴凉处活动;冬季在室内活动时尽可能开窗,使紫外线能够直接射入。

2.补充维生素D和钙

提倡母乳喂养,及时添加富含维生素D、钙、磷的辅食。治疗应以口服维生素D为主,一般剂量为2 000~4 000 IU/d(50~100 μg/d),一个月后改预防剂量400 IU/d。不能坚持口服者可肌内注射维生素$D_3$15万~30万IU一次,1个月后再考虑口服维生素400 IU/d。夏季户外活动多,可暂停服用或减量。此外,还应注意补充钙剂。母乳喂养儿一般无须另补钙剂;对人工喂养、食欲低下、生长过快的婴儿或有急慢性疾病者可适量补充钙剂,但不宜与乳类同服,应在两餐之间服用,以免形成凝块影响其吸收。

维生素D治疗期间应评估维生素D的治疗剂量及疗程是否准确。同时应加强病情的观察,维生素D中毒早期的症状为厌食、恶心、倦怠、烦躁不安、低热、呕吐、顽固性便秘、体重下降;重症患儿可出现惊厥、血压升高、心律不齐、烦渴、尿频、夜尿,甚至脱水、酸中毒;尿中出现蛋白质、红细胞管型等改变,继而发生慢性肾衰竭。一旦怀疑维生素D中毒,应立即停服维生素D,限制钙的摄入,并立即报告医生积极处理。

**3.预防骨骼畸形和骨折**

佝偻病患儿穿着的衣服应松软,胸部不宜束缚过紧;不要久坐、久立、久行,以免加重畸形;护理动作要轻柔,以防骨折。

**4.后遗症的护理**

向患儿家长示范矫正方法,如胸部畸形,可让患儿做俯卧位抬头展胸运动;下肢畸形可做肌肉按摩,即"O"形腿按摩外侧肌群,"X"形腿按摩内侧肌群,增强肌张力,促进畸形矫正。严重者可行外科手术矫治。

**5.健康教育**

向孕妇或患儿家长宣传预防佝偻病的常识。妊娠后期的孕妇应多进行户外活动,适量多进食富含维生素D、钙、磷及其他营养素的食物,适量补充维生素D 800 IU/d,有利于胎儿贮存以满足其出生后较长时间生长发育的需要。婴幼儿期预防的关键在于日光浴与适量维生素D的补充。出生1个月后可让婴儿逐渐坚持户外活动,冬季也要注意保证每日1~2 h的户外活动;新生儿出生后提倡母乳喂养,并及时添加富含维生素D和钙剂的食物;早产儿、低体重儿、双胎儿生后1周开始补充维生素D 800 IU/d,3个月后改为400 IU/d,足月儿生后2周开始补充维生素D 400 IU/d,2周岁后停用,夏季户外活动多,可暂停服用或减量。一般可不加服钙剂,但乳类摄入不足和营养欠佳时可适当补充微量营养素和钙剂。

预防维生素D中毒,严格遵守维生素D的用量;密切观察患儿有无维生素D中毒的表现,如出现相应表现应立即停用,及时就诊。

## 四、维生素D缺乏性手足搐搦症

维生素D缺乏性手足搐搦症主要是由于维生素D缺乏、血钙降低导致神经肌肉兴奋性增高,出现惊厥、手足抽搐、喉痉挛等表现,多见于婴幼儿。近年来,由于预防维生素D缺乏工作的普遍开展,本病已较少发生。

### (一)临床表现

当血钙浓度低于1.75 mmol/L时,主要表现为惊厥、手足搐搦、喉痉挛,并伴有不同程度的佝偻病表现。

1.惊厥

惊厥多见于婴儿,为本病最常见的症状。表现为突发性、阵发性的四肢抽动、两眼上翻、神志不清、大小便失禁,持续发作数秒至数分钟,发作停止后意识恢复,精神萎靡而入睡,醒后活泼如常,不伴发热,发作次数可数日1次或1日数次。发作轻者仅有短暂的面部肌肉抽动或眼球上窜,神志仍清楚。

2.手足搐搦

手足搐搦多见于较大婴幼儿,为本病的特殊症状。表现为手足肌肉痉挛,手腕部弯曲,手指强直,拇指内收贴近掌心;足部踝关节伸直,足趾强直、弯曲呈弓状。

3.喉痉挛

喉痉挛多见于婴儿,但发病率低。表现为声门和喉部肌肉痉挛,出现吸气性呼吸困难、喉鸣音,严重者可发生窒息而死亡,应提高警惕。

当血钙浓度为1.75～1.88 mmol/L(7.0～7.5 mg/dl),无典型症状时(隐匿型),可通过刺激神经肌肉而引出下列体征:①面神经征,用指尖或叩诊锤骤击患儿颧弓与口角间的面颊部(第7脑神经孔处),出现眼角与口角抽动为阳性。正常新生儿可出现假阳性。②陶瑟征,用血压计的袖带包裹上臂,打气使压力维持在收缩压与舒张压之间,5 min之内该手出现痉挛状为阳性。③腓反射,用叩诊锤叩击膝下外侧腓骨小头处的腓神经,引起足部向外侧收缩为阳性。

### (二)常见护理诊断

(1)有窒息的危险:与惊厥、喉痉挛发作有关。

(2)有受伤的危险:与惊厥、手足抽搐有关。

(3)营养失调(低于机体需要量):与维生素D缺乏有关。

(4)知识缺乏:与家长缺乏手足搐搦症的病因、护理及预后等知识有关。

### （三）护理措施

**1.防止窒息,控制惊厥及喉痉挛**

（1）一旦发现惊厥,立即就地抢救;松开衣领,将患儿头偏向一侧,清除其口鼻中分泌物,保持呼吸道通畅;出牙患儿应在其上下牙间放置牙垫,避免咬伤舌头;吸氧,保持室内安静,减少刺激。喉痉挛者应将舌头拉出口外,进行口对口呼吸或加压给氧,必要时行气管插管或气管切开。

（2）遵医嘱使用镇静剂和钙剂:①镇静剂。地西泮每次 0.1～0.3 mg/kg 肌内注射或缓慢静脉注射(多于 10 min 或不超过 1 mg/min),或苯巴比妥每次 5～8 mg/kg 肌内注射,或 10% 水合氯醛每次 40～50 mg/kg 保留灌肠;静脉注射地西泮时应密切观察呼吸,因剂量过大或速度过快可抑制呼吸致呼吸骤停。②钙剂。用 10% 葡萄糖酸钙 5～10 ml 加入 10%～25% 葡萄糖液 10～20 ml 缓慢静脉注射(高于 10 min)或静脉点滴,惊厥控制后改为口服钙剂,不可通过皮下或肌内注射,以免造成局部组织坏死。

（3）密切观察惊厥、喉痉挛的发生情况;备好氧气、吸痰器、急救药品、气管插管等抢救物品。

**2.避免受伤**

及时拉上床栏杆,周围用棉质护围保护,以防患儿惊厥或手足搐搦发生时造成外伤。选用软质材料制作的玩具,创造安全的环境。及时遵医嘱合理使用镇静剂及钙剂。

**3.补充维生素 D 制剂**

遵医嘱补充维生素 D。

**4.给予心理支持**

患儿发作时尽量陪伴和安慰家长;解释本病的预后和护理要点,消除家长的恐惧及顾虑。

**5.健康教育**

向家长讲解预防维生素 D 缺乏的相关知识。教会家长当患儿惊厥或喉痉挛发作时的处理方法,如就地抢救,使患儿平卧,松开衣领,头偏向一侧,颈部伸直,清除口鼻分泌物,保持呼吸道通畅;保持安静,减少刺激;同时通知医生或急送医院。

# 第二节 消化系统疾病患儿的护理

## 一、口炎

口炎是指口腔黏膜的炎症,如病变局限于舌、齿龈、口角,亦可称为舌炎、牙龈炎或口角炎等。本病多见于婴幼儿。本病可单独发生,也可继发于全身性疾病,如急性感染、腹泻、营养不良、久病体弱、维生素B缺乏或维生素C缺乏等。常见的口炎有鹅口疮、疱疹性口炎及溃疡性口炎。

### (一)临床表现

#### 1.鹅口疮

鹅口疮又称雪口病。表现为口腔黏膜出现白色乳凝块状物,初呈点状和小片状,可逐渐融合成大片,不易拭去,若强行拭去可有出血。最常见于颊黏膜,其次是舌、齿龈、上腭,甚至蔓延到咽部,患处不痛、不流涎。轻者无全身症状,重者可累及消化道或呼吸道,引起真菌性肠炎或真菌性肺炎。

#### 2.疱疹性口炎

口腔黏膜出现散在或成簇小水疱,水疱迅速破溃后形成溃疡,上面覆盖黄白色膜样渗出物,周围绕以红晕。几个小溃疡可融合成较大溃疡,周围黏膜充血,有时累及上腭和咽部。患儿可有发热、局部疼痛、拒食、流涎、哭闹、颌下淋巴结肿大等表现。

#### 3.溃疡性口炎

初起时口腔黏膜充血、水肿,继而形成大小不等的糜烂面或浅溃疡,边界清楚,表面有纤维性炎性渗出物形成的灰白色假膜,易拭去,露出溢血的创面,但不久又被假膜覆盖。患儿常有发热,体温可为39～40℃,局部疼痛、拒食、流涎、颌下淋巴结肿大。

### (二)常见护理诊断

(1)口腔黏膜受损:与口腔黏膜炎症、理化因素刺激有关。

(2)急性疼痛:与口腔黏膜损伤、炎症刺激有关。

(3)体温过高:与感染有关。

### (三)护理措施

1.口腔护理

(1)清洗口腔、遵医嘱局部用药:涂药前应先清洁口腔,然后将纱布或干棉球垫于患儿颊黏膜腮腺管口或舌系带两侧以隔断唾液,防止药物被冲掉。用干棉球蘸于溃疡表面后涂药,涂药时,动作要轻、快、准,用棉签在溃疡面上滚动式涂药。涂药后嘱患儿闭口 10 min 后再取出棉球或纱布,不可立即漱口、饮水或进食。

(2)防止继发感染及交叉感染:鼓励患儿多饮水,进食后漱口,以减少口腔细菌繁殖,保持口腔黏膜湿润和清洁。患儿的食具应及时消毒,鹅口疮患儿使用过的奶瓶、水瓶及奶嘴应放于 5% 碳酸氢钠溶液中浸泡 30 min 后洗净再煮沸消毒。哺乳妇女的内衣要每天更换并清洗,疱疹性口炎具有较强的传染性,应注意隔离,以防传染。

2.缓解疼痛

食物选择以高能量、高蛋白、含丰富维生素的温凉流质或半流质为宜,避免酸、咸、辣、热、粗、硬等刺激性食物。疼痛严重者在进食前局部涂 2% 利多卡因。护理动作要轻、快、准,以免加重口腔疼痛。

3.维持体温正常

监测体温的变化,必要时遵医嘱予以药物降温。

4.健康教育

指导家长饮水、饮食护理,局部涂药方法;向家长讲解口炎发生的原因;教育年长患儿养成良好的卫生习惯。

## 二、腹泻病

腹泻病是由多种原因引起的以大便次数增多和大便性状改变为特征的儿科常见病。严重者可引起脱水和电解质紊乱。发病年龄以 2 岁以下为主,其中 1 岁以下者约占 50%。夏秋季发病率最高。腹泻病是造成儿童营养不良、生长发育障碍的主要原因。

### (一)临床表现

根据病程可将腹泻分为:急性腹泻(连续病程在2周以内)、迁延性腹泻(连续病程在2周至2个月)、慢性腹泻(连续病程在2个月以上)。

根据严重程度可将腹泻分为轻型腹泻和重型腹泻。

(1)轻型腹泻:多由饮食、气候或肠道外感染等因素引起。以胃肠道症状为主,主要表现为食欲缺乏、呕吐、大便次数增多及性状改变。每日大便在10次以内,量不多,呈黄色或黄绿色,有酸味,可见黄白色皂块和泡沫。无明显脱水及全身中毒症状。

(2)重型腹泻:多由肠道内感染引起。起病常较急,除有较重的胃肠道症状外,还有明显的脱水、电解质紊乱及全身中毒症状。

1.胃肠道症状

腹泻频繁,每日大便可达十余次至数十次,每次量较多,呈蛋花汤样或水样,可有少量黏液。常伴呕吐(严重者可吐出咖啡样液体)、腹胀、腹痛等。

2.全身中毒症状

发热(体温可达40℃)或体温不升,烦躁不安,精神萎靡或嗜睡,进而意识模糊,甚至昏迷、休克等。

3.水、电解质和酸碱平衡紊乱症状

包括脱水、代谢性酸中毒、电解质紊乱(低钾血症、低钙血症和低镁血症)等症状。

1)脱水

(1)主要原因:由于吐、泻丢失体液以及摄入量的不足,使体液总量尤其是细胞外液量减少,导致不同程度的脱水。由于腹泻时水和电解质两者丢失的比例不同,从而引起体液渗透压的变化,即造成不同性质的脱水。

(2)脱水程度的评估:根据临床表现和体征综合评估。脱水的表现为眼窝、前囟下陷,皮肤及黏膜干燥、弹性下降,眼泪及尿量减少,口渴、烦躁、嗜睡,甚至昏迷、休克等。脱水程度可分为轻度脱水、中度脱水、重度脱水三种。

(3)脱水性质的评估:由于腹泻时水和电解质两者丢失的比例不同,可引起体液渗透压改变,导致等渗、低渗和高渗三种不同性质的脱水。因为钠是决定细胞外液渗透压的主要成分,所以常用血钠来评估细胞外液的渗透压。

(4)临床表现:等渗性脱水为一般脱水表现,临床上最为多见;低渗性脱水除一般脱水表现外,可出现血压下降、休克、嗜睡、昏迷或惊厥;高渗性脱水临床上少见,除一般脱水表现外,还可出现烦渴、高热、烦躁、惊厥、肌张力增强等症状。

2)代谢性酸中毒

(1)主要原因:腹泻时肠道丢失大量的碱性物质;进食少和肠吸收不良,摄入热量不足,体内脂肪氧化增加,酮体(酸性)生成增多;血容量减少,血液浓缩,循环缓慢,组织缺氧,乳酸堆积;肾血流不足,尿量减少,致酸性代谢产物在体内堆积。

(2)临床表现:根据血液中二氧化碳结合力($CO_2CP$,正常值为 $18 \sim 27$ mmol/L)的测定值将酸中毒分为轻、中、重三种程度(见表8-2)。

表8-2 不同程度代谢性酸中毒的临床表现

| 项目 | 轻度 | 中度 | 重度 |
|---|---|---|---|
| $CO_2CP$ | $13 \sim 18$ mmol/L | $9 \sim 13$ mmol/L | $< 9$ mmol/L |
| 临床表现 | 症状不明显,仅呼吸增快 | 精神萎靡或烦躁,呼吸深长,口唇呈樱桃红色 | 呼吸深快、有烂苹果味、节律不整齐,昏睡或昏迷 |

3)低钾血症

正常血清钾浓度为 $3.5 \sim 5.5$ mmol/L,血清钾浓度低于 $3.5$ mmol/L时称低钾血症,临床较为多见。

(1)主要原因:由于腹泻、呕吐时钾大量丢失;进食少,导致钾摄入不足。腹泻时患儿都有不同程度的低钾,是因为补液时,随着脱水的纠正,尿量增加(钾排出增加),血容量增加(血钾被稀释),酸中毒被纠正和输入的葡萄糖合成糖原,钾离子由细胞外向细胞内转移,故低血钾症状更容易发生在输液的过程中或之后。

(2)临床表现:主要表现为神经、肌肉兴奋性降低,如四肢无力、腱反射减弱或消失;腹胀,肠鸣音减弱甚至消失;心音低钝或心律失常。心电图示

T波增宽、低平或倒置,ST段下降,出现U波等。

4)低钙和低镁血症

(1)主要原因:腹泻患儿进食少,吸收不良,从大便中丢失钙、镁,可使体内钙、镁减少。在脱水和酸中毒时,由于血液浓缩和钙离子增加,可不出现低钙表现。脱水和酸中毒被纠正后,钙离子减少,出现低钙症状,尤其是营养不良或有活动性佝偻病的患儿。

(2)临床表现:低钙血症主要表现为神经、肌肉兴奋性增高,如激惹、惊厥、手足抽搐等。极少数患儿经补钙后症状仍不好转,应考虑为低镁血症。

### (二)常见护理诊断

(1)腹泻:与饮食不当、感染、消化道功能紊乱等有关。

(2)体液不足:与呕吐、腹泻、体液排出过多及摄入量不足有关。

(3)体温过高:与肠道感染有关。

(4)有皮肤完整性受损的危险:与大便次数增多刺激臀部皮肤及尿布使用不当有关。

(5)潜在并发症:代谢性酸中毒、电解质紊乱。

(6)知识缺乏:家长缺乏有关腹泻的护理及预防知识。

### (三)护理措施

1.腹泻的护理

调整饮食,继续喂养。继续喂养是必要的护理措施,目的是给予患儿能够接受的营养丰富的食物,以避免发生营养障碍,且继续喂养能加速正常肠功能(包括消化和吸收多种营养素能力)的恢复。应根据患儿病情调整饮食,缓解腹泻。母乳喂养的婴儿,应该按需哺乳;非母乳喂养的婴儿应继续使用配方乳喂养。鼓励患儿进食,应给予少量多餐且易消化的食物。避免给患儿喂食含粗纤维的蔬菜和水果以及高糖食物。腹泻停止后,应继续给予能量丰富的食物,并且每天进食次数应该比平常多,至少持续两个星期。如果患儿营养不良,在患儿身高和体重恢复正常前,应一直给予额外的进餐次数。

2.控制和预防交叉感染

(1)严格执行消毒隔离:护理患儿前后要洗手,腹泻患儿的食具、便盆、被污染的衣被要及时进行消毒处理,防止交互感染。最好使用一次性尿布,用后焚烧。

(2)发热的护理:密切观察体温的变化,体温过高时应给患儿多饮水,及时更换汗湿的衣服,必要时采取物理降温或药物降温。

3.体液不足的护理

及时补充液体,纠正脱水、电解质紊乱及酸碱平衡失调。

4.维持皮肤的完整性

选用清洁、柔软的尿布,避免使用塑料布包裹,注意及时更换;每次便后用温水清洗臀部、蘸干,保持会阴部及肛周皮肤清洁、干燥;局部皮肤发红处可涂以5%鞣酸软膏或40%氧化锌油;有渗出或溃疡者,可采用暴露法或红外线灯局部烘照,每次照射15～20 min,每日2～3次,照射后局部涂以药膏,照射时应注意避免烫伤。

5.密切观察病情

(1)监测生命体征:如神志、体温、脉搏、呼吸、血压等。

(2)观察大小便情况:观察并记录大小便的次数、颜色、性状、量。

(3)观察水、电解质和酸碱平衡紊乱情况:如脱水、代谢性酸中毒、低钾血症等症状。

6.健康教育

(1)向家长介绍小儿腹泻的病因、治疗、预防和护理要点:①指导家长保持患儿臀部干燥、清洁,便后及时清洗、拭干、涂上植物油。②指导家长掌握患儿用具、餐具的一般消毒方法,注意个人卫生,避免交叉感染。③指导家长根据患儿病情变化选择合适的饮食。④观察患儿病情变化,如患儿尿量、眼窝及前囟的凹陷、皮肤弹性等。

(2)嘱家长在患儿出院后要注意饮食卫生;合理喂养,添加辅食要循序渐进;加强体格锻炼,注意气候变化防止受凉或过热;切忌滥用抗菌药物,以免造成菌群失调引起腹泻。

### (四)小儿液体疗法

液体疗法的目的是纠正水、电解质紊乱,以恢复机体正常的生理功能。液体中电解质具有的渗透压为张力,体液与血浆渗透压相等时,即为等张或等渗；低于血浆渗透压时为低张或低渗；高于血浆渗透压时为高张或高渗。所以，液体分等渗液、低渗液、高渗液三种。

1.非电解质溶液

常用的有5%葡萄糖溶液和10%葡萄糖溶液（5%、10%葡萄糖注射液），前者为等渗液，后者为高渗液，但输入体内后不久便被氧化成二氧化碳、水及供给能量，而失去维持血浆渗透压的作用，因此，可视其为无张力液体。非电解质溶液主要用于补充水分和部分热量。

2.电解质溶液

主要用于补充丢失的液体、电解质和纠正酸碱失衡。

1)钠盐溶液

（1）0.9%氯化钠溶液（即生理盐水）：为等渗液，含钠离子（$Na^+$）和氯离子（$Cl^-$）各154 mmol/L，$Na^+$接近于血浆浓度（142 mmol/L），而$Cl^-$高于血浆浓度（103 mmol/L），输入过多生理盐水会使血氯增高，可致高氯性酸中毒。故临床常以2份生理盐水和1份1.4%碳酸氢钠混合，使$Na^+$与$Cl^-$之比为3:2，使其与血浆中钠氯之比相近，更能适应机体的需要。

（2）复方氯化钠溶液（即林格氏液、Ringer溶液）：也为等张液，内含0.86%氯化钠、0.03%氯化钾和0.03%氯化钙，其作用和缺点与生理盐水基本相同，大量输入不会导致稀释性低血钾和低血钙，但因氯的含量高，可致高氯性酸中毒。

（3）高渗氯化钠溶液：常用的有3%氯化钠溶液和10%氯化钠溶液，均为高浓度电解质溶液，3%氯化钠溶液用以纠正低钠血症，10%氯化钠溶液用于配制各种混合液。

2)碱性溶液

主要用于纠正酸中毒。碳酸氢钠溶液可直接增加缓冲碱，迅速纠正酸中毒，是治疗代谢性酸中毒的首选药物。市售5%碳酸氢钠溶液为高渗液，用10%葡萄糖稀释3.5倍可成为1.4%碳酸氢钠溶液，为等渗液。在紧急抢救重度酸中毒患者时，也可不经稀释直接静脉推注。

3)乳酸钠溶液

乳酸钠溶液需在有氧的条件下经肝脏代谢产生$HCO^-$，起缓冲作用，显效较慢。因此,在休克、缺氧、肝功能不全、新生儿或乳酸潴留性酸中毒时不宜使用。其市售制剂浓度11.2%,为高渗液,用葡萄糖溶液稀释6倍可成为1.87%乳酸钠溶液,为等渗液。

4)氯化钾溶液

氯化钾溶液可用于纠正低血钾和补充生理需要。市售的有10%氯化钾和15%氯化钾溶液,均为高渗液。静脉滴注时应稀释成0.2%~0.3%浓度,禁止直接静脉注射和静脉滴注,以免发生高血钾而致心搏骤停。

3.混合溶液

为适应临床需要,可将几种溶液按一定比例配制成不同的混合液,目的是减少或避免各自缺点以互补不足。临床常用10%氯化钠溶液、5%碳酸氢钠溶液(11.2%乳酸钠溶液)配制所需要的混合液。

4.口服补液盐

口服补液盐溶液(ORS),是WHO推荐用于治疗急性腹泻合并脱水的一种溶液。WHO新修订的《腹泻管理指南》推荐使用新ORS(低渗ORS)配方取代以前的ORS配方,由氯化钠2.6 g、氯化钾1.5 g、枸橼酸钠2.9 g、无水葡萄糖13.5 g加水至1 000 ml配制而成。此口服液是2/3张溶液,钾浓度为0.15%。

### (五)腹泻病患儿的液体疗法

液体疗法的目的是通过补充不同种类的液体,纠正脱水、电解质和酸碱平衡紊乱,恢复机体的正常生理功能。液体疗法的具体制订,要根据患儿病史、临床表现和辅助检查资料综合分析,以确定输液的量、性质、速度。输液中要遵循"三先"(先浓后淡,先盐后糖,先快后慢)"三见"(见尿补钾、见酸补碱、见惊补钙)的原则,以保证液体疗法的顺利实施。液体疗法包括口服补液和静脉补液两种。

1.口服补液

(1)适应证:临床适用于轻、中度脱水的患儿和腹泻患儿家庭预防性补液。

(2)补液量:应用ORS,用量(ml)=体重(kg)×(50~75),4 h内服完。

(3)补液方法:年长儿可用杯子少量多次直接饮用;2岁以下患儿每1~

2 min喂5 ml;若患儿呕吐可停10 min后再慢慢喂服,每2～3 min喂5 ml。密切观察患儿病情,并辅导家长给患儿服用ORS液。4 h后重新评估患儿的脱水状况,然后选择适当的补液方案。

2.静脉补液

(1)定输液量(定量):根据脱水程度决定补液总量,入院第一天补液总量包括补充累积损失量(是指自发病到补液前所丢失的水和电解质量,约为总量的1/2),继续损失量(患儿补液开始后,因呕吐、腹泻继续丢失的液量)及供给生理需要量(维持机体基础代谢所需液量)。以上三个部分合计,第一天补液总量:轻度脱水补90～120 ml/kg;中度脱水补120～150 ml/kg;重度脱水补150～180 ml/kg。第二天及以后的补液量视脱水纠正情况而定,主要补充继续丢失量和生理需要量。

(2)定输液种类(定性):根据血清钠浓度来判断脱水性质。等渗脱水补1/2张含钠液;低渗脱水补2/3张含钠液;高渗脱水补1/5～1/3张含钠液。如临床判断脱水性质有困难,可先按等渗性脱水处理。继续损失量应根据实际丧失体液的成分进行补充。生理需要量常用1/5～1/4张含钠液。

(3)定输液速度(定速):遵循先快后慢原则,累积损失量于前8～12 h输入,每小时滴速为8～10 ml/kg;继续损失量和生理需要量在余后12～16 h输入,滴速为每小时5 ml/kg。重度脱水或有周围循环衰竭者应先快速扩容,用2:1等张含钠液20 ml/kg总量不超过300 ml于0.5～1 h快速静脉输入。

(4)纠正低钾血症:严格掌握补钾的原则。①见尿补钾或治疗前6 h排过尿可予补钾。②禁止直接静脉推注,以免发生高血钾引起的心搏骤停。③静脉滴注时钾的浓度不超过0.3%(即100 ml溶液中加入10%氯化钾不超过3 ml)。每日补钾总量为200～300 mg/kg。静脉滴注时间不短于8 h。④治疗低血钾需持续4～6 d,严重者所需时间更长。⑤在治疗过程中如病情好转,可改为口服,当饮食恢复到正常的一半时,可停止补钾。

(5)纠正低血钙和低血镁:低钙血症时需补充10%的葡萄糖酸钙,用等量的葡萄糖液稀释,缓慢静脉注射,不少于10 min。注意药液切勿漏出血管外,以免引起剧痛和局部组织坏死。低镁血症时应深部肌内注射25%硫酸镁。

(6)纠正酸中毒:轻度酸中毒在补液后可自行纠正,不必使用碱剂。中、重度酸中毒患儿则需要补充碱剂,首选碳酸氢钠。

### (六)特殊情况的静脉液体疗法

1.新生儿时期的补液特点

(1)新生儿心、肺功能发育不完善,对水、电解质和酸碱平衡的调节能力差,对钠、氯的排泄功能低,易出现水肿和酸中毒。所以,应控制补液总量及输液速度,减少电解质含量,补液种类以 1/5 张含钠液为宜。

(2)鉴于新生儿的生理性溶血特点,新生儿出生后红细胞破坏较多,血钾偏高,可不必补钾。

(3)新生儿肝脏功能发育还不完善,纠正酸中毒时宜选用碳酸氢钠,而不用乳酸钠。

2.婴幼儿肺炎的补液特点

(1)小儿肺炎时因发热、呼吸增快,不显性失水增多,重症肺炎因通气换气功能障碍及进食减少,可引起呼吸性酸中毒和代谢性酸中毒。但因其肺循环阻力大,心脏负担较重,故在一般情况下,应尽量口服补液。必须静脉补液时,补液总量要控制在生理需要量最低值,为 60～80 ml/kg,电解质浓度不宜过高,速度也要慢,一般每小时控制在 5 ml/kg 以内。

(2)肺炎合并腹泻的补液原则与婴幼儿腹泻相同,但补液量应为计算总量的 2/3 量。

3.营养不良伴腹泻患儿的补液特点

(1)患儿因长期摄入不足等原因,营养不良伴腹泻时多为低渗性脱水,宜补充 2/3 张含钠液。

(2)由于患儿皮下脂肪少,皮肤弹性差,易将脱水程度估计过高,故补液总量应减少 1/3 为宜。

(3)患儿平时体液中电解质含量较低,腹泻后更明显,所以,在补液过程中易发生低钾血症、低钙血症、低镁血症,故应尽早补充。

(4)严重营养不良患儿由于心功能较差,补液速度应慢,一般每小时为 3～5 ml/kg。

4.急性感染的补液

急性感染时,患儿因高热、呼吸增快、多汗,消耗增加而摄入热量不足,常出现高渗性脱水和代谢性酸中毒。应适当给予输液,如无特殊损失可给予1/4张或1/5张含钠液,按生理需要量补充水分并供给一定热量。

### (七)液体疗法的护理

1.补液前的准备阶段

(1)补液前应全面了解患儿的病史,评估患儿的病情,明确补液目的及临床意义。

(2)熟悉常用液体的种类、成分,遵医嘱进行准确的配制。

(3)向患儿或家长解释补液的目的,以取得配合。对年长儿要做好鼓励,以消除其恐惧心理。不合作患儿加以适当的约束或遵医嘱给予镇静剂。

2.输液过程中护理

(1)按医嘱进行补液:全面安排24 h的液体总量,遵循"三定""三先""三见"的补液原则,有步骤地分批输入。

(2)严格掌握输液速度:明确每小时应输入量,计算每分钟输液滴数,每分钟滴数=液体总量(ml)×点滴系数/输液时间(min)。有条件者可使用输液泵。

(3)保持输液通畅:定时巡视病房,观察局部有无渗液、肿胀。防止输液速度过快或过慢,以保证液体在规定时间内输入。

(4)严格观察病情变化:①监测生命体征。包括体温、脉搏、血压、呼吸、精神状况;注意观察有无输液反应。若出现烦躁不安、脉率增快、呼吸加快等,应警惕是否输液过量或输液速度过快而发生心力衰竭和肺水肿。②观察脱水情况。观察患儿入院后呕吐、腹泻的次数及量;观察患儿前胸、眼窝、皮肤、口唇黏膜、尿量等是否有脱水体征,比较输液前后脱水症状是否改善,若口唇黏膜、皮肤弹性,眼窝凹陷恢复,尿量增加,说明脱水得到纠正。③观察酸中毒表现。观察患儿唇色及呼吸改变,有无精神萎靡。当患儿出现口唇樱红色、精神萎靡、呼吸深长,提示代谢性酸中毒,应报告医生,按医嘱使用碱性溶液,注意避免碱性液体漏出血管外,以免引起局部组织坏死。④观察低血钾表现。当患儿有四肢无力、腱反射减弱或消失,心音低钝或心律不齐,腹胀、肠鸣音减弱或消失时,提示有低血钾,应立即报告医生。补钾时应严格把握补钾的浓度和速度,绝不可静脉注射,以免发生高血钾。

3.准确记录液体出入量

液体入量包括口服液体、胃肠外补液量;液体出量包括尿、大便和不显性失水。婴幼儿大小便不易收集,可用"称尿布法"估算液体排出量。

# 第三节 呼吸系统疾病患儿的护理

## 一、急性上呼吸道感染

急性上呼吸道感染(AURI)简称上感,俗称"感冒",是小儿最常见的疾病,主要侵犯鼻、鼻咽和咽部。如呼吸道的某一局部炎症特别突出,即按该炎症处命名,常称为"急性鼻炎""急性咽炎""急性扁桃体炎",也可统称为上呼吸道感染。该病一年四季均可发生,但以冬、春季多见,可散发流行。

### (一)临床表现

1.一般类型上呼吸道感染

上呼吸道感染症状轻重程度相差很大,一般年长儿症状较轻,以呼吸道局部症状为主,婴幼儿症状较重,以全身症状为主,局部症状不显著。

婴幼儿多骤然起病,高热、精神不振、烦躁,常伴有呕吐、腹泻甚至高热惊厥。年长儿主要以鼻咽部症状为主,常在受凉后1～3 d出现流涕、鼻塞、喷嚏、咽部不适、咽痛、轻度干咳等症状。体格检查可见咽部充血,扁桃体肿大,颌下淋巴结肿大、触痛。肺部呼吸音正常。病程一般为3～5 d,若体温持续不退或病情加重,应考虑感染可能侵袭其他部位。

2.两种特殊类型的上呼吸道感染

(1)疱疹性咽峡炎:病原体为柯萨奇病毒A组,好发于夏秋季。急起高热、咽痛、流涎。体格检查可见咽部充血,咽腭弓、悬雍垂、软腭等处有疱疹,周围有红晕,疱疹破溃后形成小溃疡。病程为7d左右。

(2)咽-结合膜热:病原体为腺病毒,春夏季发病多,可在儿童机构中流行。以发热、咽炎、滤泡性结膜炎为特征。多呈高热、咽痛、眼部刺痛,一侧或双侧眼结膜炎及颈部或耳后淋巴结肿大。病程常为1~2周。

3.并发症

上呼吸道炎症可向附近蔓延,并发中耳炎、鼻窦炎、咽后壁脓肿、颈淋巴结炎、喉炎等。并发急性中耳炎者,多高热不退,因耳痛哭闹不安、摇头、抓耳。早期鼓膜充血,重则外耳道流出浆液或脓液,若治疗不及时可影响听力;咽后壁脓肿时可出现拒食、吞咽困难、言语不清、头向后仰、张口呼吸等症状,检查可见咽部充血、咽壁呈半圆形突起;喉炎易致呼吸困难或窒息。

年幼及体弱患儿,上呼吸道感染易向下发展,引起支气管炎及肺炎。并发肠系膜淋巴结炎时,有脐周阵发性疼痛,无固定压痛点,较少出现腹肌紧张。年长儿患链球菌感染引起的上呼吸道感染时,常并发急性肾小球肾炎、风湿热等变态反应性疾病。

### (二)常见护理诊断

(1)体温过高:与上呼吸道感染有关。

(2)口腔黏膜受损:与感染后咽喉部充血、渗出,扁桃体肿大等有关。

(3)潜在并发症:高热惊厥、中耳炎、鼻窦炎、喉炎、咽后壁脓肿、颈淋巴结炎、支气管炎、肺炎等。

### (三)护理措施

1.发热的护理

1)监测体温

密切监测患儿体温变化,体温38.5 ℃以上时应对症治疗,预防高热惊厥的发生。

2)正确、合理的降温措施

(1)注意散热:患儿应卧床休息,室内保持空气清新、流通(避免患儿直接吹风),维持室内温度在18~22 ℃,湿度50%~60%;患儿衣着、被子不宜过多,新生儿也可以通过松包被的方式降温;鼓励患儿多喝水,保证摄入充足的水分,给予易消化、含维生素丰富的清淡食物。以上措施均有利于促进患儿身体的自然散热。

(2)物理或药物降温:体温过高者,可立即行头部冷湿敷、枕冰袋,在颈部、腋下及腹股沟处放置冰袋,或用35%～50%酒精擦浴、冷盐水灌肠。遵医嘱使用退热剂。热退后应及时更换掉汗湿衣服,以免重复受凉。

(3)监测体温:监测、记录患儿体温的变化,尤其是有高热惊厥史的患儿。

2.口、鼻腔黏膜受损的护理

(1)咽部护理:注意观察咽部充血、水肿、化脓情况。保持口腔清洁,避免进食过烫、辛辣刺激性食物。咽部不适时可给予雾化吸入。

(2)鼻塞的护理:鼻塞严重时,应先清除鼻腔分泌物,后用0.5%麻黄碱液滴鼻,每天2～3次,每次1～2滴,滴液时头取低位,以免药液引起呛咳。对因鼻塞而妨碍母乳吸吮的婴儿,宜在哺乳10 min前滴鼻,使鼻腔通畅,保证正常哺乳。

3.密切观察、防治并发症

密切观察体温的变化,使体温控制在39 ℃以下,警惕高热惊厥的发作。若患儿有高热、烦躁或有惊厥等先兆表现时,除降温处理,可同时使用镇静剂,以预防惊厥的发生;喉炎患儿要防止窒息缺氧,视病情轻重,可间断或持续吸氧,不仅可增加氧气吸入,还能减少喉痉挛的发生。蒸汽或雾化吸入有利于呼吸道黏膜水肿消退,缓解呼吸困难症状。

4.健康教育

指导家长掌握上呼吸道感染的预防知识。

(1)增强体质:指导患儿合理摄入营养物质、保持良好的生活作息、加强锻炼,尤其加强呼吸运动锻炼,提高对气温变化的适应能力。

(2)防止交叉感染:指导家长避免带幼儿去人多拥挤及通风不良的场所,以防交叉感染。注意室内通风,及时接种疫苗。

(3)积极防治各种慢性病:如佝偻病、营养不良及营养性贫血等。

## 二、急性支气管炎

急性支气管炎是指支气管黏膜的炎症,气管常同时受累,以咳嗽、啰音为主要症状。大多数继发于上呼吸道感染,亦常为肺炎的早期表现。

### (一)临床表现

大多患儿先有上呼吸道感染症状,3～4 d出现咳嗽,初为干咳,而后有痰。婴幼儿全身症状较重,常有发热、精神不振、食欲不佳或呕吐、腹泻等症状。体征随疾病不同时期而异,肺部听诊呼吸音粗糙,或有散在干性、湿性啰音。啰音的特点为粗大、不固定,常在体位改变或咳嗽后随分泌物的排出而暂时减少或消失,这是与肺炎听诊的鉴别要点。

婴幼儿可发生一种特殊类型的支气管炎,称为喘息性支气管炎。临床表现特点为:①多见于3岁以下、虚胖者,往往有湿疹或其他过敏病史。②常继发于上呼吸道感染之后,体温一般低热或中度发热,伴咳喘,一般无中毒症状。③体征为两肺布满哮鸣音及少量粗湿啰音。④本病有反复发作倾向,随年龄增长,发病次数逐渐减少,程度减轻,多数于学龄期痊愈,少数反复发作多次后可发展为支气管哮喘。

### (二)常见护理诊断

(1)清理呼吸道无效:与痰液黏稠不易咳出、气道分泌物堆积有关。

(2)体温过高:与细菌或病毒感染有关。

### (三)护理措施

1.保持呼吸道通畅

清除呼吸道分泌物是护理的重要手段。应及时清除鼻痂及鼻腔分泌物,使呼吸道保持通畅;分泌物黏稠者注意提高病室湿度,维持在55%～60%,以湿化空气;鼓励患儿多饮水;喘息性支气管炎患儿吸氧时可将氧气温湿化,有利于痰液的稀释排出。必要时使用超声雾化吸入(雾化液含糜蛋白酶、庆大霉素、利巴韦林等,喘息严重时可加入氢化可的松),雾化吸入后注意拍背,使呼吸道分泌物易于排出。遵循医嘱使用支气管解痉、祛痰药,如氨茶碱、氯化铵合剂等。

2.维持体温正常

急性支气管炎患儿应注意休息、监测体温、观察热型,以便采取必要的治疗和护理措施。

3.健康教育

适当开展户外活动,进行体格锻炼,增强机体对气温变化的适应能力。根据气温变化增减衣物,避免受凉或过热。在呼吸道疾病流行期间,不要让小孩到公共场所,避免交叉感染。积极预防营养不良、佝偻病、贫血和各种传染病,按时预防接种,增强机体的免疫能力。

## 三、支气管肺炎

支气管肺炎系指不同病原体或其他因素所致的支气管肺部炎症,以发热、咳嗽、气促、呼吸困难和肺部固定湿啰音为主要临床表现。肺炎为婴幼儿时期的常见病,支气管肺炎是肺炎中最常见的病理类型,居发展中国家5岁以内儿童疾病死因之首。一年四季均可发病,以冬、春季节发病率为高。支气管肺炎被卫生部列为儿童重点防治的四病之一。

肺炎的分类:按病理可分为支气管肺炎、大叶性肺炎、间质性肺炎,以支气管肺炎最为多见;按病因可分为感染性肺炎和非感染性肺炎;按病程又分为急性肺炎(病程少于1个月)、迁延性肺炎(病程1~3个月)、慢性肺炎(病程多于3个月);按病情可分为轻症肺炎、重症肺炎。

### (一)临床表现

1.轻症支气管肺炎的特点

(1)以呼吸系统症状和相应的肺部体征为主,主要表现为发热、咳嗽、气促和肺部啰音。

(2)发热热型不定,多为不规则热,但小婴儿及重度营养不良儿童可不发热,甚至低于体温正常。

(3)咳嗽较频繁,初为刺激性干咳,而后有痰。

(4)气促呼吸频率加快,多出现在发热、咳嗽后,严重者呼吸增快40~80次/min。

2.重症肺炎的特点

病情重,除呼吸系统症状外,全身中毒症状明显,并可累及其他重要系统。

1)循环系统

常见心肌炎和心力衰竭,后者与肺动脉高压及中毒性心肌炎有关。

(1)心肌炎:表现为面色苍白、心动过速、心音低钝、心律不齐,心电图表现为ST段下移和T波低平、双向或倒置。

(2)心力衰竭:①呼吸突然加快,安静时高于60次/min。②心率增快,安静时婴儿高于180次/min,幼儿高于160次/min。③突然极度烦躁不安、面色苍白或发灰,且明显发绀,指(趾)甲微循环再充盈时间延长。④肝脏短期内迅速增大,达肋下3 cm以上。⑤心音低钝或有奔马律,颈静脉怒张。⑥尿少或无尿,颜面、眼睑或下肢水肿。

2)神经系统

常见脑水肿和中毒性脑病。患儿可表现为烦躁或嗜睡、哭声尖叫、眼球上翻、凝视、反复惊厥,前囟饱满、隆起,晚期出现意识障碍、呼吸节律不齐等。

3)消化系统

表现为腹胀、肠鸣音减弱或消失、呕吐咖啡样物、便血。

4)其他

发生循环衰竭及弥漫性血管内凝血(DIC)时,表现为血压下降、四肢凉、脉搏细速而弱以及皮肤、胃肠道出血。若诊断延误或病原体致病力强,则可引起脓胸、脓气胸、肺大疱等并发症。

## (二)常见护理诊断

(1)清理呼吸道无效:与呼吸道分泌物过多、痰液黏稠、无力排痰有关。

(2)气体交换受损:与肺部炎症造成的通气和换气功能障碍有关。

(3)体温过高:与肺部感染有关。

(4)营养失调(低于机体需要量):与发热、消化道功能紊乱、摄入不足有关。

(5)潜在并发症:心力衰竭、中毒性脑病、中毒性肠麻痹、脓胸、脓气胸等。

## (三)护理措施

1.清除呼吸道分泌物,保持呼吸道通畅

1)湿化痰液

(1)定时超声雾化吸入或蒸汽吸入,每日2～3次。每次雾化吸入时间不超过20 min,以免引起肺水肿。吸氧时可将氧气温湿化(将湿化瓶盛入60 ℃左右的温水),使痰液稀薄利于咳出。

(2)提高病室湿度,维持在55%～65%,以湿化空气。

(3)保证充足的水分供给,鼓励患儿多饮水,必要时由静脉补充,以保证液体的摄入量,避免呼吸道黏膜干燥、分泌物黏稠。

2)清除呼吸道分泌物、促进痰液引流

(1)经常变换患儿体位,并叩击背部。具体方法是五指并拢,稍向内合掌,由下向上、由外向内地轻拍背部,并指导、鼓励患儿有效咳嗽。病情许可时采取体位引流。

(2)及时清理口、鼻腔分泌物,如分泌物较多影响呼吸或排出不畅时,可采用吸痰器清除痰液,吸痰时动作要轻柔,以防损伤呼吸道黏膜,且吸痰不能过于频繁、时间不宜过长,以免妨碍呼吸使缺氧加重。

(3)用药指导

遵医嘱使用祛痰药,如复方甘草合剂等,严重喘憋者给予支气管解痉剂,如氨茶碱等。由于氨茶碱的有效血药浓度与中毒血药浓度很接近,浓度过高、速度过快可强烈兴奋心脏和中枢神经系统,故用药过程中应注意监测血药浓度,防止中毒。氨茶碱静脉注射或静脉滴注时,抽吸的剂量要精确,输入的速度应缓慢。

2.纠正缺氧,改善呼吸困难

1)环境调整与保持安静

(1)保持安静,急性期患儿应卧床休息,置患儿于有利于呼吸的舒适体位,减少活动。护理操作应集中完成,保证患儿有足够的休息时间,并可减少刺激,避免哭闹,降低氧耗。

(2)保持室内空气清新,温度在18～22 ℃,定时开窗通风,每次20～30 min。同时做好呼吸道隔离,防止交叉感染。

2)遵医嘱给氧

(1)凡有呼吸困难、喘憋、口周发绀等情况应立即吸氧。给氧时应注意给氧浓度及流量,主张低浓度、低流量、湿化给氧。纯氧吸入时间不应超过6 h,以防氧中毒。

(2)给氧方法:有鼻前庭、面罩等给氧方法,必要时也可选择正压机械通气。应根据不同情况选用适合的给氧方式,年长儿可采用鼻前庭给氧,婴幼儿可采用面罩法给氧。鼻前庭给氧,采用浅鼻导管或鼻塞法,是儿童常用的给氧方法。鼻前庭给氧时,氧流量0.5~1 L/min,氧浓度不超过40%。面罩法给氧,重症肺炎缺氧严重者应用面罩加压给氧,氧流量2~4 L/min,氧浓度50%~60%。若出现呼吸衰竭,则应使用机械通气正压给氧。

3. 发热护理

密切观察患儿体温变化并警惕热性惊厥的发生。高热可使机体代谢加快、耗氧量增加,使机体缺氧加重、消耗增加,体温超过38.5 ℃时应采取物理降温、按医嘱给予退热剂等措施。

4. 保证营养的供给

患儿发热期间应给予易消化、营养丰富的流质或半流质饮食,婴儿每日热量供给不少于230 kJ(55 kcal/kg),液体每日入量60~80 ml/kg。应少量多餐,防止过饱而影响呼吸。哺喂时应耐心,每次喂食时将患儿头部抬高或抱起,防止食物呛入气管引起窒息。重症患儿不能进食时,可采取静脉营养。静脉输液时,最好采用输液泵,滴注的速度应控制在5 ml/(kg·h)以下。

5. 密切观察病情,及时发现并发症

(1)心力衰竭:观察呼吸、心率、肝脏的变化。如提示有心力衰竭的表现,应及时报告医生,遵医嘱正确使用强心药。

(2)中毒性脑病:观察神志、瞳孔及肌张力的变化,若提示中毒脑病,应立即与医生共同抢救。

(3)中毒性肠麻痹:观察有无腹胀、肠鸣音减弱或消失,是否有呕吐咖啡样物、便血等,以便及时发现中毒性肠麻痹和消化道出血。

(4)脓气胸:并发脓气胸时,有咳嗽、呼吸困难、发绀突然加重等症状,肺部听诊呼吸音减弱或消失,应积极配合医生进行胸穿或胸腔闭式引流。

6. 健康教育

(1)疾病知识指导:向家长讲解肺炎的护理要点,如使患儿保持舒适的卧位,经常变换体位,患儿咳嗽时协助排痰等;同时使患儿保持安静,喂养时应少食多餐,避免呛咳;向家长介绍患儿病情,安慰其不要过于紧张,指导其学会观察患儿病情的方法;对年长儿说明住院和注射对疾病痊愈的重要性,鼓励患儿克服暂时的痛苦,配合治疗。

(2)增强体质:强调预防本病的关键是合理营养,加强锻炼。指导患儿加强营养、开展户外活动、进行体格锻炼,尤其加强呼吸运动锻炼,改善呼吸功能,提高对气温变化的适应能力。治疗容易引起呼吸系统急性炎症的疾病,如营养不良、佝偻病等。

(3)培养良好的卫生习惯:教育患儿咳嗽时,用手帕或纸捂嘴,尽量勿使痰飞沫向周围喷射。不随地吐痰,防止病菌污染空气而传染他人。

(4)卫生宣教:在肺炎高发季节,对易患肺炎的高危儿加强卫生管理,叮嘱他们不要到人群密集场所去,以防交叉感染。注意室内通风,必要时用食醋熏蒸,进行房间空气消毒,每日一次,连续3~5 d。

## 四、支气管哮喘

支气管哮喘简称哮喘,是在支气管高反应状态下,由于变应原或其他因素引起的可逆性的气道阻塞性疾病。主要表现为反复发作的咳嗽和带有哮鸣音的呼吸困难,常在夜间和(或)清晨发作加剧,可自行或经治疗后缓解。以1~6岁患儿较多见,大多在3岁以内起病。儿童哮喘如果诊治不及时,随病程的延长可产生气道不可逆性狭窄和气道重塑。因此,早期防治非常重要。WHO与美国国立卫生研究院制定了《全球哮喘防治创议》(GINA)方案,目前该方案不断更新,已成为全球防治哮喘的重要指南。

### (一)临床表现

咳嗽和喘息呈阵发性发作,以夜间和清晨为重。发作前可以有流涕、打喷嚏和胸闷,发作时呼吸困难、呼气延长伴有喘鸣声。严重者呈端坐呼吸,恐惧不安,大汗淋漓,面色青灰,被迫采取端坐位。

体格检查可见桶状胸、三凹征,肺部满布哮鸣音。重症患者气道广泛阻塞,哮鸣音反而消失,呼吸音减弱。

若哮喘发作在合理应用常规缓解药物治疗后,仍不能在24 h内缓解,称为哮喘持续状态。

## (二)常见护理诊断

(1)低效性呼吸型态：与支气管痉挛、气道阻力增加有关。

(2)清理呼吸道无效：与呼吸道分泌物多且黏稠有关。

(3)焦虑：与哮喘反复发作有关。

(4)知识缺乏：家长缺乏哮喘的预防和治疗的相关知识。

## (三)护理措施

1.缓解呼吸困难、维持气道通畅

1)环境

提供安静、舒适的环境。保持病室环境清洁、空气清新流通,室温维持在 18～22 ℃,湿度在 50%～60%。病室内布局力求简单,不宜布置花草,枕头内不宜填塞羽毛,避免接触刺激性物质和有害气体。

2)遵医嘱用药

(1)支气管扩张剂：$\beta_2$肾上腺素受体激动剂,常用药物有沙丁胺醇、特布他林等,可采用吸入、口服等方式给药,其中吸入治疗具有用药量少、起效快、副作用少等优点,是首选的药物治疗方法。使用时可嘱患儿充分摇匀药物,在按压喷药于咽喉部的同时,闭口屏气 10 s,用鼻缓缓呼气,最后清水漱口。茶碱类的常用药物有氨茶碱,可采用口服、静脉滴注等方式,由于氨茶碱的有效血药浓度与中毒血药浓度很接近,故用药过程中应注意监测血药浓度,防止中毒。

(2)肾上腺糖皮质激素类药物：可对抗炎症反应和降低气道高反应性,吸入疗法具有局部抗炎作用强、剂量小、疗效高、副作用少的优点,是目前治疗哮喘的有效药物。

2.给氧

给予氧气吸入,浓度以 40% 为宜,监测患儿呼吸,定时进行血气分析,及时调整氧流量,使动脉氧分压($PaO_2$)保持在 9.3～12.0 kPa(70～90 mmHg)。同时做好气管插管的准备,必要时立即给予机械呼吸。

3.心理护理

(1)保证休息：给患儿提供一个安静、舒适的环境以利于休息。避免易引起情绪激动及紧张的活动。哮喘发作时应安抚并鼓励患儿不要紧张、害怕,减轻患儿的恐惧感及烦躁不安情绪,促使其放松,有利于哮喘症状的缓解。所有的护理操作应尽可能地集中进行。

(2)允许患儿及家长表达感情:鼓励患儿及时将不适告诉医护人员,并尽量满足其合理的要求。

4.健康教育

(1)指导患儿及家长认识哮喘的主要诱发因素,避免接触各种可能的致病因素。加强体格锻炼,增强体质,预防呼吸道感染。

(2)教会患儿及家长辨认哮喘发作的早期征象并能做出适当的处理。指导家长通过数呼吸、观察面色及呼吸等方式估计患儿发作的严重程度,症状严重时及时就医,以控制哮喘。

(3)教会患儿家长选用长期预防与快速缓解哮喘的药物,并能正确、安全地使用,由于哮喘多数是在夜间、清晨突然发作,因而指导家长和患儿以积极的态度去应对疾病发作,充分调动患儿和家长自我护理、预防复发的主观能动性。

# 第四节 循环系统疾病患儿的护理

## 一、先天性心脏病

先天性心脏病(CHD)简称先心病,是胎儿期心脏及大血管发育异常而致的先天畸形,是儿童最常见的心脏病。先天性心脏病患儿轻者无症状,重者可有活动后呼吸困难、晕厥、发绀,甚至心功能不全等表现,年长儿可有生长发育迟缓。

随着超声心动图、心导管和心血管造影术、放射性核素造影、计算机断层扫描及磁共振成像等新技术的迅速发展,较复杂的先天性心血管畸形在新生儿期即可做出诊断。治疗上,低温麻醉、体外循环下心脏直视手术的发展,使先天性心脏病的诊断、治疗都有了显著进步,先天性心脏病的预后大为改善,病死率显著下降。

临床常见的先天性心脏病类型有室间隔缺损(VSD),房间隔缺损(ASD)、动脉导管未闭(PDA)和法洛四联症(TOF)等。

### (一)临床表现

#### 1.室间隔缺损

室间隔缺损是先天性心脏病中最常见的类型,约占先天性心脏病发病总数的50%。根据缺损位置不同,可分为:①膜部缺损(最为常见)。②漏斗部缺损(较常见)。③三尖瓣后方缺损。④肌部缺损(较少见)。根据缺损大小不同,还可分为三型:①小型缺损,缺损直径小于0.5 cm,常见于肌部,又称为 Roger 病。②中型缺损,缺损直径为0.5 ~l cm;③大型缺损,缺损直径大于1 cm。

患儿临床症状出现的早晚、轻重,取决于缺损的大小及肺循环的阻力。小型缺损常无明显症状,生长发育不受影响。中、大型缺损者,分流量大,体循环血量明显减少,可影响生长发育,患儿表现为消瘦、乏力、面色苍白;而肺循环内明显充血,患儿表现为喂养困难(哺乳时因气促、发绀、大汗而有停歇),活动后心慌、气急,易患肺部感染。肺动脉扩张压迫喉返神经时,可引起声音嘶哑。

体检心前区隆起,心尖冲动弥散,心界扩大。胸骨左缘3、4肋间有响亮粗糙的Ⅲ级以上全收缩期杂音,杂音最响处可触及收缩期震颤。肺动脉第二心音增强。分流量较大时,肺静脉回流入左心房血量过多,可于心尖部听到舒张期"隆隆"样杂音。

室间隔缺损(左向右分流的先天性心脏病)易并发支气管炎、支气管肺炎、充血性心力衰竭和亚急性细菌性心内膜炎。

#### 2.法洛四联症

法洛四联症是存活婴儿中最常见的青紫型心脏病,由四种畸形组成:①肺动脉狭窄(漏斗部狭窄多见)。②室间隔缺损(膜部缺损)。③主动脉骑跨(主动脉骑跨于室间隔)。④右心室肥厚(肺动脉狭窄后右心室负荷增加的结果)。四种畸形中以肺动脉狭窄最重要。

(1)发绀:出生后发绀逐渐加重为主要表现,尤在毛细血管丰富的部位,如唇、指(趾)甲、球结膜、耳垂等处表现明显。患儿常于缺氧、哭闹、吃奶及活动后出现气促及发绀加重,发绀的程度和出现的时间与肺动脉狭窄程度有关。

(2)缺氧发作:患儿在吃奶、哭闹或用力时可突发呼吸困难、发绀加重,重症者可出现晕厥、抽搐,甚至死亡。这是由于肺动脉漏斗部狭窄,其肌肉痉挛,引起一时性肺动脉梗阻,使脑缺氧加重。

(3)蹲踞现象:患儿在行走、活动中常自行下蹲片刻。蹲踞时因下肢屈曲,使静脉回心血量减少,可减轻心脏负荷,同时下肢动脉受压,体循环阻力增加,使右向左分流量减少,缺氧的症状得以暂时缓解。

(4)其他表现:长期缺氧会使侧支循环增多,引起杵状指、眼结膜充血等症状。长期缺氧还会使红细胞代偿性增多和血液黏滞度增高,易引起脑栓塞,若为细菌性血栓,则易引起脑脓肿。

(5)体格检查:患儿生长发育迟缓,落后于同龄儿童。心前区可隆起,出现抬举性心尖冲动,胸骨左缘2～4肋可闻及Ⅱ～Ⅲ级喷射性收缩期杂音。杂音响度取决于肺动脉狭窄程度,严重的狭窄会使流经肺动脉的血液减少,杂音轻而短。部分伴有收缩期震颤。肺动脉瓣区第二音减弱或消失。

### (二)常见护理诊断

(1)活动无耐力:与先天性心脏病体循环血量减少或血氧饱和度下降有关。

(2)生长发展迟缓:与喂养困难及体循环血量减少有关。

(3)有感染的危险:与肺循环血量增多、机体免疫力降低及心脏畸形心内膜损伤易致肺部感染有关。

(4)潜在并发症:脑血栓、心力衰竭等

(5)焦虑:与担心疾病的预后,对手术或检查的担忧有关。

### (三)护理措施

1.合理活动和休息

休息可改善心功能,减轻心脏负荷。应根据患儿活动耐力安排适度的活动量,方法:①活动前测量患儿生命体征。②活动后观察其有无缺氧表现。③活动后立即测量其生命体征。④休息3 min再测量生命体征,如呼吸、血压恢复到活动前水平,脉率增快但不超过6次/min,则说明活动强度适中。活动耐力正常的患儿可像正常儿童一样生活,活动无耐力的患儿应限制活动,严重者应卧床休息。

2.满足营养,耐心哺喂

(1)满足营养:供给高蛋白、高热量、高维生素饮食,注意营养搭配,保证患儿的营养需要。对水肿或心力衰竭者,应根据其程度,适当限制食盐摄入。

(2)耐心哺喂:对喂养有困难的患儿,吃奶前应先给予吸氧,每次哺乳时间可适当延长,以免患儿发生呛咳和呼吸困难。必要时采用滴管喂养或静脉补充营养,哺喂应少量多餐,防止过饱。

3.预防感染

保持病室空气新鲜、环境安静,定时通风、消毒;保护性隔离,应与感染性疾病患儿分室居住;护理过程中应严格无菌操作,保证患儿医疗安全,预防院内交叉感染;做好个人卫生防护,穿着衣服冷热适宜,避免受凉引起呼吸道感染;注意监测患儿体温的变化,及时发现感染征象。

4.观察病情变化,防治并发症

(1)观察病情变化:住院期间观察和记录患儿心率、心律、呼吸、血压及心脏杂音的变化,必要时使用监护仪监测;观察患儿有无气促、烦躁、心率加快等心力衰竭表现;观察法洛四联症患儿有无偏瘫等脑血栓形成和脑缺氧发作的表现。

(2)防治心力衰竭:减轻心脏负荷,保护心功能。给予患儿妥善的生活照顾,避免患儿情绪激动,保持大便通畅,护理操作应尽可能集中进行,静脉输液的速度宜慢,以每小时少于5 ml/kg为宜。若发现患儿有心力衰竭征象应立即报告医生,同时给予吸氧,置患儿于半卧位,并保持安静。遵医嘱使用洋地黄类药物时,应注意观察药物疗效,避免发生洋地黄中毒。

(3)防治脑血栓和脑缺氧发作:法洛四联症患儿由于血液黏滞度高,可因发热、多汗、吐泻致体液减少,加重血液浓缩,易形成血栓,从而造成重要器官栓塞。因此,应注意供给充足的水分,尤其是当夏天患儿不显性失水增加、大量出汗时更应注意。法洛四联症患儿在哭闹、进食、活动、排便时易引起脑缺氧发作,所以应注意以上诱发因素。患儿蹲踞时不应强行拉起,让其自然蹲踞和起立。一旦脑缺氧突发性昏厥发作,应立即使患儿处于膝胸卧位,吸氧,通知医生,同时准备好普萘洛尔、吗啡等急救药品。

5.心理护理

先天性心脏病的治疗需要一个较长的过程,家长可能缺乏这方面的信息支持,护士应关心、爱护患儿,在建立起良好的护患关系基础上,耐心地向家长和患儿解释先天性心脏病的相关知识,介绍心脏外科手术的进展及同类疾病治愈的病例,以消除其焦虑、紧张的情绪,使其树立信心,配合治疗。

6.健康教育

指导家长掌握先天性心脏病患儿的日常护理;预防感染和其他并发症;定期复查,合理用药,维持正常心功能,使患儿能安全到达合适的手术年龄,通过手术根治。

## 二、病毒性心肌炎

病毒性心肌炎是病毒侵犯心脏,以心肌炎性病变为主要表现的疾病,有的可伴有心包炎和心内膜炎。本病临床表现轻重不一,多数病例属轻症,预后良好,但重症可发生心力衰竭、心源性休克,甚至猝死。

### (一)临床表现

各年龄均有发病,但以学龄前及学龄儿童多见,好发于夏秋季。多数病例在起病前1~2周或同时有上呼吸道感染或消化道感染的前驱病史。临床表现轻重不一,轻者仅似"感冒"样表现,典型病例有疲乏、头晕、苍白、恶心、呕吐、气促、心悸和心前区不适等表现。体检可发现心脏扩大、心搏异常、安静时心动过速、第一心音低钝及奔马律。重者可出现心力衰竭、心源性休克,甚至猝死。

### (二)常见护理诊断

(1)活动无耐力:与心肌收缩力下降、组织供氧不足有关。

(2)潜在并发症:心律失常、心力衰竭、心源性休克。

### (三)护理措施

1.休息保护心功能

急性期应强调卧床休息,至热退后3~4周基本恢复正常方可逐渐增加活动量。恢复期避免剧烈的活动,继续限制活动,一般总休息时间不少于6

个月。有心力衰竭及心脏扩大者应绝对卧床休息,直至心脏大小和心功能恢复正常后,根据具体情况逐渐增加活动量(以不出现心悸为宜)。

2.严密观察病情,及时发现和处理并发症

1)观察心律失常的表现

密切观察并记录心率、脉搏的强弱和节律,注意血压、体温、呼吸及精神状态的变化。对严重心律失常者应持续进行心电监护,发现多源性期前收缩、心动过速、心动过缓、心室颤动等,应立即通知医生并采取紧急措施。

2)观察并预防心力衰竭的发生

(1)减轻心脏负荷:保持安静,避免情绪激动;控制静脉输液速度低于5 ml/(kg·h);避免饱餐、寒冷、用力排便等。

(2)密切观察心力衰竭的表现:患儿出现烦躁、胸闷、气促、心悸时,应注意是否出现心力衰竭,一旦发现应立即报告医生;同时给氧,置患儿于半卧位,并保持安静;使用洋地黄类药物时,配制要精确,注射要缓慢。用药后应注意观察药物疗效,避免发生洋地黄中毒。

3)密切观察心源性休克的表现

患儿出现面色苍白、四肢厥冷、脉搏细速、血压下降等休克症状时,应立即采取紧急措施。使用血管活性药物时,要注意控制滴速,最好使用输液泵,以防血压波动过大。

3.健康教育

预防本病最根本的措施是加强锻炼,增强体质,预防呼吸道、消化道等部位的病毒感染,疾病流行期间应尽量少带患儿到人员密集场所,一旦发病及时就诊治疗。向患儿及家长介绍本病的治疗过程及预后,减轻患儿及家长的焦虑和恐惧心理。强调休息对心肌炎恢复的重要性,使其能配合治疗。注意营养,严格按心功能状况保证休息。带药出院的患儿,应让患儿和家长了解药物的名称、剂量用药方法及不良反应。出院后应定期门诊复查。

# 第五节 泌尿系统疾病患儿的护理

## 一、急性肾小球肾炎

急性肾小球肾炎(AGN)简称急性肾炎,是一组由不同病因所致的感染后免疫反应性疾病。多见于5～10岁小儿,男孩多于女孩。主要表现为水肿、少尿、血尿、高血压。

### (一)临床表现

急性肾小球肾炎多发生于儿童及青少年,以5～10岁多见,男性略多。起病前1～3周有链球菌感染病史,以上呼吸道感染(化脓性扁桃体炎、咽炎)和皮肤感染(脓疱疮)多见。

急性肾小球肾炎临床表现轻重悬殊,轻者无临床症状,仅于尿检时发现异常;重者在病程2周以内可出现循环充血、高血压脑病、急性肾功能衰竭而危及生命。

1.典型表现

(1)水肿,尿少:70%的患儿有轻、中度水肿,初为晨起眼睑、面部水肿,渐波及全身,为非凹陷性;早期可出现少尿,严重者可出现无尿。

(2)血尿:起病时几乎均有血尿,其中肉眼血尿占30%～50%,呈洗肉水样(中性或弱碱性尿)或浓茶色(酸性尿),轻者仅镜下血尿。肉眼血尿多在1～2周消失,少数持续3～4周,而镜下血尿一般持续数月,运动后或并发感染时血尿可暂时加剧。

(3)高血压:30%～80%的患儿有高血压,多为轻、中度,血压为120～150 mmHg/80～110 mmHg,大多在第2周后随尿量增多而降至正常。

2.并发症

少数病例在起病2周内,尤其是1周内可出现下列严重的临床表现,应及时发现和处理。

(1)严重循环系统充血:由于水钠潴留,血浆容量增加而出现循环系统充血。轻者仅有轻度呼吸增快、肝大。严重者可出现气急、端坐呼吸、频咳、咳粉红色泡沫痰,心率增快,有时呈奔马律,肝大。危重病例可因急性肺水肿于数小时内死亡。

(2)高血压脑病:血压急剧增高,使脑血管痉挛或脑血管高度充血或扩张而致高血压脑病。血压往往为150~160 mmHg/100~110 mmHg。患儿表现为头痛、呕吐、一过性视力障碍,并可突然发生惊厥及昏迷。若能及时控制高血压,高血压脑病的症状可迅速消失。

(3)急性肾功能不全:患儿常表现为严重少尿或无尿,可出现暂时性氮质血症、电解质紊乱(高钾血症)和代谢性酸中毒。一般持续3~5 d,随着尿量增加,肾功能逐渐恢复正常。若持续数周仍不恢复,则预后严重。

### (二)常见护理诊断

(1)体液过多:与肾小球滤过率下降有关。

(2)活动无耐力:与水肿、高血压有关。

(3)潜在并发症:严重循环充血、高血压脑病、急性肾功能不全。

并发症通常发生在起病的前2周,尤其是前1周内),应密切观察。一旦发生,应立即向医生汇报,采取紧急措施,配合医生治疗。

(4)知识缺乏:患儿家长缺乏急性肾炎的护理和预防基本知识。

### (三)护理措施

1.休息

休息能增加肾脏的血流量,从而提高肾小球滤过率,减少水钠潴留;可以减轻心脏负担,增加心排血量;休息还可使代谢率降低,代谢产物减少,从而减轻肾脏负担,预防并发症的发生。故起病2周内应绝对卧床休息,待水肿消退、血压降至正常、肉眼血尿消失,可下床轻微活动;红细胞沉降率(血沉)恢复正常可上学,但仍需避免体育活动;Addis计数正常后方恢复正常生活。

2.饮食护理

(1)限制钠、水的摄入:在急性期1~2周,由于肾小球滤过率下降,水钠潴留,使循环血量增多,出现水肿、少尿,为了减轻水肿、循环充血以及肾脏的负荷,每日钠盐摄入量以1~2 g为宜。水分供给一般以不显性失水加尿量计算。水肿消退后每日可摄入3~5 g钠盐。

（2）食物要求：给予高糖、高维生素、适量蛋白和脂肪、易消化的饮食，少量多餐，以减轻水肿患儿的胃肠道负担。有氮质血症时应限制蛋白质摄入量，每日 0.5 g/kg；待尿量增加、水肿消退、血压正常后，可恢复正常饮食，保证儿童生长发育的需要。在低盐或无盐饮食阶段，患儿常食欲缺乏，为增进食欲，可调整饮食口味，如用糖醋等调料代替食盐。在急性期1~2周，禁食香蕉、橘子等含钾高的食物，预防高钾血症；要保证足够热量摄入，防止蛋白质分解引起的氮质血症。

3.病情观察，防治并发症

观察尿量、尿色，准确记录24 h液体出入量，应用利尿剂时每日测体重，动态了解水肿消失情况，预防并发症。

（1）严重循环充血：急性肾小球肾炎患儿在病初1~2周突然出现烦躁不安、不能平卧、呼吸困难、咳粉红色泡沫痰、心率加快、肝脏在短时间内急剧增大、颈静脉怒张时，提示严重循环充血。护士应立即让患儿处于半卧位、吸氧，并迅速报告医生，并遵医嘱给予快速利尿剂，如呋塞米。

（2）高血压脑病：患儿如出现血压突然升高、剧烈头痛、恶心、呕吐、复视或一过性失明、抽搐、昏迷等，提示发生了高血压脑病。应遵医嘱使用速效、高效降压药，首选硝普钠。使用硝普钠时护士配药要精确抽取剂量，用输液泵准确控制浓度和滴速；用药期间监测血压，随时调节药液滴速，以防发生低血压；为防止药物遇光分解，静脉滴注硝普钠时应使用避光输液器。发生惊厥时遵医嘱及时使用镇静药或抗惊厥药。

（3）急性肾功能不全：更强调记录24 h出入液量，严格量出为入，并特别注意高钾血症、低钠血症及水钠潴留，积极做好透析的各项准备工作。

4.健康教育

（1）预防感染：向患儿及家属宣教本病是急性链球菌感染后免疫性疾病，无特异疗法，主要是休息及对症治疗。防治感染是预防本病的关键，一旦发生上呼吸道或皮肤感染，应及早应用青霉素（或红霉素）。A组溶血性链球菌感染后1~3周应随时检查尿常规，及时发现和治疗本病。

（2）休息：向患儿及家属宣教限制活动是控制病情进展的重要措施，尤以前2周最关键。解释本病的病程较长,自始至终要适当限制患儿的活动,从卧床休息至下床活动,逐渐增加活动量、恢复上学和恢复正常活动的标准,增强他们战胜疾病的信心。

(3)饮食:向患儿及家属宣教控制饮食的重要性,讲明低盐饮食对控制病情的帮助,希望他们能积极配合饮食护理。

(4)随访:向患儿及家属宣教出院后1~2个月仍需适当限制活动,定期查尿常规,随访时间一般为半年。

## 二、肾病综合征

肾病综合征(NS)简称肾病,是多种因素所致肾小球基底膜通透性增高,从而使大量血浆蛋白由尿中丢失而导致的一种综合征。临床表现有四大特点:大量蛋白尿、低蛋白血症、高胆固醇血症、不同程度的水肿。临床上按病因可分为原发性、继发性和先天性三大类。原发性肾病占儿童时期肾病综合征的90%以上。原发性肾病按其临床表现又分为单纯性肾病和肾炎性肾病两型,以单纯性肾病多见。继发性肾病是指在诊断明确的原发病基础上出现肾病表现,如继发性过敏性紫癜、系统性红斑狼疮等。先天性肾病为常染色体隐性遗传病,多于新生儿期或出生后3个月内起病,病情严重,多致死亡。

### (一)原发性肾病临床表现

1.单纯性肾病

发病年龄多为2~7岁。男女之比为2:1。

(1)水肿:全身有凹陷性水肿,以颜面、下肢、阴囊明显,严重者常有腹水,一般全身状况尚好,无高血压。

(2)尿改变:尿量减少,尿蛋白多为+++~++++,定量高于0.1 g/(kg·d),尿镜检查偶见少量红细胞。

(3)血浆蛋白:总蛋白低于正常,白蛋白降低更为明显(低于30 g/L),血清蛋白电泳示白蛋白比例降低,α及β球蛋白比例增高,γ球蛋白降低。血胆固醇明显增高(高于5.7 mmol/L),血清补体正常。

(4)肾功能:一般正常,浮肿期明显少尿时,可有暂时性轻度氮质血症。

2.肾炎性肾病

多在学龄期发病,在蛋白尿、低蛋白血症、高胆固醇血症、水肿的基础上还有以下临床特点。

(1)发病年龄:多见于7岁以上儿童,水肿一般不严重。

(2)血压:可有不同程度升高,常有发作性或持续性高血压。

(3)血清:补体可降低,可有不同程度氮质血症。

3.并发症

(1)感染:由于肾病患儿长期使用肾上腺皮质激素和免疫抑制剂,致免疫功能低下;蛋白质营养不良,使患儿常并发各种感染,如上呼吸道感染、皮肤感染、腹膜炎等。

(2)电解质紊乱:由于长期使用利尿剂、肾上腺皮质激素以及饮食限制等因素,患儿易发生低钠血症、低钾血症、低钙血症。其中低钠血症较多见,表现为软弱无力、食欲减退、水肿加重,甚至休克。由于钙在血清中与蛋白结合,可随大量蛋白尿丢失,且发生肾病时维生素D水平降低,可致低钙血症,发生手足抽搐。

(3)血栓形成:动、静脉血栓形成,以肾静脉血栓常见,临床表现有腰腹部剧痛、血尿等。

(二)常见护理诊断

(1)体液过多:与低蛋白血症及水钠潴留有关。

(2)营养失调(低于机体需要量):与大量蛋白尿、摄入量减少及肠道吸收障碍有关。

(3)有皮肤完整性受损的危险:与抵抗力低下、激素的应用及高度水肿有关。

(4)潜在并发症:感染、电解质紊乱、药物不良反应。

(5)焦虑:与病程长、病情反复、形象紊乱、学习中断等有关。

(三)护理措施

1.休息

严重水肿和高血压患者需卧床休息,以减轻心肾负担。有严重胸腔积液或腹水致呼吸困难时,应采取半卧位。对不能维持正常生活的患儿,护理人员应协助其进食、洗漱及大小便等,使之舒适感增加。一般不必严格限制活动,每日可定时下床轻微活动,防止血栓的形成,根据病情适当安排文娱活动,使患儿精神愉快。

2.饮食护理

1)调整饮食

(1)一般患儿不需特别限制饮食,如果消化道黏膜水肿使消化能力减弱,应注意减轻胃肠道负担,给予易消化的饮食,如优质蛋白(乳类、蛋、鱼、家禽等)、少量脂肪、适量糖类及高维生素饮食。

(2)大量蛋白尿期间蛋白摄入量不宜过多,一般控制在每日2 g/kg左右;尿蛋白消失后长期用糖皮质激素时,应多补充蛋白质,以防出现负氮平衡。

(3)为减轻高脂血症,应少食动物性脂肪,以植物性脂肪或鱼油为宜。

(4)补充各种维生素和微量元素,如维生素B、维生素C、维生素D、维生素P及叶酸、铜、铁、锌等。

(5)有明显水肿或高血压时短期限盐,待水肿消退、尿量正常后适当增加盐摄入,以免引起食欲减退及低钠血症。

2)制订食谱

因本病病程长,加之用药可出现多种不良反应,为避免患儿食量下降,应制订可口食谱,保证足量营养的摄入,以满足小儿生长发育的需要。

3)调整钠、水入量

重度水肿者应适当限制钠、水的摄入,一般不必过分限制,防止因过分限制造成电解质紊乱及食欲下降。

3.皮肤护理

高度水肿会使皮下血液循环不良,加之营养失调及长期使用激素等,皮肤完整性易受损并继发感染,应采取以下护理措施。

(1)床铺:应清洁、干燥、平整无渣屑,衣服应宽松以避免擦伤或受压。

(2)保持皮肤清洁:及时更换内衣,勤更换体位。皮肤皱褶处应每天擦洗1~2次,可使用爽身粉保持干燥,以预防感染。

(3)臀部和四肢水肿:可垫橡皮气垫或棉圈,骨隆凸部位(如外踝、足跟、肘部等)用棉垫垫起或用气垫床,预防受压后皮肤破溃。

（4）阴囊水肿：可用丁字吊带将阴囊托起，局部保持干燥，有渗出者应垫上消毒敷料，如皮肤破损可外用碘伏消毒。

（5）严重水肿：尽量避免肌内注射药物，防止药物外渗而引起局部潮湿、糜烂、感染等。

4.病情观察，防治并发症

1）观察浮肿

严格记录24 h出入量；每日测腹围1次，了解腹水消失情况；每日测体重1次并记录，每周送检尿常规2~3次。

2）防治并发症

（1）感染：感染是肾病最常见的并发症，也是导致本病患者死亡的主要原因，尤其在患儿接受皮质激素、免疫抑制剂治疗时。向患儿及家属解释预防感染的重要性，肾病患儿由于免疫力低下易继发感染，而感染又可导致病情加重或复发，严重感染时甚至可能危及患儿生命。肾病患儿与感染性疾病患儿应分室居住，病房每日进行紫外线消毒，减少探视人数。不带患儿去人群密集的公共场所，还要避免受凉。做好口腔护理，每日用碳酸氢钠漱口2~3次。注意无菌操作，医务人员有感染者避免接触患儿，定期室内消毒。肾病患儿预防接种要避免使用活疫苗，大量使用激素和免疫抑制剂时，可相应推迟接种时间，一般应在症状缓解半年后进行。监测体温、血常规，寻找感染灶，发现感染时遵医嘱给予适宜抗生素。

（2）观察药物疗效及不良反应：护理人员应熟悉肾病常用药物，如利尿剂、肾上腺糖皮质激素、免疫抑制剂的适应证、药物剂量和主要不良反应，以便正确执行医嘱，预防药物不良反应，为医生调整治疗方案提供可靠信息。遵医嘱应用利尿剂，但要注意大量利尿可能会导致低血容量性休克，还要注意有无电解质紊乱的发生。水肿严重者应遵医嘱静脉注射血浆或血浆代用品、无盐白蛋白，以补充血浆蛋白，增加血浆胶体渗透压，减轻水肿。值班护士应观察用药前后水肿及尿量的变化，监测水肿消长情况。初治病例一旦确诊应尽早按医嘱选用肾上腺糖皮质激素，但长期超生理剂量使用可引起代谢紊乱，出现明显库欣综合征，还会导致肌肉萎缩、伤口愈合不良、高血糖、高血压、骨质疏松等，还可引起消化道出血、精神兴奋、生长停滞,易发生感染或诱发结核灶的活动。故应用肾上腺糖皮质激素时应注意几点:①严格按医嘱发药,保证服药,防止隐瞒不报,导致对疗效的错误判断。②注意观察激素不良反应。如每日测血压1～2次,重者进行血压监护;控制电解质紊乱,防止低钾血症和低钠血症的发生;保护胃黏膜,如吃药前可食牛奶、面汤或软食,避免空腹吃药,不吃坚硬或有刺激性的食物,必要时遵医嘱加用抗酸药等,以防消化道出血;遵医嘱及时补给钙剂,防止骨质疏松或手足搐搦症;定期监测体温、血常规,及时发现潜在感染灶等。使用免疫抑制剂(如环磷酰胺)时,可出现白细胞计数下降、脱发、胃肠道反应及出血性膀胱炎等不良反应。注意让患者多饮水、监测血压和白细胞计数的变化,疗程不超过12周。

5.心理护理

护理人员要关心体贴患儿,做好他们的生活护理并满足其生理需求。要鼓励患儿表达自己的感受,耐心讲解此病的表现、治疗的重要性和用药的基本常识。对担心自身形象改变而焦虑者,应向其解释向心性肥胖是暂时性的,会随着药量的减少而恢复,以消除其心理负担。

6.健康教育

(1)向患儿及家长讲解激素治疗的重要性,出院后应定期来医院随访、复查。遵医嘱逐渐递激素减剂量,不可骤然停药。用药时间越长,递减速度就应越慢,以避免复发。

(2)使患儿和家长知道预防感染的重要性,并能采取有效措施避免感染,如不去人群密集的地方。

(3)应嘱咐患儿及家长注意安全,避免奔跑、患儿之间打闹,以防摔伤、骨折。

# 第六节 血液系统疾病患儿的护理

## 一、缺铁性贫血

贫血是指外周血中单位容积内红细胞数或血红蛋白量低于正常水平。

WHO指出:6～59个月儿童血红蛋白的低限值为110 g/L;5~11岁儿童血红蛋白的低限值为115 g/L;12～14岁儿童血红蛋白值低于120 g/L为诊断儿童贫血的标准。我国小儿血液会议暂定6个月以下婴儿贫血标准:血红蛋白值新生儿低于145 g/L;1～4个月时低于90 g/L;4～6个月时低于100 g/L为贫血。

### (一)临床表现

1.一般表现

患儿皮肤苍白,以口唇、口腔黏膜及甲床最明显。活动后出现心悸、气促、易疲乏、不爱活动,年长儿可诉全身无力、头晕、耳鸣、眼前发黑等。

2.骨髓外造血的表现

肝、脾可轻度肿大,且年龄越小,病程越长,贫血越严重,肝脾大越明显。

3.非造血系统表现

(1)消化系统:可出现食欲缺乏、恶心、呕吐、腹泻、口腔炎、舌乳头萎缩,少数有喜吃泥土、墙皮、煤渣等异食癖现象。

(2)神经系统:可出现精神不振、烦躁不安、注意力不易集中、记忆力减退、理解力降低、学习成绩下降等。

(3)心血管系统:严重贫血患儿可出现心率增快、心脏扩大或心前区可闻及收缩期吹风样杂音,甚至发生心力衰竭。

(4)其他:患儿头发枯黄无光泽,指甲脆、不光滑甚至出现反甲,重度贫血患儿因免疫功能降低易患感染性疾病。

### (二)常见护理诊断

(1)营养失调(低于机体需要量):与铁储备及摄入不足等有关。

(2)活动无耐力:与贫血导致组织缺氧有关。

(3)有感染的危险:与机体免疫功能下降有关。

(4)潜在并发症:心力衰竭。

### (三)护理措施

1.合理安排饮食,正确应用铁剂

(1)向家长及年长患儿解释纠正不良的喂养方式、饮食习惯及铁剂治疗的方法、目的。

（2）因母乳中铁的吸收率较高,故应提倡母乳喂养。为患儿及时添加含铁丰富的辅助食物,如动物的肝、肾、血、瘦肉、蛋黄、黄豆、紫菜、木耳、绿色蔬菜等。人工喂养的儿童需及时添加含铁或铁强化食物,早产儿及低体重儿应提早(约2月龄)补充铁剂。

（3）贫血患儿多有食欲缺乏,应采取措施增加患儿食欲,如更换饮食品种,注意饮食色、香、味、形的调配;遵医嘱服用助消化药物,如胃蛋白酶、多酶片、鸡内金片等;进食前不安排过于剧烈的活动,尽量避免能引起患儿疼痛、不适的检查、治疗、护理操作等。

（4）鲜牛乳必须加热处理后才能喂给婴儿,以免因过敏而致肠道出血。

（5）遵医嘱应用铁剂时注意:①由于口服铁剂对胃肠道的刺激较大,会引起食欲下降、胃肠不适,故应从小剂量开始,逐渐增加至全量,并在两餐之间服用。②可与稀盐酸和(或)维生素C(如各种果汁)、果糖等同服促进铁吸收,忌与影响铁吸收的食品如茶、咖啡、牛乳、钙片、植酸盐等同服。③服用铁剂时,为避免牙齿被染黑,可用吸管服药或服药后漱口;同时大便会呈黑色,停药后即可恢复正常。④患儿不能口服而选用右旋糖酐铁肌内注射时应准确计算剂量,抽药和给药必须使用不同的针头,以防铁剂渗入皮下组织,造成注射部位的疼痛、炎症。每次应更换注射部位,以利铁的吸收,减轻疼痛,避免形成硬结或局部组织坏死。⑤注射右旋糖酐铁可引起头痛、面色潮红、关节痛、荨麻疹甚至过敏性休克,故首次注射后应观察1 h,警惕过敏现象的发生。⑥用药2~3 d,网织红细胞计数开始上升,5~7 d达高峰,1~2周血红蛋白量逐渐上升,临床症状随之好转,说明铁剂治疗有效,但血红蛋白量接近正常水平后仍需继续服用铁剂2个月,以增加铁储存。

2.注意休息,适量活动

（1）根据患儿贫血的程度和活动耐力情况,制订合理的休息时间和活动强度计划,并随时进行调整。

（2）轻、中度贫血患儿:对日常活动均可耐受,应让患儿生活有规律,安排患儿进行适合自身状态、喜欢且力所能及的活动。剧烈运动时患儿可感到疲乏,甚至头昏、目眩,护理人员和家长要细心观察,适当安排休息,限制危险性较大的活动,防止出现意外。

（3）易烦躁、激动的患儿：应耐心看护、陪伴，护理操作应集中进行，以免增加耗氧量，加重病情。

（4）严重贫血患儿：应卧床休息以减轻心脏负担，同时协助患儿的日常生活，定时测量心率，观察有无心悸、气喘、呼吸困难、缺氧、发绀等，必要时吸氧。

3.预防感染

（1）铁缺乏时可造成细胞免疫功能下降，增加感染的机会，而感染又会进一步影响铁的吸收，加重贫血。

（2）患儿病室应阳光充足、空气新鲜，室内温、湿度要适宜。根据气温变化及时增减衣服，多晒太阳以增强机体抵抗力。尽量不要到人群密集的公共场所，不要和感染患儿同居一室，以避免交叉感染。

（3）贫血患儿口腔黏膜上皮角化，易剥脱、损伤，屏障功能降低，应鼓励患儿多饮水，保持口腔清洁，必要时每日进行2次口腔护理。

（4）注意观察皮肤黏膜、呼吸系统及其他系统有无感染迹象，随时给予护理并报告医生。

4.防治心力衰竭，密切观察病情

注意心率、呼吸、面色、尿量等变化，若出现心悸、气促、肝大等心力衰竭的症状和体征，应及时通知医生，并按心力衰竭患儿进行护理，如卧床休息、取半卧位、减少回心血量、吸氧等。

5.健康指导

（1）改善饮食习惯，补充含铁食物：宣教科学的喂养方法，如及时添加辅助食品，多食用含铁丰富的动物肝、肾、血、瘦肉及豆制品等，及时纠正儿童偏食、挑食等不良饮食习惯。

（2）寻找病因，治疗原发病：及早发现贫血并认真寻找引起贫血的主要原因，积极治疗引起儿童贫血的各种感染性疾病及消化系统疾病，根治缺铁性贫血。

（3）做好宣教，掌握口服铁剂的方法：根据家长及年长儿的接受能力，指导家长及年长儿掌握铁剂的用药方法、服药时间、疗程及注意事项等。

（4）解除思想压力，促进痊愈：由于患儿活动无耐力、不能正常地与同龄的小朋友玩耍、年长儿学习差等而产生孤僻、自卑心理,要多给予关怀、疏导、理解和鼓励。对有异食癖的患儿,家长应正确对待、细心看护和耐心引导,不可过多地责备。加强患儿的教育和训练,促进其智能和体能的不断恢复,使患儿尽快痊愈。

(5)加强预防宣教:孕妇及哺乳期妇女多吃含铁丰富的食物,及时发现和治疗贫血;婴儿应提倡母乳喂养,并及时添加含铁丰富的辅食;早产儿及低出生体重儿应从2个月开始,足月儿从4个月开始添加维生素C及含铁较多的菜汤、水果汁、蛋黄、鱼泥、肝泥、肉末等;人工喂养儿则应食用强化铁的配方乳,并及时添加辅食。

## 二、营养性巨幼细胞性贫血

营养性巨幼细胞性贫血是由于缺乏维生素 $B_{12}$ 和(或)叶酸所引起的一种大细胞性贫血。多见于婴幼儿,以2岁以下居多,农村地区发病率较高。

### (一)临床表现

1.一般表现

患儿皮肤肿,多呈虚胖,毛发稀疏细黄,面色苍黄,结膜、口唇、甲床明显苍白。常伴有厌食、恶心、呕吐、腹泻等胃肠道症状。肝、脾多轻度肿大,贫血重者可出现心脏扩大,甚至心力衰竭。

2.神经、精神症状

患儿常烦躁不安,易怒。维生素 $B_{12}$ 缺乏者面无表情、反应迟钝、少哭不笑、嗜睡、条件反射不易形成,智能发育及动作发育较同龄儿落后,甚至出现倒退现象,严重病例可出现肢体、躯干、头部或全身震颤,感觉异常,共济失调等,甚至出现抽搐。

### (二)护理诊断

(1)营养失调(低于机体需要量):与维生素 $B_{12}$ 和(或)叶酸摄入不足有关。

(2)有受伤的危险:与患儿肢体或全身震颤有关。

(3)有感染的危险:与机体免疫功能下降有关。

### (三)护理措施

**1.补充维生素B<sub>12</sub>和(或)叶酸**

(1)婴幼儿应及时添加富含维生素$B_{12}$和叶酸的辅食,如动物肝、肾、肉类、蛋类、绿色蔬菜、酵母、谷类等;年长儿要改善饮食结构,培养良好的饮食习惯,纠正偏食;贫血患儿食欲下降,要注重食物的色、香、味的调配,增加患儿的食欲,鼓励患儿进食;对震颤严重影响吸吮、不能吞咽者,需耐心喂养,必要时可改用鼻饲喂养,以满足机体对营养物质的需要。

(2)按医嘱使用维生素$B_{12}$和(或)叶酸,同时口服维生素C可促进叶酸的利用,提高疗效。恢复期应加服铁剂,防止由于红细胞生成增加,造成铁的缺乏。单纯维生素$B_{12}$缺乏时,不宜加用叶酸治疗,以免加重神经、精神症状。

**2.防止患儿受伤**

严重维生素$B_{12}$缺乏的患儿,可出现全身震颤、感觉异常、共济失调、抽搐等,故应加强护理工作。在上下牙间应垫缠有纱布的压舌板或牙垫,防止患儿咬伤舌头;限制患儿活动,以免发生意外;烦躁、震颤严重甚至抽搐者应密切观察病情,遵医嘱给予镇静剂。

**3.防治感染**

患儿居室应阳光充足、空气新鲜,应多晒太阳以增强机体抵抗力;尽量减少到人群集中的公共场所,不要和感染患儿同居一室,以避免交叉感染;注意患儿的个人卫生及饮食卫生,鼓励患儿多饮水,保持口腔清洁,必要时每日进行口腔护理2次;注意观察有无感染迹象,随时给予护理及治疗。

**4.健康指导**

(1)向家长进行营养、喂养和护理知识的宣传和指导,使其了解富含维生素$B_{12}$和叶酸的食物,如动物肝、肾、肉类、蛋类及绿色蔬菜、酵母、谷类等,婴幼儿应及时添加此类辅食。年长儿应及时纠正偏食习惯,改善饮食结构,注意食物色、香、味的调配,增强患儿的食欲。

(2)积极治疗影响维生素$B_{12}$和(或)叶酸吸收、代谢障碍的肝胆、肠道病。

(3)对智力和动作发育落后甚至出现倒退现象的患儿,应提供愉快的生活环境,多给予触摸、爱抚、耐心教育,同时进行相应的感觉统合训练,锻炼其坐、立、行等功能,促进智能和动作的发育。

# 第七节 惊厥患儿的护理

惊厥是多种原因所致大脑神经元暂时功能紊乱的一种表现,发作时全身或局部肌群突然发生阵挛或强直性收缩,常伴有不同程度的意识障碍,是儿科常见的急症。儿童惊厥发生率为成人的 10 ~ 15 倍,尤以婴幼儿多见。

## 一、临床表现

惊厥的典型表现为突然起病,头向后仰,双眼上翻,凝视或斜视,口吐白沫,面部及四肢肌肉呈阵挛性或强直性抽搐,伴不同程度的意识障碍,可有大小便失禁等。严重者可因呼吸道狭窄出现缺氧发绀,甚至窒息死亡。新生儿及婴儿表现不典型,以微小发作多见,如呼吸暂停、两眼凝视、反复眨眼、咀嚼动作、一侧肢体抽动或双侧肢体交替抽动等。惊厥发作时间可由数秒至数分钟或更长时间不等,抽搐后多入睡。

若惊厥发作持续 30 min 以上或反复惊厥发作间歇期意识不能完全恢复者称为惊厥持续状态。惊厥发作可使机体氧及能量消耗增多,若惊厥发作时间长或反复发作可导致缺氧性脑损害,引起神经系统后遗症,从而影响小儿智力发育和健康。

## 二、常见护理诊断

(1)有窒息的危险:与惊厥发作时咽喉肌肉痉挛或意识障碍患儿误吸分泌物有关。

(2)有受伤的危险:与惊厥发作造成的碰伤、坠床、舌咬伤等有关。

(3)潜在并发症:颅内高压症。

(4)恐惧:护理诊断应以患儿为主体。

### 三、护理措施

1.控制惊厥,预防窒息

(1)惊厥发作时应就地抢救,不要搬运,立即让患儿平卧,头偏向一侧,松解衣服和领口,及时清除口、鼻腔的呕吐物和分泌物,保持呼吸道通畅。

(2)遵医嘱迅速应用抗惊厥药物,观察患儿用药后的反应并记录。

(3)保持安静,禁止一切不必要的刺激。

(4)备好气管插管用具、吸痰器、开口器等急救物品。

(5)密切观察患儿的呼吸、面色等。

2.预防损伤

(1)预防肢体碰伤及骨折:惊厥发作时,要有专人守护,并在床栏杆处放置棉垫,以防碰伤。切勿强行牵拉或按压患儿肢体,以免造成患儿骨折或脱臼。

(2)防止皮肤擦伤及舌咬伤:惊厥发作时由于局部肌肉抽搐,易导致皮肤擦伤,应在患儿腋下置纱布以防止皮肤擦伤。对已经出牙的患儿应用纱布包裹压舌板置于患儿上下磨牙之间,防止咬伤舌头。

3.预防与监测并发症

(1)保持呼吸道通畅,有缺氧者及时给予氧气吸入,减轻缺氧性脑损伤。

(2)密切观察病情变化,监测患儿体温、脉搏、呼吸、血压、瞳孔及神志改变。对于惊厥持续时间长、频繁发作者,应警惕脑水肿、颅内压增高等并发症。如出现患儿脉率减慢、收缩压升高、呼吸节律慢而不规则、双侧瞳孔扩大等症状,应及时通知医生,并协助治疗,降低颅内压。

4.心理支持

缓解家长紧张情绪,关心体贴患儿,急救时操作要轻快、熟练,以取得家长信任;对家长予以安慰并解释病情,以消除其恐惧心理,从而使其更好地配合护理工作。

### 四、健康教育

(1)介绍惊厥发生的病因、诱因,教会家长观察惊厥发作的方法。

(2)指导患儿家长预防惊厥发作的措施,如高热惊厥患儿在日后发热时,可能还会发生惊厥,指导家长平时注意加强小儿体格锻炼,防止受凉,预防上呼吸道感染。在患儿发热时,及时用物理降温的方法控制体温,预防惊厥的发作。

(3)指导患儿家长惊厥的急救方法,如发作时要就地抢救,针刺或指压人中穴,保持安静,不能摇晃、大声喊叫或抱着患儿往医院跑,以免加重惊厥或造成机体损伤。发作缓解期迅速将患儿送往医院查明原因,防止再发作。

# 第八节 急性颅内压增高患儿的护理

颅内压是指颅腔内各种结构所产生的压力总和,即脑、脑血管系统及脑脊液所产生的压力。小婴儿囟门未闭或颅缝存在时,对颅内结构扩张可产生一定的缓冲作用。颅内压增高是指各种原因引起脑组织和(或)颅内液体量增加,或颅腔容积变小所导致的一种临床综合征,严重时可引起脑疝而危及生命。

## 一、临床表现

颅内高压的临床表现与引起颅内压增高的原发病性质、部位、发生发展速度及并发症等诸多因素密切相关。主要表现为以下几个方面。

1.头痛

患儿多数有头痛,呈广泛或局限性,晨起较重,持续时间可长可短,不呈阵发性表现。咳嗽、用力排便及改变体位时可加重,平卧时好转。婴幼儿常不能自述头痛,多表现为烦躁不安、尖声哭叫甚至拍打头部。

2.呕吐

多为喷射性,与进食无关,不伴恶心,部分患儿呕吐后头痛可缓解。

3.意识性格及行为改变

患儿可有不安、喜怒无常、淡漠、抑郁、困倦、乏力、嗜睡。

4.眼部表现

严重颅内压增高可有复视、斜视、眼球突出、球结膜水肿、眼球运动障碍、一过性视物模糊等。重症脑积水患儿可出现"落日征"。

**5.头颅改变**

婴儿前囟隆起是颅内高压的早期表现,晚期可出现骨缝裂开、头围增大、浅表静脉怒张等症状。

**6.生命体征改变**

多在急性颅内压增高时发生,首先血压升高,继而血压下降,脉搏增快,呼吸慢而不规则。

**7.脑疝**

颅内压严重增高时可引起小脑幕切迹疝或枕骨大孔疝。临床表现主要为意识改变和呼吸节律不齐。病情严重时,患儿可出现昏迷、瞳孔扩大、光反射消失,直至呼吸循环衰竭。

## 二、常见护理诊断

(1)头痛:与颅内压增高有关。

(2)潜在并发症:脑疝。

## 三、护理措施

**1.避免加重颅内压增高**

(1)患儿须安静卧床休息,卧床时头肩抬高20°～30°,以利于颅内血液回流,减轻颅内压而缓解头痛;疑有脑疝症状时,则以平卧位为宜。

(2)保持绝对安静,避免一切刺激,如搬动、声音、躁动、咳嗽及痰堵以防颅压突然增高,必要的检查和护理尽量集中进行,操作动作要轻柔,必要时可使用镇静剂。

**2.降低颅内压,预防脑病**

(1)遵医嘱应用脱水剂:20%的甘露醇一般用量为每次0.5～1.0 g/kg,4～8 h一次,静脉注射后10 min即可发挥明显的脱水作用。需注意:①注射时应避免药液漏出血管外导致局部组织坏死。一旦漏出,应尽快用25%的硫酸镁湿敷并抬高患肢。②应在30 min内静脉推注或快速滴入,以达到高渗利尿作用。③寒冷季节或室温较低时,甘露醇可出现结晶,使用时应加温使之溶解后再用。

（2）保持呼吸道通畅：及时清理呼吸道分泌物，保持呼吸道通畅，根据病情选择恰当的给氧方式。

（3）病情观察：严密观察患儿生命体征和神志、瞳孔、肌张力及前囟情况，及早发现颅内压增高征象。若出现两侧瞳孔不等大、对光反射减弱或消失、心率减慢疑为脑疝时应立即报告医生，并做好抢救准备。

### 四、健康教育

（1）指导家长对患儿的护理，如保持安静、避免各种刺激、取头肩抬高侧卧位等；指导家长观察患儿的呼吸、脉搏、神志、瞳孔及肌张力的变化，发现异常立即报告医护人员。

（2）出院后注意观察有无并发症及后遗症，注意患儿的反应，肢体活动情况，头围大小，听力、智力有无异常，如有异常及时就诊；指导家长对恢复期患儿进行功能训练，以预防后遗症的发生。

# 第九节 急性呼吸衰竭患儿的护理

急性呼吸衰竭是指呼吸器官或呼吸中枢的各种疾病导致呼吸功能障碍，出现低氧血症或伴有高碳酸血症，并由此引起一系列生理功能和代谢紊乱的临床综合征。急性呼吸衰竭是小儿时期常见的急症之一。

## 一、临床表现

### （一）症状体征

（1）呼吸困难。这是呼吸衰竭最早、最突出的表现。中枢性呼吸衰竭主要表现为呼吸节律不齐、深浅不匀，呈现潮式呼吸、叹息样呼吸及下颌呼吸等。周围性呼吸衰竭主要表现为呼吸频率改变及辅助呼吸肌代偿性活动增强，如呼吸频率加快、鼻翼扇动、"三凹征"等。

（2）缺氧及二氧化碳潴留。常表现为口唇、口周或甲床发绀。缺氧早期通常心率增快、血压升高、烦躁、易激惹，继而出现心音低钝、心率减慢、血压下降、淡漠、嗜睡、意识模糊甚至惊厥、昏迷。随着二氧化碳潴留的加重可出现烦躁多汗、皮肤潮红等。

### (二)并发症

重症患儿可发生心力衰竭、心源性休克、消化道出血、肾功能衰竭、脑疝等。

### 二、常见护理诊断

(1)气体交换受损:与肺通气、换气功能障碍有关。

(2)潜在并发症:心力衰竭、心源性休克、消化道出血、肾功能衰竭、脑疝。

(3)恐惧:患儿自身的疼痛和不适所带来的恐惧。

### 三、护理措施

1.保持气道通畅,改善呼吸功能

(1)患儿取半卧位或坐位休息,以利于膈肌活动,增加肺活量。患儿衣着应宽松,被褥应轻暖、松软,以减轻对呼吸运动的限制。

(2)协助排痰:鼓励清醒患儿用力咳嗽,定时帮助患儿翻身,2 h一次,并轻拍胸背部,边拍边鼓励患儿咳嗽,促使痰液排出。

(3)雾化吸入:遵医嘱给予超声雾化吸入,每日3~4次,每次15 min左右,也可在雾化器内加入解痉、化痰、消炎药物,以利于通气和排痰。

(4)机械吸痰:对无力咳嗽、昏迷的患儿,可用导管定期吸出咽部分泌物。对已行气管插管或气管切开的患儿,每小时吸痰1次,吸痰前向气管内滴入2~5 ml生理盐水,并拍胸背部,使盐水与黏痰混合,易于吸收。吸痰前充分给氧,然后把导管轻轻插入气管深部,边退出边吸引,每次吸痰时间不超过15 s,吸痰时动作要轻快,并严格遵守无菌操作。

(5)合理给氧:遵医嘱给予加温、湿化后的氧气吸入,一般采用鼻导管、面罩或头罩给氧。一般氧流量1~2 L/min,浓度25%~30%,严重缺氧时浓度可用60%~100%,但持续时间不超过4 h。氧疗期间应监测动脉血气和肺功能情况,使血氧分压保持在65~85 mmHg。

(6)保证营养和液体的摄入量,昏迷患儿应给予鼻饲或静脉高营养,防止营养失调、呼吸肌疲劳的发生。

2.做好人工辅助呼吸,维持有效呼吸功能

(1)协助医生进行气管插管或气管切开,进行人工辅助呼吸。

(2)专人监测人工呼吸:每小时检查1次呼吸机的各项参数并做好记录,注意患儿胸部起伏、面色和周围循环状况,防止脱管、堵管或气胸的发生。

(3)防止继发感染:每天消毒呼吸机管道,室内用紫外线照射,每日1~2次,每次30 min。每天更换湿化器滤纸,雾化液要现用现配,以防污染。同时做好口腔和鼻腔的护理。

(4)保持呼吸道通畅:定时为患儿翻身、拍背、吸痰,改善肺部循环,促进痰液引流。

(5)做好撤离呼吸机前的护理:长期使用呼吸机者,易产生对呼吸机的依赖,应做好解释工作并帮助患儿进行呼吸肌的锻炼,撤离前要备妥吸氧装置、吸痰设备、解痉药品及插管的物品,停用呼吸机后应密切观察患儿呼吸、心率等生命体征,以防病情恶化。

3.病情观察与并发症监测

(1)患儿应入住重症监护病房,进行特别护理。重点监测体温、脉搏、呼吸、血压,注意患儿精神状态、皮肤颜色、肢体温度及尿量变化。记录患儿呼吸频率、节律、类型、心音、心率及心律,及时发现并发症并积极救治。

(2)对使用呼吸中枢兴奋药物的患儿,用药后应观察有无烦躁不安、反射增强、局部肌肉抽搐等表现,以便及时通知医生处理。

4.心理支持

关心体贴患儿,耐心向家长介绍患儿的病情、治疗方法及护理措施等有关问题,对病情较重的患儿和家长给予同情和安慰。

## 四、健康教育

(1)教会家长掌握为患儿翻身、拍背及日常生活护理的方法。

(2)教会家长观察患儿呼吸、脉搏、皮肤颜色及肢体温度变化的方法。

(3)患儿呼吸衰竭缓解后,针对不同的原发病进行相应的康复指导。

# 第十节 充血性心力衰竭患儿的护理

充血性心力衰竭是指心脏工作能力(心肌收缩或舒张功能)下降,即心排血量绝对或相对不足,不能满足全身组织代谢需要的病理状态。急性充血性心力衰竭是小儿常见的急症,可危及患儿生命,但经积极抢救,大多数患儿预后较好。

## 一、临床表现

年长儿表现接近成人,主要表现为乏力,活动后气急,食欲减退,安静时呼吸、心率增快,颈静脉怒张,肝大,有压痛,肝颈静脉回流征阳性。重者端坐呼吸,肺底部闻及湿啰音,尿量明显减少,下肢水肿,第一心音减低,出现奔马律。

婴幼儿常表现为喂养困难、烦躁多汗、哭声低弱、呼吸急促、心率增快、心界扩大,肝大。判断婴幼儿心力衰竭的临床指征为:①安静时心率增快,婴儿大于180次/min,幼儿大于160次/min,不能用发热或缺氧解释。②呼吸困难,发绀突然加重,安静时呼吸大于60次/min。③肝大达肋下3 cm以上或观察下短时间内较前增大,而不能以横膈下移等原因解释。④心音明显低钝或出现奔马律。

## 二、常见护理诊断

(1)心排血量减少:与心脏负荷加重、心肌收缩力降低有关。

(2)气体交换受损:与心力衰竭所致肺循环淤血有关。

(3)潜在并发症:强心苷中毒。

## 三、护理措施

1.减轻心脏负荷,增强心肌功能

(1)休息并保持安静。患儿可取半卧位,小婴儿取15°~ 30°的斜坡卧位,保持病室安静舒适,尽量避免患儿烦躁、哭闹,必要时按医嘱应用镇静药物。

（2）控制水盐摄入。一般给予低盐饮食，每日饮食中的钠盐不超过0.5 g，重症患儿暂时进无盐饮食。宜少量多餐，防止过饱，婴儿喂乳也要少量多次，所用乳头孔宜稍大，但须防止呛咳。吮吸困难者可采用滴管进食，必要时鼻饲。水肿严重者液体入量宜控制在75 ml/(kg·d)以下，静脉补液时滴速不能过快。

（3）遵医嘱应用强心苷制剂和利尿剂，并观察用药后的效果。

（4）保持大便通畅，避免排便用力。鼓励患儿食用含纤维较多的蔬菜、水果等，必要时用甘油栓或开塞露通便。

（5）密切观察病情变化。监测呼吸、心率，密切观察烦躁、发绀等缺氧表现，注意心音减低、肝大、水肿等表现是否减轻。记录液体出入量，定时测体重，了解水肿增减情况。

2.吸氧并改善气体交换

对呼吸困难、发绀患儿给予氧气吸入。急性肺水肿（如吐粉红色泡沫痰）时，可在氧气湿化瓶内放入20%～30%的乙醇间歇吸入，每次10～20 min，间隔15～30 min，重复1～2次，降低肺泡内泡沫表面张力，增加气体与肺泡壁的接触，改善气体交换，并密切观察呼吸困难、发绀等的缓解情况。

3.预防与监测强心苷中毒

（1）每次应用强心苷前应测脉搏，必要时听心率，若婴儿脉率小于90次/min，年长儿小于70次/min，需暂停用药，与医生联系决定是否继续用药。

（2）遵医嘱按时按量用药。为保证强心苷剂量准确，注射用药可先稀释，再抽药；若口服给药，应仔细喂服，勿与其他药物混合，如患儿服药后呕吐，应与医生联系，决定补服或用其他途径给药。

（3）为避免增加强心苷的毒性反应，在用药期间禁止服用钙剂，鼓励患儿进食含钾丰富的食物，如牛奶、柑橘、香蕉、菠菜、豆类等。

（4）密切观察治疗效果及其毒性反应。强心苷治疗有效的指标为呼吸困难减轻、心率减慢、肝缩小、尿量增加，患儿安静、食欲好转。强心苷中毒可见心律失常、食欲减退、恶心、呕吐、嗜睡、头晕、黄视、绿视等表现，如出现上述毒性反应，应立即停用强心苷，并与医生联系及时采取相应措施。

### 四、健康教育

（1）向患儿及家长介绍心力衰竭的病因、诱因、护理要点及预后知识，使其认识心力衰竭的严重性，加强自身护理，避免复发。

（2）说明限制患儿活动的意义，避免患儿用力，患儿翻身、进食及排便时及时给予帮助，避免烦躁、哭闹等不良刺激，以免加重心脏负荷。病情好转后逐渐增加活动量，避免过度劳累。

（3）向家长详细介绍所用强心苷制剂和利尿剂的名称、剂量、给药时间和方法，使其掌握药物疗效和不良反应的观察，以便及时就医。

（4）患儿心力衰竭缓解后，指导治疗原发病，避免诱发因素，如预防呼吸道感染、避免过度劳累及情绪激动等，预防心力衰竭再次发生。

# 第十一节 急性肾衰竭患儿的护理

急性肾衰竭（ARF）是指由于肾本身或肾外因素引起急性肾功能衰退，肾排出水分及清除代谢废物的能力下降，以致不能维持机体的内环境稳定，临床上出现少尿或无尿及氮质血症等改变的一组临床综合征。

## 一、临床表现

### （一）少尿型急性肾衰竭

少尿型急性肾衰竭分为3期。

1.少尿期

一般持续1～2周，持续时间越长，肾损害越严重，持续少尿超过15 d或无尿超过10 d者预后不良。此期主要表现有：①水钠潴留，表现为全身水肿、高血压、肺水肿、脑水肿和心力衰竭。②电解质紊乱，常表现为"三高三低"，"三高"即高钾、高磷、高镁，"三低"即低钠、低钙、低氯，其中高钾血症多见。③代谢性酸中毒，表现为嗜睡、乏力、呼吸深长、口唇樱桃红色等。④尿毒症，出现全身各系统中毒症状，消化系统表现为食欲不振、呕吐、腹泻等；神经系统表现为意识障碍、焦躁、抽搐、昏迷等；心血管系统表现为高血压、心律失常、心力衰竭等;血液系统表现为贫血、出血倾向等。⑤感染,是急性肾衰竭常见的并发症,以呼吸道和泌尿道感染多见,致病菌以金黄色葡萄球菌和革兰氏阴性杆菌较常见。

**2.利尿期**

少尿期后尿量逐渐增多,一般持续 1 ～ 2 周(长者可达 1 个月)。此期由于大量排尿,可出现脱水、低钠及低钾血症,免疫力降低,易感染。

**3.恢复期**

多尿期后肾功能逐渐恢复。血尿素氮及肌酐逐渐恢复正常。一般肾小球滤过功能恢复较快,肾小管功能恢复较慢。

### (二)非少尿型急性肾衰竭

非少尿型急性肾衰竭指血尿素氮、血肌酐迅速升高,肌酐清除率迅速降低,而不伴有少尿表现。较少见,但近年有增多趋势。

## 二、常见护理诊断

(1)体液过多:与肾小球滤过功能受损、水分控制不严有关。

(2)营养失调(低于机体需要量):与摄入不足及丢失过多有关。

(3)潜在并发症:高钾血症、代谢性酸中毒、心力衰竭等。

(4)有感染的危险:与机体抵抗力低下、透析等原因有关。

## 三、护理措施

**1.维持体液平衡**

(1)控制液体的入量,坚持"量出为入"的原则。每日入液量=尿量+异常丢失量+不显性失水量−内生水量,无发热患儿每日不显性失水为 300 ml/m²,体温每升高 1 ℃不显性失水增加 75 ml/m²,内生水在非高分解代谢状态下为 100 ml/m²。

(2)准确记录 24 h 的出入量,包括口服或静脉输入的液量、尿量及异常丢失量。

(3)每日定时测体重。

**2.保证营养均衡**

少尿期限制水、钠、钾、磷、蛋白质的入量,供给足够的热量,早期只给糖类以减少组织蛋白的分解和酮体产生。蛋白质控制在每日 0.5~1.0 g/kg，以优质蛋白为佳，如肉类、蛋类、奶类等；不能进食者通过可静脉给予营养，补充葡萄糖、氨基酸、脂肪乳等。透析治疗时因丢失大量蛋白质，故不需限制蛋白入量；长期透析时可输入新鲜血浆、水解蛋白、氨基酸等。

3. 密切观察病情

注意观察生命体征的变化，及时发现心力衰竭、电解质紊乱及尿毒症等的早期表现，及时与医生联系。当血钾大于 6.5 mmol/L 时为危险界限，应积极处理，可用 5% 的碳酸氢钠每次 2 ml/kg 静脉注射或 10% 的葡萄糖酸钙 10 ml 静脉滴注；血液透析可在 1~2 h 使血钾降至正常范围，腹膜透析则需 4~6 h。

4. 预防感染

保持居室卫生及温湿度，严格无菌操作，加强探视管理。加强皮肤及黏膜的护理，保持皮肤清洁、干燥。保持呼吸道通畅，定时翻身、拍背。注意空气消毒。

### 四、健康教育

用患儿及家长能理解的语言，向患儿及家长介绍急性肾衰竭的原因及护理要点，说明生活护理与预后的关系，强调配合医疗和护理的重要性，以取得患儿及家长的配合。

# 第十二节 心跳呼吸骤停患儿的护理

心跳呼吸骤停是指患儿突然呼吸及循环功能停止。心肺复苏是采用一组简单的技术，使生命得以维持的方法。心肺复苏术（CPR）包括以下三个方面：①基本生命支持（BLS），包括一系列支持或恢复呼吸或心跳停止儿童的有效通气或循环功能的技能。②高级生命支持（ALS），为心肺复苏的第二阶段，由有经验的医护人员分工合作，协调处理胸外心脏按压、呼吸、辅助药物应用、输液、监护及必要的记录。③稳定及复苏后的监护，指为了使复苏后的患儿病情稳定而进行的进一步处理及监护。

## 一、临床表现

患儿突然昏迷,部分有一过性抽搐、呼吸停止、面色晦暗或发绀、瞳孔散大和对光反射消失。大动脉(颈动脉、股动脉)搏动消失、心音消失。如做心电图检查可见等电位线、电机械分离或心室颤动等。一般在患儿突然昏迷及大血管搏动消失时即可诊断,不必反复触摸脉搏或听心音,以免延误抢救时机。

## 二、护理措施

对于心跳呼吸骤停患儿,现场抢救十分必要,应争分夺秒地进行,以建立人工循环、保持呼吸道通畅及建立呼吸的顺序进行,以保证心、脑等重要脏器的血液灌流及氧供应。

1.循环系统的监护

复苏后患儿的心律是不稳定的,应给予心电监护,密切观察心电图的变化。每15 min测脉搏、血压和心率一次,直至这些指标平稳。密切观察皮肤、口唇的颜色,四肢的温度,指(趾)甲的颜色及静脉充盈等末梢循环情况。如皮肤湿冷、指(趾)甲苍白发绀,提示循环血量不足;如肢体温暖、指(趾)甲色泽红润、肢体静脉充盈良好,提示循环功能良好。

2.呼吸系统监护

加强呼吸道管理,保持呼吸道通畅。定时翻身、拍背、湿化气道、排痰,遵医嘱应用抗生素,防止肺部感染的发生。应用呼吸机者应注意应根据病情调整呼吸参数,加强气道湿化。气管切开者注意及时为其更换敷料,预防感染。观察有无导管堵塞、衔接松脱、皮下气肿、气管黏膜溃疡、通气过度或不足的现象,控制吸氧浓度及流量。

3.脑缺氧的监护

复苏后应观察患儿的神志、瞳孔变化及肢体的活动情况,遵医嘱及早应用低温疗法及脱水剂,严密观察血容量及电解质的变化。

4.肾功能监护

使用血管活性药时每小时记录尿1次。观察尿的颜色及比重,如血尿和少尿同时存在、比重低于1.015或肌酐和尿素氮升高,应警惕肾功能衰竭。

5.密切观察患儿的症状体征

患儿出现呼吸困难,鼻翼扇动,呼吸频率、节律明显不正常时,应注意防止呼吸衰竭;出汗或大汗淋漓、烦躁不安、四肢厥冷是休克的常见表现;表情淡漠、嗜睡、发绀,说明脑缺血、缺氧;如瞳孔缩小,对光反射恢复,角膜反射、吞咽反射、咳嗽反射等逐渐恢复,说明复苏好转。

6.防止继发感染

保持室内空气清新,注意患儿及室内清洁卫生;注意无菌操作,器械物品必须经过严格消毒灭菌;如病情许可,应勤翻身拍背,防止压力性损伤及继发感染的发生,但患儿如处于心低输出量状态时,则不宜翻身,防止心搏骤停的再次发生;注意口腔及眼部护理,防止角膜干燥或溃疡及角膜炎的发生;气管切开吸痰及更换内套管时,注意无菌操作。

# 第九章 肿瘤放射治疗患者的护理

## 第一节 肿瘤放射治疗概述

放射治疗简称放疗,是一种利用放射线的辐射能治疗疾病的医疗手段,特别适用于对恶性肿瘤的治疗。它是治疗恶性肿瘤的主要手段之一,大约70%的肿瘤患者在疾病治疗过程中需要使用放疗。放疗的目的是最大限度地消灭肿瘤,同时最大限度地保存正常组织的结构与功能,提高患者的长期生存率和生活质量。

放疗已成为一门独立的学科,即放射肿瘤学,它是研究放射线单独或结合其他方法治疗肿瘤的临床学科,包括放射物理学、放射生物学和用于肿瘤临床治疗的临床放疗学。放疗患者的护理也因此成为一个特殊的专科护理领域。

### 一、放射物理学概述

放射物理学是研究放疗设备的结构、性能以及各种射线在人体的分布规律,探讨提高肿瘤组织受量、降低正常组织受量的物理方法的学科。它是学习放射肿瘤学的基础。

#### (一)放射源的种类

放疗所用的放射源主要有三类:①各种放射性同位素发出的 α、γ 射线。②X线治疗机和各类加速器产生的不同能量的 X 射线。③各类加速器产生的电子束、质子束、中子束和一些重粒子束。

#### (二)放疗常用的照射方式

产生放射线的放射源以两种基本照射方式进行治疗,即远距离照射和近距离照射。

1.远距离照射

又称外照射,放射源位于人体一定距离处,集中照射人体某一部位,这是放疗常用的方式。一般距离人体80~100 cm。放射线必须通过皮肤和正常组织才能到达肿瘤,因此肿瘤照射的剂量受到皮肤和正常组织耐受量的限制。为了使肿瘤受到高剂量照射,并尽可能地保护正常组织,临床上需要选择不同种类、能量的射线,并采用同中心照射技术,即以病灶为中心,在体外从多个角度向病灶照射,使病灶受到较高的剂量。外照射多采用分次放疗方式,即每周5次,每日1次的常规分割,或每周5次,每日2~3次的非常规分割。

2.近距离放疗

是把放射源放入被治疗的组织内或放入人体的自然腔道内,直接在病灶区域进行的近距离放射,通常作为外照射的补充。其主要特点是放射源离肿瘤组织较近,肿瘤组织受照剂量较高,周围的正常组织由于剂量的迅速跌落而受量较低(它具有利用高强度的放射线,在一定距离后剂量明显下降的物理特点),但靶区剂量分布的均匀性较外照射差。近距离放疗主要有两种形式,一种是组织间插植,即通过放疗计划设计将它们由手术种入或插植于病灶,常用放射源是 $^{125}I$、$^{198}Au$ 等;另一种是腔内后装治疗,先将施源器(管)置入人体自然腔道,如子宫、阴道、鼻咽、气管、食管、直肠等,然后通过计算机控制将放射源输入施源器,并由计算机控制放射源在肿瘤表面的驻留时间,以获得理想的剂量分布,常用的放射源有 $^{192}Ir$、$^{60}Co$、$^{137}Cs$ 等。

## (三)常用的放疗设备

临床上常用于外照射的治疗机有千伏X线治疗机、$^{60}Co$ 治疗机和直线加速器。

1.千伏X线治疗机

千伏X线治疗机是利用低能X线治疗肿瘤的装置。这种设备产生的X线能量较低,能量为40 ~ 500 kV,有效治疗深度为5 cm,穿透力弱,只适用于浅部病灶的治疗。它的最高剂量在皮肤表面,因此放疗的皮肤反应大。

2.$^{60}Co$ 治疗机

$^{60}Co$ 治疗机是利用放射性同位素 $^{60}Co$ 发射的 γ 射线治疗肿瘤的装置。

$^{60}$Co是一种人工放射性核素,产生两种γ射线,平均能量为1.25 MeV(百万电子伏特),有效治疗深度为10 cm,穿透力明显高于千伏X线治疗机,因此它被用于深部肿瘤的放疗。它的最高剂量在皮下0.5 cm,减轻放疗的皮肤反应。由于$^{60}$Co是人工放射源,它的半衰期为5.27年,需要定期更换放射源,因此放射防护有一定困难。

3.直线加速器

直线加速器是利用微波电场沿直线加速电子,然后发射X线或电子线治疗肿瘤的装置。是目前临床使用较理想和最广泛的放疗设备,既能产生高能X线又能产生高能电子线。高能X线的能量多在16 ~ 18 MeV,穿透力较$^{60}$Co的γ线强,随能量增大而增强,适用于大部分肿瘤的治疗。它的最高剂量吸收在皮肤下一定深度,因此皮肤反应很轻。高能电子线的能量多在6 ~ 25 MeV,其最高剂量在组织中达到一定深度后,剂量迅速降低,这样可使治疗深度的正常组织因剂量减少而得以保护,临床上用于偏中心的浅表肿瘤治疗,由于皮肤表面剂量较高,其放疗的皮肤反应较大。

### (四)放疗的辅助设备

放疗的辅助设备已是现代放疗中不可缺少的部分,它既可用于治疗前的放疗计划设计和验证,也用于对放疗精确度的检查。

1.电子计算机断层扫描(CT)、磁共振成像(MRI)、正电子发射计算机断层扫描(PET)

这些影像诊断手段已被临床广泛应用。CT或MRI可以清楚地显示肿瘤的部位大小、肿瘤的侵犯范围以及与周围正常组织的解剖关系,是定位的重要依据。在中枢神经系统和头颈部肿瘤,以及脊柱、四肢、骨关节、腹部实质性脏器病变的诊断及鉴别诊断中,MRI的效果优于CT。PET作为肿瘤功能显像,通过与解剖图像的同机融合,可进一步提高肿瘤定性、肿瘤分期、疗效分析的准确性。

2.模拟机

模拟机是一种能够模拟放疗机的X线透视设备,它可观察肿瘤和正常脏器的形状和解剖位置,定出放射野的形状和入射方向,将其反映于体表。另外它可用来验证放疗计划系统所设计的放疗计划是否正确。近年来出现的CT模拟机,既可采集到肿瘤和正常脏器的CT图像,又可利用计算机重建肿瘤和正常脏器的三维立体结构,能够在此基础上设计出放射野的几何形状和入射方向。

3.放疗计划系统(TPS)

TPS指通过电子计算机系统,将CT模拟机的CT图像输入、优化并确定最佳的放射野分布方案,计算出肿瘤及周围正常组织所受的放射剂量,以及照射靶区内的剂量均匀度。通常连有打印机和绘图区,可获得二维、三维的剂量分布图。随着计算机的发展,三维适形放疗和调强放疗技术,可立体观察肿瘤和正常组织的剂量分布情况,最终使肿瘤组织照射剂量最大而周围正常组织受照剂量最小,使放疗更为精确。

### (五)放疗的剂量

放射线通过任何物质时,在与其原子相互作用过程中,能量逐渐减弱,所丧失的能量被所通过的物质吸收,称为能量吸收。X线和$\gamma$线通过物质时主要发生三种效应:光电、康普顿和电子对效应;电子线通过物质时发生电离、激发和弹性散射。

1.放射治疗的剂量单位

目前国际上采用戈瑞(Gray,Gy),它是组织吸收剂量单位,1 Gy=1 J/kg,另一剂量单位是cGy,100 cGy=1 Gy。

2.照射区域

临床上通常先选定肿瘤区,估计临床靶区,最后确定放疗的照射区域即计划靶区。

(1)肿瘤区(GTV):即肿瘤临床灶,是临床体检和影像学检查可见的具有一定形状和大小的肿瘤范围。

(2)临床靶区(CTV):包括肿瘤临床灶、亚临床灶以及肿瘤可能侵犯的范围。在设计治疗计划时要尽量保证CTV的放射剂量在90%以上。

(3)计划靶区(PTV):包括内在边界和摆位边界,摆位边界是指日常摆位、照射中患者(或器官)运动,引起靶区和靶体积的变化而导致扩大照射的组织范围。计划靶区将决定照射野的大小。

3.临床对放射线的选择

由于不同的放射线,其最高剂量位置不同、穿透力不同,所以临床上可根据不同部位采用最佳能量的射线进行治疗。对于浅表肿瘤,如皮肤癌、乳腺癌、胸壁肿瘤结节等,为了保护肿瘤深部的正常组织,临床上常采用穿透力不强的千伏X线或低能电子线进行治疗;对于头颈部肿瘤,多使用高能X线和(或)$^{60}$Co的γ线进行治疗。体腔深部的肿瘤,如肺癌、食管癌、肝癌等常用穿透力高的高能X线,以达到较高的深部剂量。有时临床上可联合应用不同种类或能量的射线,以改善剂量分布。

4.临床确定剂量的原则

肿瘤放疗剂量要求准确;治疗的肿瘤区域内,剂量分布要均匀或有目的的不均匀;放射区域设计应尽可能地提高肿瘤照射剂量,而尽可能降低肿瘤周围正常组织的受量;保护重要脏器。

## 二、放射生物学概述

放射生物学是研究射线对肿瘤和正常组织作用的生物学机制,探讨提高肿瘤放射敏感性,减少正常组织损伤的途径的一门学科。研究表明放射线进入人体后,在细胞、组织和肿瘤中发生了生物效应。另外,放射生物学的"4R"理论作为肿瘤放射治疗的理论基础,指导着放射治疗的临床实践。人们不断探索着正常组织和肿瘤的放射敏感性和肿瘤放疗的治愈性,以提高肿瘤治疗的疗效。

### (一)放疗的生物效应

1.细胞水平的生物效应

它包括直接效应和间接效应。进入人体的放射线直接作用于细胞核的DNA链,产生单链或双链断裂,称为射线的直接作用。人体的水分子在射线的作用下,发生电离产生自由基$H^+$、$OH^-$,这些自由基对DNA分子产生破坏作用,称为间接效应。被射线损伤的细胞有以下结果:细胞凋亡、分裂死亡、分裂畸变、不能分裂并保持生理功能、没有改变或改变很少。

2.组织水平的生物效应

放射线对细胞的作用必定反映到组织水平,组织实际上是细胞群体。由于细胞本身处于细胞周期的不同时相,其包括不参加细胞周期分裂活动的休眠期($G_0$期),以及出现细胞增殖的DNA合成前期($G_1$期)、DNA合成期(S期)DNA合成后期($G_2$期)和细胞有丝分裂期(M期),组织就是由这5种时相的细胞组成。细胞增殖周期包括$G_1$期、S期、$G_2$期、M期4个时相,一旦机体需要或接到某种信号,$G_0$期细胞就开始准备DNA的合成而变成$G_1$期细胞。$G_2$和M期细胞对放射线最敏感,$G_1$、S和$G_0$期细胞对放射线的敏感性较低。

### (二)放射线治疗肿瘤的理论依据

多年来的实践证实,采用分割放疗方式可达到提高射线对肿瘤杀伤而减少对正常组织损害的目的。放射生物学的"4R"理论为目前的分割放疗(常规分割即每日1次,每次1.8~2 Gy,每周照射5次;非常规分割即每日照射2~3次,每次分割剂量低于常规剂量,每次照射间隔时间大于6 h,总剂量增加15%~20%,总的治疗时间和常规分割放疗相近)提供了坚实的理论基础。"4R"即细胞的损伤修复、细胞的再增殖、再氧化和细胞周期的再分布。

1.细胞的损伤修复(repair)

即肿瘤和其周围正常组织受照射发生损伤后会产生修复,而正常细胞修复放射损伤的能力强于肿瘤,分割照射就是利用这一差异来治疗肿瘤的。

2组织再群体化(repopulation)

细胞的增殖意味着细胞的分裂及细胞数量增加。正常组织是通过细胞的增殖来补偿放射致死的正常细胞。由于肿瘤组织开始细胞再增殖的潜伏期较长及增殖速度较慢,因此反复多次照射后,肿瘤组织较正常组织受到更明显的损伤。但随着放疗的进行,会出现肿瘤细胞的加速再增殖,即增殖的速度快于放疗前,这时需采用非常规分割照射,如加速超分割或加用化疗等,来遏制肿瘤细胞的加速再增殖。

3.再氧化(reoxygenation)

正常组织中不存在乏氧细胞和再氧化,只是在肿瘤中由于血供差而存在乏氧细胞,这些细胞对放射性有抵抗性,在一次次的分割放疗后,肿瘤逐渐缩小,并因血供改善和营养供应增加,原先的乏氧细胞转为富氧细胞,而对放疗敏感,这就是再氧化过程。

4.细胞周期的再分布(redistribution)

在分割照射中,处于敏感期的$G_2$和M期细胞首先被杀灭,通过细胞周期的再分布,残留的细胞中对放疗有阻抗的S期向$G_2$和M期推进,从而对放疗敏感。

### (三)放射敏感性

放射敏感性是指放射对正常组织和肿瘤杀灭的敏感性。不同组织器官及各种肿瘤组织在受到照射后,出现变化的时间和反应程度各不相同。放疗的敏感性与下列因素有关。

1.肿瘤细胞对放射固有的敏感性

包括以下类型:①高度敏感,50 Gy以下的照射剂量即可将细胞杀灭,如精原细胞瘤、白血病、恶性淋巴瘤、小细胞肺癌等的肿瘤细胞。②中度敏感,60~70 Gy的剂量细胞才被杀灭,如部分腺癌、乳腺癌、基底细胞癌、鳞状细胞癌、非小细胞肺癌等的肿瘤细胞。③低度敏感,大于70 Gy的剂量才能严重损害它们,如大部分脑瘤、肌肉和软组织肿瘤、骨肉瘤、恶性黑色素瘤等的肿瘤细胞。

2.肿瘤细胞的分化程度和增殖能力

同一肿瘤因其分化程度不同,对放射的敏感性也不同,一般放射敏感性与细胞的分化程度呈反比,即分化程度低的放射敏感性高。另外放射敏感性与细胞的增殖能力呈正比,一般增殖快的肿瘤放射敏感性高。

3.肿瘤细胞的血供

肿瘤细胞的血供差,使肿瘤细胞增殖所需的营养物质供应减少,肿瘤细胞的增殖率降低,致使放疗的敏感性下降。同时血供差造成肿瘤缺氧也使放疗的敏感性降低。因此患者的健康指数下降,如营养差、贫血、感染会加重组织缺氧,而影响肿瘤对放疗的敏感性。

4.放疗的敏感性与放疗的治愈性不存在明确的相关性

放疗的治愈性是指通过放疗治愈肿瘤的可能性。一部分恶性程度高的肿瘤,分化低,对放疗的敏感性高,但容易发生远处转移,未必具有高治愈性。照射期间肿瘤退缩的速度与放疗的治愈性关系较小,肿瘤受照后,生物效应表达时间长短范围较大,大部分肿瘤要在照射开始后几周才产生退缩,部分周期较长的肿瘤细胞要在数月产生退缩。

# 第二节 临床放射治疗的方法及选择

放疗的原则是最大限度消灭肿瘤,同时最大限度保护正常组织。按照放疗的目的可以分根治性放疗和姑息性放疗。为了提高肿瘤的治疗效果,临床上常运用放疗和其他方法综合的治疗方式,并采用先进的放疗技术。

## 一、放疗的方法

放疗按其目的可分为根治性放疗和姑息性放疗。

### (一)根治性放疗

根治性放疗是希望通过放疗彻底杀灭肿瘤,患者可生存较长时间且无严重后遗症。放疗量与周围正常组织的耐受量相近,常采用常规和非常规分割放疗。

1.适应证

根治性放疗的适应证为不能手术,对放疗敏感的Ⅰ期、Ⅱ期、部分Ⅲ期,以及术后补充放疗的患者。患者经过一般状况评价,卡氏(Karnofsky)评分必须大于60分、能耐受放疗才能选择根治性放疗。

2.放疗为首选根治疗法的肿瘤

(1)头面部皮肤癌:皮肤癌的治疗可用手术、冷冻、激光、电灼等,这些方法常遗留瘢痕,影响美观,选用放疗可保持较好的头面部外观。

(2)鼻咽癌:鼻咽位于重要部位,周围有许多重要的血管和神经,手术治疗难以达到根治效果。加之70%～80%的患者有颈部淋巴结转移,手术已不能解决。鼻咽癌多为低分化鳞癌,对放射中等程度敏感,所在周围正常组织对放射线耐受性好,因此鼻咽癌即使有脑神经损伤、颅底骨质破坏,或者颈部淋巴结转移,放疗也能使患者长期生存。

(3)扁桃体癌、口咽癌:常见的肿瘤有鳞状细胞癌、恶性淋巴瘤、未分化癌等。由于解剖部位的特点,手术切除常不彻底,而放疗的效果较好,并且它有保留局部功能的特点。

3.通过根治性放疗获得满意疗效的肿瘤

对口腔癌、喉癌、精原细胞癌、乳腺癌、霍奇金淋巴瘤、宫颈癌、食管癌、肺癌,放疗已作为主要的治疗手段。

## (二)姑息性放疗

姑息性放疗是指对一些无法治愈的晚期患者,经过给予适当剂量的放疗,达到缓解患者的某些症状和解除患者痛苦的目的。

l.适应证

已有远处转移的肿瘤,对放射敏感的原发灶给予姑息性放疗;肿瘤引起的出血、神经症状、疼痛、梗阻、咳嗽气急等可用姑息性放疗解除或预防上述症状的发生;因肿瘤转移而出现的脑转移、骨转移或其他部位的转移灶的放疗。

2.特点

一般采用单次剂量较大、次数较少的分割照射方式,总剂量一般是肿瘤根治量的2/3。姑息性放疗不是简单地推迟死亡,而是延长有效生命力。由于患者的全身状况差,在进行姑息性放疗的同时,还需行全身支持疗法。若姑息性放疗效果显著,可通过支持治疗及其他治疗方法使患者病情好转,进而可转为根治性放疗。

## 二、放疗与其他方法的综合治疗

为了提高肿瘤的治疗效果,目前采用综合治疗的方法。综合治疗即根据患者的机体状况、肿瘤的病理类型、侵犯范围和发展趋势,合理地、有计划地综合应用现有治疗手段,较大幅度地提高患者的生存率和生活质量。有时一种疾病的治疗会采用手术、放疗、化疗等多种治疗手段,关键在于目的明确、手段合理、安排有序和因人而异。

### (一)放疗与手术的综合治疗

1.术后放疗

术后放疗在恶性肿瘤治疗中相当普遍,几乎所有肿瘤手术后,凡有亚临床灶残留或肉眼残留的患者均可接受术后放疗。对于生长局限、无远处转移、术后残留少(如镜下残留),且周围组织可耐受高剂量照射的恶性肿瘤,术后放疗既可明显提高肿瘤的局部控制率,还能明显提高患者的生存率;但对于恶性程度高、早期易发生远处转移的恶性肿瘤,还需术后放疗和化疗联合应用,以进一步提高肿瘤的局部控制率和患者的生存率。如肺癌、乳腺癌、直肠癌、胰腺癌等通过术后放疗和化疗联合应用,可降低肿瘤局部复发率,从而提高患者的生存率。

2.术前放疗

术前放疗是肿瘤手术治疗的辅助手段,术前放疗可以使一部分肿瘤缩小,达到降低分期的效果,使这部分不能手术切除的肿瘤变得可以通过手术切除。但单纯的术前放疗在临床开展并不广泛,主要与患者的选择、术前放疗的剂量、放疗和手术的间隔时间,以及手术并发症的增加等因素有关。目前应用较多的是术前放疗与化疗联合使用(称为新诱导治疗),这样可增加肿瘤的退缩率,从而增加手术的切除率,达到提高肿瘤局部控制率和患者生存率的目的。

3.术中放疗

术中放疗是利用术中直视的机会,尽可能避开正常组织和器官,对未切除肿瘤或残留肿瘤、肿瘤床和淋巴引流区,进行直接外放射。通过手术方式将所要照射的区域和需要保护的周围正常组织器官分开,将限光筒直接置入靶区,用加速器产生的电子线进行一次性大剂量的照射(剂量多为10 ~ 20 Gy)。其目的是最大限度地杀死肿瘤和最大程度地保护正常组织。过去术中放疗主要用于腹部胃肠道肿瘤,近年来已开始应用于头、颈、胸腹和四肢等部位肿瘤。然而术中放疗需要外科医生的参与,过程较复杂,还涉及手术室区域的放射防护问题,因此术中放疗多作为外照射剂量增加的补充。

**(二)放疗与化疗的综合治疗**

1.目的

(1)提高肿瘤局部控制率:肿瘤局部控制是治愈肿瘤的重要因素之一,几乎全部脑胶质瘤、绝大部分头颈及妇科肿瘤、大多数肺癌、消化道和泌尿道肿瘤致死的主要原因之一便是肿瘤局部控制率问题。提高肿瘤局部和区域控制率可以显著提高患者的生存率。

（2）降低远处转移率：根据不同肿瘤的生物学特性，在放疗前、中、后不同时期使用化疗能消灭患者体内的亚临床病灶，进而降低远处转移率。对于一些被认为可能是全身性疾病局部表现的肿瘤，如淋巴瘤、小细胞肺癌、急性淋巴细胞白血病等，人们使用放疗对一些特殊部位，如化疗药物难以到达的区域、中枢神经系统等进行照射，可降低该特殊部位肿瘤的出现，进而延长患者的生存时间。另外，对临床可见的肿瘤局部放疗可消灭耐药的细胞亚群，进而降低肿瘤远处转移率。

（3）促进器官结构和功能的保存：应用放、化疗综合治疗，可使部分患者避免手术和因此所致的器官缺如、功能显著降低或丧失。如同步应用以连续静脉滴注氟尿嘧啶为基础的化疗和放疗，可使75%～80%无远处转移的肛管癌患者避免手术和因此所致的肛门功能丧失。

2.放疗与化疗综合治疗的理论基础

（1）空间联合作用：放疗与化疗分别作用在同一疾病的不同病变部位，两种治疗方法间无相互作用。如化、放疗综合治疗儿童淋巴细胞白血病，化疗用于消灭全身疾病，放疗作用于药物所难以到达的脑等部位亚临床灶。再如放疗后辅助化疗，放疗控制肿瘤的局部病灶，化疗来消灭放射野外亚临床灶。

（2）化疗与放疗独立的肿瘤杀灭效应：这是最基本的化、放疗综合治疗模式，即化、放疗间肿瘤杀灭效应无交互作用，也无治疗不良反应重叠，使用全量化疗和放疗产生的肿瘤杀灭效应优于其中任何一种单一治疗方法。

（3）提高杀灭肿瘤的效应：提高杀灭肿瘤的效应是化、放疗综合治疗的最主要目的。化、放疗综合治疗产生的疗效要高于两种治疗方法独立应用所产生的疗效之和。化疗药起着类似放射增敏剂的作用，例如：紫杉醇可改变肿瘤中各细胞群的分布，使肿瘤细胞聚集在放射敏感期 $G_2$、M期内；顺铂可改变细胞的氧代谢；丝裂霉素顺铂可直接作用于缺氧细胞；顺铂可抑制肿瘤细胞放疗后的修复。

（4）正常组织的保护作用：放疗前应用诱导化疗，可使瘤体缩小，进而根据化疗后瘤体大小再给予较放小射野放射，可有效保护正常组织或器官。

(5)阻止耐药肿瘤细胞亚群出现:相当多肿瘤细胞表现出对某一治疗方式耐受,而对另一治疗仍保持一定敏感的特征。

(6)降低放疗剂量:降低放疗剂量是最根本的预防正常组织和器官急性和后期放射损伤的方法。

3.放疗与化疗综合治疗方法

(1)序贯疗法:序贯疗法即一种疗程完成后再给予另一疗程的治疗。具体形式是全程化疗→全程放疗,或全程放疗→全程化疗。优点是避开了两种治疗方法同步应用时毒副作用增加,缺点是治疗强度小,肿瘤杀灭效应低。

(2)同步治疗:同步治疗即化疗的当时同步应用放疗。如放化→放→放化→放→放化,或放化→放化→放化。化疗与放疗同步治疗可以缩短总疗程,减少肿瘤治疗过程中加速再增殖可能性及肿瘤细胞亚群出现的概率,肿瘤的杀灭效应较强,但也增加了正常组织治疗的毒副作用。

(3)交替治疗:将根治性放疗疗程分段,在每段期间穿插化疗,如化→放→化→放,或放→化→放→化。这种方法较同步治疗能降低治疗的毒副作用,但对治疗效果是否有影响有待进一步研究。

### (三)放疗与热疗综合

对一些较大的表浅病灶,估计单纯通过放疗疗效较差时,临床上常采用加热辅助治疗的方法。热疗可以杀灭对放射线不敏感的S期肿瘤细胞和乏氧细胞,并能降低肿瘤细胞对放射线的损伤修复,因此热疗能提高放疗的敏感性。

适宜的加热温度是41.5 ~ 43 ℃。由于肿瘤细胞存在热耐受现象,实验结果又提示每周3次加热并没有增加放射线对肿瘤的杀灭作用,相反却明显增加了对正常组织的损伤,所以国内外比较一致的意见是每周加热1~2次。目前临床上一般是41.5 ~ 43 ℃局部加热30 min,加热后30 min内给予放疗。

肿瘤加热有局部加热和全身加热两大类,局部加热的方法有电磁波加热(如微波、射频),以及非电磁波加热(如超声波)。由于目前还没有理想的全身加热治疗机,同时各组织的温度无法控制和监测,并且局部加热和全身加热一样能有效抑制肿瘤的生长,所以局部加热较全身加热应用更广泛。临床应用证明,放疗与热疗综合可以提高软组织肉瘤、浅表淋巴结转移癌、胸腹壁转移癌等治疗的疗效。

### (四)放疗保护剂

对一些照射体积较大而正常组织无法做到很好地保护时,临床上常采用放射保护剂。它能选择性地对正常组织起保护作用,提高正常组织的耐受剂量而不影响肿瘤的控制率。

目前最著名的是氨磷汀(amifostine,阿米福汀,也称WR-2721),氨磷汀在正常组织中具有较高的浓度,而在肿瘤中浓度很低,因而能对正常组织起到选择性保护作用。氨磷汀的保护作用几乎可以保护除了中枢神经系统以外的全部正常组织,却不保护肿瘤组织。临床研究表明,氨磷汀能提高正常组织对放射性损伤的耐受性。临床研究已经证实氨磷汀对头颈部肿瘤放疗的黏膜炎和口干,肺部放疗的放射性肺炎和食管炎,直肠癌放疗的直肠黏膜急性反应等具有保护作用。氨磷汀主要通过静脉滴注,由于氨磷汀用药后15 min可达到最高血药浓度,其分布和清除半衰期很短,所以药液需在15 min内滴完,并必须在用药后30 min内照射。氨磷汀的主要毒副作用是低血压,因此氨磷汀在临床上尚没有广泛使用。

## 三、运用先进的放疗技术,提高放疗的疗效

理想的肿瘤放疗是只照射肿瘤,而不照射肿瘤周围的正常组织。虽然至今还未达到这种目标,但随着电子计算机技术的迅速发展,现已建立了肿瘤及其周围正常组织虚拟三维结构重建技术,改进了放射物理剂量的计算方法,使肿瘤放疗朝着理想化的目标前进。

三维适形放疗(3-DCRT)和束流调强放疗(IMRT)是当今肿瘤放疗最先进的技术,它将先进的计算机技术应用于成像、治疗计划设计、放疗实施和验证,使放射高剂量分布与肿瘤立体形态基本保持一致。由于肿瘤组织获得比常规放疗高得多的剂量,而正常组织的照射量显著减少,因此可以提高肿瘤的局部控制率和无严重并发症患者的生存率。三维适形放疗使用多野同心照射,各个放射野的几何形态必须和肿瘤在该射野视观的形态一致,在与射野线束垂直的平面上,放射强度是均匀的。束流调强放疗

也是采用多野同中心照射,然而在每个放射野内的各部位射线的强度是不一样的。束流调强放疗是三维适形放疗的高级阶段,特别适合肿瘤形态不规则并与周围正常关键脏器互相交错的情况。

# 第三节 放射治疗患者的护理

由于放疗期间患者可能出现一系列的并发症,所以对放疗患者的护理尤为重要。对于患者放疗前、中、后的护理,健康教育应贯穿于整个护理过程。近距离照射(内照射)之一的腔内后装治疗与外照射有所不同,因此要做好腔内后装治疗的特殊护理。

## 一、放疗前护理

### (一)放疗实施步骤的介绍

(1)放疗实施前需完成一系列的步骤。第一步,依据患者的病情、病期确定治疗方案,患者需提供病史记录,并进行一系列的检查。第二步,制作放疗体位固定装置(如塑料面膜、真空垫等),在模拟机下准确定位,并拍摄模拟定位片。第三步,根据前两步收集的资料,放疗临床医生勾画出临床靶区和计划靶区的范围,预计肿瘤照射的致死剂量和周围正常组织特别是重要脏器的最大允许剂量,随后由物理师借助放疗计划系统,制订出最佳的放射剂量分布方案。第四步,将设计好的放疗计划移至具体的治疗机,在治疗机下拍摄照射野片,与模拟机拍摄的定位片相比较、核准。第五步,确定无误后,由放疗技术员再执行放疗。对于一些脑转移、骨转移等需尽快治疗的患者,在经历了第一、第二步骤后,临床医生及主管医生直接计算并确立照射的范围及剂量,马上就由放疗技术员执行放疗。护理人员应了解放疗的实施步骤,以向患者进行讲解,取得患者的理解和配合。

### (二)心理护理

了解患者的病情、心理状况以及治疗方案,有针对性地对患者进行健康教育。放疗前,向患者和家属发放一些通俗易懂的放疗宣教手册,以简明扼要地介绍放疗有关的知识,以及放疗中可能出现的不良反应和需要配合的事项,消除患者的紧张心理,使之积极配合放疗。另外还应嘱患者进入放射治疗室时不能带入金属物品,如手表、钢笔等。

### (三)饮食指导

(1)放疗在杀伤肿瘤细胞的同时,对正常组织也有不同程度的损害,加强营养对促进组织的修复、提高治疗效果、减轻毒副作用有着重要作用。

(2)护士应加强对患者及家属营养知识的宣教,可提供一些针对疾病治疗的食谱。

(3)在食品的调配上,注意色、香、味,饭前适当控制疼痛,为患者创造一个清洁舒适的进食环境。

(4)在消化吸收功能良好的情况下,可采用"超食疗法",即给予浓缩优质蛋白及其他必需的营养素,以迅速补足患者的营养消耗。对于食欲差的患者,提倡进高热量、高蛋白质、高维生素、低脂肪、易消化营养丰富的食物,并少量多餐。对一些放疗反应严重的患者,如流质饮食或禁食的患者,可提供要素饮食或采用完全胃肠外营养。

(5)放疗期间鼓励患者适当饮用绿茶,以减轻射线对正常组织的辐射损伤。多饮水(每日约3 000 ml)可使放疗所致肿瘤细胞大量破裂、死亡而释放的毒素随尿量排出体外减轻全身放疗反应。

(6)提倡进食营养丰富的食物,出现进食、消化吸收方面的放疗反应时注意相对"忌口"。

### (四)保持良好的、能耐受放疗的身体状况,并做好各项准备

对全身状况差的患者,如血常规异常、进食差、感染和局部疼痛等,要进行对症支持治疗,使他们能耐受放疗。劝导患者戒烟忌酒。头颈部肿瘤特别是涉及口腔照射的患者,要注意口腔健康,如先拔除龋齿、治疗牙周炎和牙龈炎,经常用医用漱口液清洁口腔等;行口腔照射的患者还应摘掉假牙、金牙才能放疗,以减轻口腔黏膜反应;照射野经过口腔或食管时,指导患者忌食辛辣、过热、过硬等刺激粗糙的食物;照射部位有切口的,一般待愈合后再行放疗;全身或局部有感染情况时,必须先控制感染才能放疗;对于脑部照射的患者,要剃去照射区的所有头发。

### （五）保持放疗位置准确的宣教

嘱患者在每次照射时都要与定位时的体位一致。胸部肿瘤照射时，要保持呼吸平稳；食管下段、腹部及盆腔照射时要注意进食或膀胱充盈程度与定位时保持一致；胃部放疗应空腹；食管下段放疗前不应进食过饱；小肠、结肠、直肠放疗前应排空小便；膀胱放疗时应保留适量小便。

放射标记模糊不清时，要及时请医生补画。放疗前要注意保管好自己的放疗固定装置，避免锐器刺破、重物挤压等，放疗中要查看真空垫有无漏气、变软。当过瘦、过胖致使放疗固定装置不相适应时，要和医生联系。

### （六）保护放射区域皮肤的健康宣教

外照射的射线都需经过皮肤，因此不同的放射源、照射面积及照射部位，可出现不同程度的放射皮肤反应，应向患者说明保护照射野皮肤对预防皮肤反应起着重要作用。

保护放射区域皮肤的原则是清洁、干燥、避免损害，应对患者做以下宣教：①如体腔照射者贴身衣服应选择宽大柔软的全棉内衣。②照射野（区域）可用温水和柔软毛巾轻轻沾洗，但禁止使用肥皂和沐浴露擦洗或热水浸浴。③局部放疗的皮肤禁用碘酒、乙醇等刺激性药物，不可随意涂抹药物和护肤品。④局部皮肤避免粗糙毛巾、硬衣领、首饰的摩擦；避免冷热刺激，如热敷、冰袋等；外出时，防止日光直射局部放疗的皮肤，如头部放疗的患者外出要戴帽子，颈部放疗的患者外出要戴围巾。⑤放射野位于腋下、腹股沟、颈部等多汗、皱褶处时，要保持清洁、干燥，并可在室内适当暴露。⑥局部皮肤切忌用手指抓挠，并应经常修剪指甲，勤洗手。⑦避免外伤。

## 二、放疗期间护理

在放疗1~90 d发生的放射损伤为急性放射反应，有时患者放疗一开始，放疗的不良反应即随之而来，因此放疗开始时我们就要做好放疗不良反应的观察护理。

### （一）放疗患者全身反应的护理

放疗引起的全身反应可表现为一系列的功能紊乱和失调，如乏力、虚弱多汗、低热、食欲下降、恶心呕吐、睡眠欠佳等。一般只要适当休息，调整饮食,加强营养,多饮水,并结合相关治疗即可。严重者需对症支持治疗。另外还要加强护患间沟通和患者间交流,鼓励和帮助患者适应放疗。

### (二)放疗皮肤反应的护理

放疗引起皮肤反应的程度与射线的种类、是否采用超分割治疗等有关。一般千伏 X 线或电子线照射,其皮肤反应较其他射线明显,联用热疗或化疗其皮肤反应也可能会加重。护士在放疗开始时就应强调,要遵循保护放射野(区域)皮肤的护理原则,避免因人为因素加重放疗反应。

根据皮肤反应的程度,目前临床上常见的是Ⅰ度反应(干性反应)和Ⅱ度反应(湿性反应)。

(1)Ⅰ度反应:表现为局部皮肤红斑、色素沉着、无渗出物的表皮脱落,并有烧灼感、刺痒感。护理中要注意保持局部皮肤的清洁、干燥,刺痒厉害的是可涂三乙醇胺乳膏(比亚芬)。

(2)Ⅱ度反应:表现为充血、水肿、水疱、有渗出物的表皮脱落,严重时可造成局部皮肤破溃和继发感染,多发生在皮肤皱褶处,如腋下、腹股沟、会阴等部位。一旦出现应立即停止放疗,并用生理盐水换药,喷康复新液,并尽量采用暴露疗法。由于放疗的皮肤反应最常见,因此临床上常采用三乙醇胺乳膏外涂进行预防(放疗开始至放疗结束期间,每日 2~3 次,避开放疗前后的 2 h)。

### (三)放疗患者造血系统反应的护理

放疗可引起骨髓抑制,其程度与照射范围、是否应用化疗有关,大面积放射、髂骨放疗以及合并化疗会较明显影响造血细胞的功能,先是白细胞计数下降,以后是红细胞、血小板计数下降。

在接受放射治疗期间要定期测定血常规(每周 1~2 次),并观察患者有无发热、出血等表现。如白细胞 $\leqslant 2 \times 10^9$/L 或血小板 $\leqslant 50 \times 10^9$/L,或体温 $\geqslant 38.5$ ℃应暂停放疗。白细胞低于正常时应予以对症处理。皮下注射粒细胞集落刺激因子(G-CSF)或粒细胞巨噬细胞集落刺激因子(GM-CSF)类药物,如重组人粒细胞集落刺激因子(格拉诺赛特、非格司亭)等,或地塞米松双侧足三里注射可升高白细胞数;中性粒细胞低下时应予以抗生素预防感染。如白细胞低于 $1 \times 10^9$/L,还需采用保护性隔离措施,并输注白细胞悬液。在白细胞低于正常期间,应嘱患者注意休息,不去人员密集的公共场所,尽量减少亲友探望,以预防感染。皮下注射G-CSF类药的患者,会有发热、全身骨酸痛等不适主诉,一般只要注意休息,多饮水即可。

贫血会使放疗的敏感性下降,另外血小板过低会引起出血,可皮下注射升红细胞的重组人红细胞生成素、重组人促红素等,或升血小板的重组人白介素-Ⅱ等,必要时需输成分血。嘱贫血患者多卧床休息以减少氧耗,多吃赤豆、红枣等补血食品。对于血小板低下患者,要嘱其注意自身保护,避免受伤。

### (四)放疗的口咽黏膜反应及护理

口咽黏膜反应多发生于鼻咽癌、口咽癌等头颈部肿瘤的放疗后。口咽黏膜随放疗的进行可相继出现充血水肿、斑点或片状白膜、溃疡、糜烂出血甚至伴有脓性分泌物等感染,患者主诉口咽部疼痛,进食困难、口干、味觉改变,其程度随剂量的增加而加重,护理中应注意:①加强口腔清洁,即饭后用软毛牙刷、双氟牙膏刷牙,定期用口泰漱口液含漱,鼻咽癌患者坚持鼻咽冲洗。②根据医嘱局部采用康复新、锡类散、桂林西瓜霜、口腔溃疡合剂等,以保护口咽黏膜,消炎止痛,促进溃疡的愈合。③吞咽疼痛明显者,可在进食前15~30 min用2%利多卡因喷涂或含漱止痛。④鼓励患者进高蛋白质、高热量、高维生素、易消化、易吞咽的半流质或流质食物,选择富含维生素B、维生素C、维生素E的新鲜水果和蔬菜,多饮水,少量多餐,细嚼慢咽。避免过硬、油炸、过热、过咸、酸、辣等粗糙刺激的食物,并禁烟忌酒。⑤对口咽黏膜反应严重无法进食者,可静脉补充高营养液。

### (五)放疗的食管黏膜反应及护理

放疗的食管黏膜反应多发生于肺癌、食管癌、甲状腺癌、下咽癌等胸部肿瘤的放疗。临床表现是吞咽困难、进食困难、胸骨后疼痛和烧灼感,其程度随剂量的增加而加重。除了给予口咽黏膜反应的一系列护理外,还需提醒患者每餐后饮少量温开水,进食后不能马上平卧。经常观察患者疼痛的性质以及体温、脉搏、血压等变化,了解有无呛咳,以便及时发现并发症,如一旦出现食管穿孔,立即禁食、禁水,停止放疗,并补液支持治疗。

### (六)放疗的脑部反应及护理

全脑放疗可引起或加重脑水肿,患者常表现为恶心、呕吐、头痛及嗜睡等,放疗结束后可有记忆力减退的表现。护理应注意:①观察颅内高压症状及其程度,并遵医嘱积极处理,保证甘露醇治疗的有效性(放疗结束30 min内用药,用药时间小于30 min)。②头痛、恶心、呕吐严重时,要限制液体入量,并抬高床头15°～30°。③脱发和头皮瘙痒是脑部放疗最常见的不良反应,放疗前需剃去全部头发。④避免剧咳、便秘,并积极治疗。⑤对于脑部放疗的患者,要做好安全、防跌倒的宣教及管理。⑥鼓励患者多和家人交谈、下棋、看报、玩游戏、散步等,以促进脑功能的恢复。

### (七)放疗的肺部反应及护理

肺、食管、纵隔以及乳腺等部位和肿瘤的放疗可引起放射性气管炎和放射性肺损伤,临床表现为低热、咳嗽、胸闷,严重的出现高热、胸痛、呼吸困难,肺部可听见干湿啰音。护理应注意:①根据医嘱给予止咳或镇咳剂雾化吸入、吸氧等处理。②嘱患者多卧床休息,既要注意保暖又要保持空气流通。发热者给予发热患者的护理。③严重者须停止放疗,并遵医嘱使用大剂量激素和抗生素。

### (八)放疗的肝脏反应及护理

胰腺癌、肝癌、乳腺癌、肺癌、胃癌、肾癌等放疗可导致肝脏损害,最常发生在放疗后4～8周,表现为:恶心、肝区胀痛、肝大、非癌性腹水、黄疸及肝功能障碍等。护理应注意:①卧床休息,保持情绪平稳。②鼓励患者少食多餐。多进食高蛋白质、高热量、高维生素、低脂肪及清淡食物。多吃富含维生素的蔬菜和水果,忌食生冷、有刺激性及油腻食物。对有腹水患者应限制水的摄入量,给予低钠饮食。伴有肝硬化失代偿时,需给予优质蛋白。③当放疗开始不久,出现肝区胀痛及腹胀时,可给予20%甘露醇加地塞米松静脉滴注或解热镇痛等药物治疗。对于肝区间歇性疼痛的患者,应耐心询问患者疼痛的程度和持续时间。根据医嘱采用三阶梯止痛,并观察止痛效果及用药后的不良反应。④放疗期间给予健脾理气中药,可减轻放射性肝损害。当患者出现非癌性腹腔积液、黄疸、肝进行性增大、碱性磷酸酶升高≥2倍,转氨酶比正常或治疗前水平至少升高5倍等时,应立即停止放疗,并给予中西医保肝治疗。

### (九)放疗的心血管系统反应及护理

乳腺癌、食管癌、肺癌等放疗可发生心脏损伤,最常见的为心包积液,急性期表现为发热、胸闷、心包摩擦音等;慢性期表现为缩窄性心包炎,如呼吸困难、干咳、颈静脉高压、肝大等。护理中应注意:①观察病情变化,根据医嘱给予对症支持治疗,如皮质激素、心包穿刺等。②卧床休息,保持安静,注意保暖,预防感冒。③少量多餐,避免过饱。④保持大便通畅,避免过度用力。

### (十)放疗的消化系统反应及护理

胃、肠、肝肿瘤,以及腹腔淋巴瘤、肾上腺细胞瘤、精原细胞瘤、前列腺癌等放疗会造成胃、肠功能紊乱,肠黏膜水肿渗出,常表现为食欲不振、恶心呕吐、腹痛、腹胀、腹泻、里急后重、便血,严重者还会出现肠梗阻、肠穿孔或大出血。护理中应注意:①根据医嘱予以对症支持治疗,如采用昂丹司琼、甲氧氯普胺等止吐;腹泻可口服复方地芬诺酯、盐酸洛哌丁胺等;放射性直肠炎可用镇静剂、抗生素或进行激素灌肠;反应严重则需停止放疗,给予对症、支持治疗。②进食高蛋白质、高维生素、低脂肪、易消化的食物,避免刺激性食物,注意饮食卫生,腹胀或腹泻者应进食少渣、低纤维食物,避免糖、豆类等产气食物。③每次放疗要保持与定位时一致的进食状态或膀胱充盈程度,以减轻放疗反应。

### (十一)放疗泌尿系统反应的护理

盆腔、肾脏肿瘤的放疗,常出现尿频、尿急、尿痛、排尿困难、血尿等症状。护理中应注意:①嘱患者平时多饮水,以减轻放疗反应。②根据医嘱给予口服消炎利尿药,如反应严重则停止放疗,并进行补液支持治疗。③放疗前可适当饮水,使膀胱适当充盈,利于放疗。

### 三、放疗后护理

放疗后的康复指导包括以下内容。

(1)均衡饮食:放疗后仍需注重营养,如仍有相应的放疗反应,放疗结束后2~3个月需继续遵循有关防治放射性反应的护理要求。

（2）皮肤清洁：放疗结束后1~2个月，仍应保持放射野皮肤清洁、干燥，避免损害，禁用肥皂和沐浴露擦洗局部皮肤，可用温水轻轻沾洗。

（3）保持良好的生活习惯及作息规则：可适当活动，如散步、做家务等，以增强体质，但要注意活动的幅度。保持心情舒畅。

（4）注意预防各种感染：如牙龈牙髓炎（口腔放疗3~4年不能拔牙）、呼吸道感染、肠道感染等。

（5）加强有关的功能锻炼：如张口练习、患肢功能锻炼、肩关节活动等。

（6）介绍定期随访检查的重要性：①向患者及家属讲述如何了解放疗疗效，接受放疗的部分患者其肿瘤不是放疗一结束就能消退，而是放疗结束后1~2个月才能看到明显缩小。同样，放疗出现的急性反应也不是放疗结束就能马上缓解，一般还要持续一段时间才能缓解。②晚期放射性损伤的发生率随着放疗后时间的推移而逐步增加，患者生存时间越长，晚期放射性损伤出现的概率越大，因此放疗后患者需长期随访。③长期随访时间安排。放疗后1~2个月应进行第1次随访。之后应遵守医生的吩咐，按时来院随访。一般治疗后2年内1~3个月随访1次，2年后3~6个月随访1次，以了解肿瘤控制情况，以及有无发生放疗后期反应等。

# 第四节 放射防护

人体受到放射线照射后会发生各种不良反应，因此必须防止非治疗性照射。对于长期接触放射线的放射工作者，防护的目的在于将照射量减少到安全照射量之下。

## 一、安全照射量

安全照射量（最大允许照射量）是指不管哪种器官，无论照射多长时间，在人的一生中对人体健康不应引起任何损伤的照射量。职业性放疗人员的每年最大允许剂量和工作场所相邻及附近地区工作人员与居民的每年限制剂量，已在我国的放疗防护作了详细规定。如：在职业性放疗人员的每年最大允许剂量中，全身、眼晶体、红骨髓、性腺的受照剂量最大为5 rem(雷姆)，皮肤、骨、甲状腺为30 rem，手、前臂、足踝为75 rem，其他器官为15 rem。同样，在工作场所相邻及附近地区工作人员和居民的每年限制剂量中，全身、眼晶体、红骨髓、性腺的最大受照剂量为0.5 rem，皮肤、骨、甲状腺为3 rem，手、前臂、足踝为7.5 rem，其他器官为1.5 rem。这些规定剂量都是最大值，一般不容许超过，尤其应避免任何情况的曝射（包括在容许剂量范围内）。

## 二、防护措施

### （一）基础建筑的防护措施

（1）放射治疗机应尽可能远离非放射工作场所。

（2）治疗室和控制室应分开。

（3）治疗室的面积不应小于30 m²，四壁应有足够厚度的屏蔽防护。

（4）治疗室的入口应采用迷路形式，以有效地降低控制室的辐射水平。门外设指示灯，并安装联锁装置，只有关门后才能照射。

（5）治疗室内必须有通风设备，可在顶棚或无射线辐射的高墙区开窗，每日换气3~4次。

（6）室内应装有监控和对讲等设备，尽量避免工作人员多次进出，减少其受照剂量。

### （二）患者的防护措施

（1）电源、机头等设备要经常检查、维修，防止发生意外事故。

（2）照射部位和照射时间要准确无误，并保护好患者的正常组织及器官。

（3）体内置放射源的患者，一定要卧床休息，防止身体移动，以免放射性物质脱落或移位，影响患者的治疗效果、增加正常组织的损伤。在治疗期间禁止会客或探视。

### （三）工作人员的防护措施

（1）工作人员应自觉遵守防护规定，避免不必要的照射，防护的基本原则是：缩短时间、增加距离和使用屏蔽。

（2）在护理带有放射源的患者时，护士要尽量减少接触时间，即做好护理计划,安排好每一步骤,高效完成护理工作。

(3)距离对于射线的防护有极大作用,因此在给带有放射源的患者进行护理时,应尽可能保持一定的距离。

(4)防护屏蔽有一定防护作用,铅围裙只能在放射诊断时作用,但对高能量射线来说,其防护屏蔽作用较小。

(5)对被放射源污染的物品、器械、敷料以及排泄物、体液等,必须去除放射性污染后才可常规处理,处理时应戴双层手套。

### (四)健全的保健制度

(1)准备从事放射工作的人员必须先进行体检,合适者才能参加放射工作。

(2)一年一次定期对放射工作人员进行体检,特殊情况,如一次外照射超过年最大允许剂量当量者,应及时进行体检并做必要的处理,放射病的诊断须由专业机构进行。

(3)体检除一般性检查内容,应注重血常规、眼晶体、皮肤、毛发、指甲、毛细血管等方面的检查,并做肝、肾功能检查。

(4)建立放射工作人员档案,工作调动时随迁。

# 参考文献

[1]蔡丽霞,吴长福,李雪琴,等.循证护理对减少全膝关节置换术后出血的影响[J].中国当代医药,2016,23(6):154-157.

[2]常静亮.放疗化疗病人的调养与护理[M].北京:金盾出版社,2007.

[3]陈霞,张艳,张珉,等.乙酰半胱氨酸雾化吸入对急性支气管炎患儿呼吸道症状的疗效观察[J].医学理论与实践,2022,35(18):3160-3161+3166.

[4]陈轶洁,蔡云萍.儿科护理学学习指导[M].广州:世界图书出版公司,2020.

[5]范玲,于新颖.辽宁省儿科护理规范[M].沈阳:辽宁科学技术出版社,2020.

[6]范忠祥.小儿急性肾衰竭182例临床特点及近期预后分析[D].重庆:重庆医科大学,2011.

[7]房洪英.儿童营养性贫血的诊断与治疗[J].社区医学杂志,2014,12(9):81-84.

[8]高萃,李佳,李亚梅,等.血清维生素D水平与儿童病毒性心肌炎心肌损伤标志物的相关性研究[J].热带医学杂志,2021,21(10):1313-1317.

[9]关冰.责任制护理对脑血栓患者临床效果及生活能力的影响分析[J].中国医药指南,2022,20(28):120-122.

[10]国际放射防护委员会.医学中的放射防护[M].岳宝荣,韩艳清,译.北京:人民军医出版社,2015.

[11]姜海斌,傅文杰,薛彦俊,等.脾脏损伤腹腔内出血超声诊断及出血量评估[J].中国现代普通外科进展,2022,25(4):327-328+334.

[12]孔莹.无创高频通气治疗早产儿急性呼吸衰竭疗效与安全性的

临床研究[D].合肥:安徽医科大学,2019.

[13]李丽羚.功能化Pd@Au纳米颗粒肿瘤治疗研究[D].长沙:湖南大学,2017.

[14]李龙.系统化护理对老年精神分裂症生活质量的影响[J].中国卫生标准管理,2018,9(17):136-138.

[15]李明华,赵俊功.X线平片及CT检查在急性弥漫性腹膜炎中的诊断价值[J].中国实用外科杂志,2009,29(6):463-466.

[16]李卫红,李卫民,胡艳宁,等.论中医临床护理教学中中医临床思维的培养[J].广西中医药大学学报,2020,23(4):98-101.

[17]李宗浩.现代心肺复苏急救学[M].长沙:湖南科学技术出版社,2020.

[18]刘方.比索洛尔治疗心绞痛69例临床疗效分析[J].中外医疗,2018,37(12):112-113+119.

[19]刘华平,赵芹芹.评判性思维在护理工作中的应用[J].继续医学教育,2006(29):5+1-4.

[20]刘舒婷,陈连华,余艳.标准化护理诊断分类体系构建的方法学文献研究[J].循证护理,2022,8(13):1741-1747.

[21]娄云重,刘颖,江华,等.基于MRI和深度学习的桥小脑角区脑膜瘤与听神经瘤分类算法研究[J].波谱学杂志,2020,37(3):300-310.

[22]马瑞兰.临床肿瘤放射治疗[M].北京:中国纺织出版社,2018.

[23]马文领,乔晓萍.食疗应对急性肾炎[J].生命世界,2008(1):76-79.

[24]孟秀,刘丽华,茹淑玲,等.中国护理工作和护理教育的现状及今后发展分析[J].现代中西医结合杂志,2002(4):373-377.

[25]钱春荣,程红缨,杨燕妮,等.工作坊在"护理程序"教学中的应用与评价[J].中国高等医学教育,2013(12):59-61.

[26]唐水英.多层螺旋CT小肠灌肠造影测量小肠肠壁厚度在克罗恩病诊断中的应用研究[J].实用医学影像杂志,2015,16(4):294-297.

[27]田飞,米元元,刘静兰,等.急诊医护人员疼痛管理知识和态度的现状及影响因素研究[J].护士进修杂志,2021,36(2):134-138.

[28]童红霞,侯敬涛,陈丽楠,等.医护合作护理程序教育模式在轻度认知功能障碍血透患者中的应用[J].广州医药,2018,49(2):70-72.

[29]王晨.某三甲医院护理评估辅助决策系统的设计与实现[D].

上海:东华大学,2017.

[30]韦丹.某院1356例用药错误分析及防范措施[J].中国处方药, 2022,20(7):28-30.

[31]吴桂琴,戴颂华,刘牛.地西泮静脉给药与水合氯醛保留灌肠治疗小儿惊厥的效果比较[J].基层医学论坛,2022,26(34):53-55.

[32]徐靓.颈部整脊配合降压药物治疗高血压伴颈椎病临床观察[J].光明中医,2022,37(14):2609-2611.

[33]徐淑秀,姜小鹰.临床护理路径[M].南京:东南大学出版社, 2014.

[34]杨旭丽,高虹,罗韶金,等.心源性晕厥的诊断和评估[J].现代医院,2015,15(1):71-74.

[35]叶小健,冯士军,张春阳,等.垂体瘤治疗的研究进展[J].现代临床医学,2022,48(6):465-467+476.

[36]张凤艳.舒适护理在血液透析护理工作中的应用[J].山东医学高等专科学校学报,2016,38(2):86-88.

[37]张静平,唐莹.现代护理学[M].长沙:中南大学出版社,2006.

[38]张凯,闫军.急性梗阻性化脓性胆管炎诊疗的研究进展[J].临床与病理杂志,2020,40(7):1902-1907.

[39]张伟,王政.中国抗癌协会脑胶质瘤整合诊治指南(精简版) [J].中国肿瘤临床,2022,49(16):811-818.

[40]赵丹,庞琦,肖萌.沙库巴曲缬沙坦钠联合比索洛尔治疗慢性心力衰竭的临床疗效及安全性[J].临床合理用药杂志,2022,15(3): 50-53.

[41]朱春华.腹膜前无张力修补术治疗疝环填充式无张力修补术后疝复发临床应用效果[J].智慧健康,2022,8(25):5-8.

[42]朱燕琴,李清,阮慧娟.右美托咪定与丙泊酚对颅脑外伤患者的应用效果研究[J].中国卫生标准管理,2022,13(20):132-137.

[43]庄文龙.内镜下乳头括约肌切开术(EST)与内镜下乳头球囊扩张(EPBD)治疗老年胆总管结石患者的临床分析[D].长春:吉林大学, 2013.

[44]丹尼尔•加里,罗伯特•威尔逊,泽耶稣夫•弗洛达弗.充血性心力衰竭与心脏移植[M].邹弘麟,李亚雄,贾政,译.北京:北京大学医学出版社,2019.